新生児・幼小児の難聴

―遺伝子診断から人工内耳手術, 療育・教育まで―

[編集] 加我 君孝

東京大学名誉教授
東京医療センター・感覚器センター
　名誉センター長
国際医療福祉大学教授

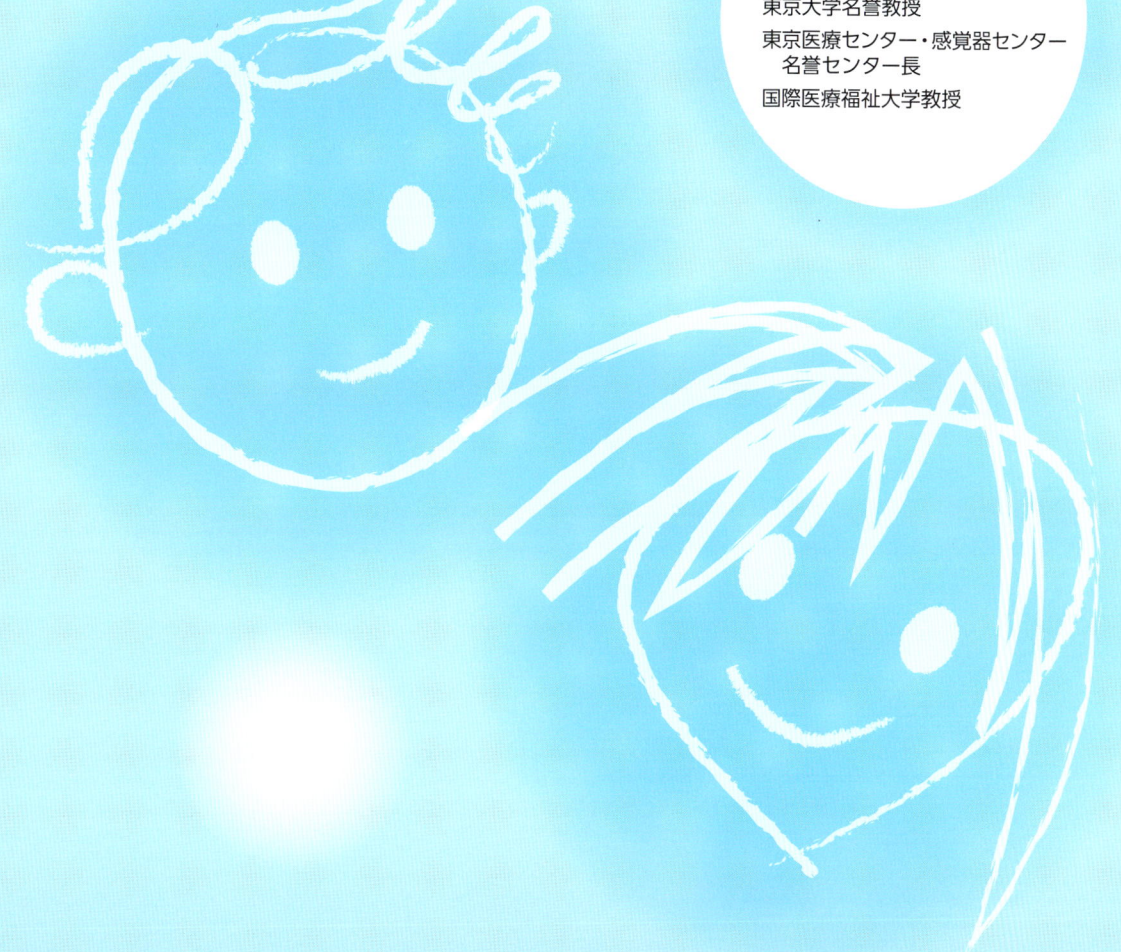

診断と治療社

序　文

　聴覚障害をめぐる診断・治療・療育分野は，21世紀になって大きな変貌を遂げている．本書は，これらのテーマを網羅し，多くの読者にとって身近に置いて大いに役立つよう企画したものである．

　具体的には，耳鼻咽喉科・小児科の医師，言語聴覚士・オージオロジストはもちろん，看護師，保健師，特別支援学校および普通学校教諭を対象として，21世紀以降，現在に至る約15年間の新生児・乳幼児の難聴に関する聴覚生理学的および遺伝子診断，デジタル型補聴器や人工内耳による治療に加えて，乳幼児の療育，就学後の学校教育，そして就職などのテーマを取り上げている．

　これらの領域の気鋭の先生方に専門分野を担当していただき，新しい問題に出合ったときの座右のテキストとして活用していただけるよう，国内外の類書を参考に，現代的な内容を盛り込んでいる．

　診断では，新生児聴覚スクリーニングとABR（聴性脳幹反応）が重要である．2012年より新生児聴覚スクリーニングの実施への有無が母子手帳に印刷されるようになり，先天性難聴児の出生直後に見出すこの考え方は合理的であるがなかなか実現がむずかしい状況にある．ABRは精密聴力検査だけでなく，人工内耳術中の電気刺激聴性脳幹反応（EABR）として新たな活躍をしている．治療では，補聴器のデジタル化，残存聴力保存型の人工内耳の登場で，埋込型骨導システム，人工中耳などを含め次々と人工聴覚器がわが国にも導入されるようになっている．BluetoothやFMシステムを用いて補聴器や人工内耳装用者のためのコミュニケーションの向上が図られ，学校や社会での活動範囲に大きく貢献するようになった．しかし難聴児の教育については，補聴器あるいは人工内耳装用下の教育方法についての聴覚口話法，手話併用聴覚口話法，手話法，日本手話などがある．両親がいずれの教育法を選ぶかによって，その難聴児の将来像がほぼ決まることになる．幼児の教育はやり直しがきかない．元に戻って再出発することもできない．人工内耳の子どもたちの明瞭な発音，自然なイントネーション，歌や楽器の演奏は，人工内耳への期待を大きくしている．

　本書は，充実した1冊となった．執筆された各先生方ならびに"積極的な編集"をされる診断と治療社の柿澤美帆氏に感謝を申し上げたい．

2014年2月

東京大学名誉教授
東京医療センター・感覚器センター名誉センター長
国際医療福祉大学教授

加我君孝

Contents

A 難聴児の教育の歴史，聴覚の発達と病態

Ⅰ．歴史的展開（過去・現在・未来） ……………………………………… 大沼直紀 … 2

Ⅱ．聴覚とその発達の基礎 ………………………………………………… 加我君孝 … 10

Ⅲ．病態生理と診断・治療 …………………………………………………………… 19
 1．先天性難聴
  1）難聴遺伝子変異 ………………………………………………… 松永達雄 … 19
  2）Auditory Neuropathy Spectrum Disorders ………………… 松永達雄 … 26
  3）染色体異常 ……………………………………………………… 坂田英明 … 30
  4）内耳奇形 ………………………………………………………… 坂田英明 … 35
 2．周産期の難聴 ……………………………………………… 坂田英明，富澤晃文 … 39
 3．後天性難聴
  1）細菌性髄膜炎 …………………………………………… 南 修司郎，加我君孝 … 44
  2）ウイルス性難聴（ムンプス難聴）……………………………… 南 修司郎 … 48
  3）腸管出血性大腸菌ベロ毒素による難聴 ……………… 南 修司郎，加我君孝 … 50

B 検査・難聴支援機器

Ⅳ．聴覚検査と言語発達検査 ………………………………………………………… 54
 1．新生児聴覚スクリーニング法と精密聴力検査法 …………… 千原康裕，加我君孝 … 54
 2．聴性行動反応聴力検査 ………………………………………… 進藤美津子 … 59
 3．聴覚発達検査 …………………………………………………… 進藤美津子 … 64
 4．言語発達検査 …………………………………………………… 内山 勉 … 67

Ⅴ．聴覚支援機器のしくみ …………………………………………………………… 75
 1．補聴器（気導・骨導）…………………………………………… 竹腰英樹 … 75
 2．人工内耳 ………………………………………………………… 岩崎 聡 … 81
 3．FMシステム …………………………………………………… 杉内智子 … 86

C 療育・教育・就職

Ⅵ. 高度難聴の療育と教育　92
1. 就学前療育：乳幼児期の補聴器フィッティングと早期療育　廣田栄子　92
2. 聴覚障害児に対する補聴器，人工内耳装用と音声言語発達　廣田栄子　98
3. 普通学校（メインストリーム）における教育　菅谷明子，福島邦博　105
4. ろう学校における教育　原田公人　111
5. 人工内耳装用児と音楽　城間将江　116

Topics 人工内耳装用児に対する遠隔英語教育　増田喜治　121

Ⅶ. 聴覚障害児と就職　原田公人　126

Ⅷ. 海外の聴覚障害教育の現状　原田公人　130

D 難聴への対応，関連する課題

Ⅸ. 軽〜中等度難聴への対応　新正由紀子，加我君孝　136

Ⅹ. 関連する課題　141
1. 幼小児難聴の医療
　―新生児聴覚スクリーニング，精密聴力検査，補聴と人工内耳―　加我君孝　141
2. 聴覚障害児の平衡の発達　加我君孝　147
3. 発達障害と難聴　加我牧子　153
4. 難聴と盲の二重障害とリハビリテーション　新正由紀子，加我君孝　156

索引　159

執筆者一覧

● 編集

加我君孝　　東京大学名誉教授
　　　　　　東京医療センター・感覚器センター名誉センター長
　　　　　　国際医療福祉大学教授

● 分担執筆（執筆順，肩書略）

大沼直紀　　東京大学先端科学技術研究センター
加我君孝　　東京医療センター・感覚器センター
松永達雄　　東京医療センター・感覚器センター
坂田英明　　目白大学耳科学研究所クリニック
富澤晃文　　目白大学耳科学研究所クリニック
南　修司郎　東京医療センター・感覚器センター
千原康裕　　ラッフルズジャパニーズクリニック
進藤美津子　東京医療センター・感覚器センター
内山　勉　　富士見台聴こえとことばの教室
竹腰英樹　　東京医療センター・感覚器センター
岩崎　聡　　国際医療福祉大学三田病院耳鼻咽喉科
杉内智子　　関東労災病院感覚器センター耳鼻咽喉科
廣田栄子　　筑波大学大学院人間総合科学研究科
菅谷明子　　岡山大学医学部耳鼻咽喉・頭頸部外科
福島邦博　　岡山大学医学部耳鼻咽喉・頭頸部外科
原田公人　　国立特別支援教育総合研究所企画部
城間将江　　国際医療福祉大学保健医療学部言語聴覚学科
増田喜治　　名古屋学院大学リハビリテーション学部
新正由紀子　東京医療センター・感覚器センター
加我牧子　　東京都立東部療育センター小児科

A

難聴児の教育の歴史，聴覚の発達と病態

I. 歴史的展開（過去・現在・未来）

[東京大学先端科学技術研究センター]
大沼直紀

> **Key Points**
> - 難聴の諸問題や聴覚障害者の教育の可能性が広く社会的に認知されるようになったのは16世紀以降である.
> - 18世紀後半には手話法による聾学校と口話法による聾学校が設立され，手話口話論争の火種が生まれた．
> - 19世紀前半には難聴者の残存聴力を活用する聴能訓練と発音指導が試みられ，その後の補聴器とそのフィッティング理論の進歩により1940年代のオージオロジー全盛期を迎える．
> - 20世紀の後半には聴覚口話法への批判と人工内耳をめぐる議論が盛んに行われたが，21世紀には聴覚補償に加え情報保障の環境改善への認識が高まっている．
> - 手話か人工内耳か混迷するバリアフリー・コンフリクトの中で聴覚障害児の育ち方・学び方・生き方が適切に支援される必要がある．

聴覚障害の認識の歴史

1 紀元前

近年，聾や難聴の問題を解決しようとする専門家，たとえば耳鼻科医，言語聴覚士，オージオロジスト，聴覚障害児の教育者，補聴器・人工内耳の技術者，聴覚や言語の研究者，情報保障の支援者など，その分野間の垣根が徐々に取り払われてきたことは大きな進歩である．そして聴覚障害児の親や社会の中で立派に仕事をしている聴覚障害当事者と彼らを取り巻く一般の人々とのバリアもなくなりつつある．このようにして聾・難聴の諸問題に対する社会的認識は広まり，同時に課題解決の方策等も確立し共有されていく．

難聴のリハビリテーションの歴史は，聾や難聴ということに対してそれぞれの時代の人々がどう捉えていたかの変化に示される．聴覚障害者のもつ問題が社会的に認識されるようになるまでには長い時間と多くの苦心が重ねられた．

紀元前のギリシャの哲学者アリストテレス（Aristotelēs：BC. 384–322）やローマの博物学者プリーニ（Pliny the Elder, Gaius Plinius Secundus：AD. 23–79）は，すでに先天的な「聾」と先天的な「唖」の間には何らかの関連があると推論していたと思われる．しかし当時のアリストテレスですら，「言語なくしては教育は成り立たず，思想を伝えることの基本は言語であるから音声を発しないし他人の話も理解しない聾者は理性なき者で，盲者よりも教育が困難である」と考えていたらしい．聴覚障害者の知的能力に限界があるという観念は，彼らの法的および社会的地位にも必然的に影響を及ぼした．中世を通して人々は唖は聾の結果生ずること，そして聾者に対する教育は不可能ではないことを理解できずにいたのである．

2 教育の可能性

ローマの医師アルキゲネス（Archigenes：100頃）

が導音管式の音響増幅器を用いて難聴者の聴覚を刺激したなど，聴覚リハビリテーションの試みは1世紀頃からあり，その後も時代を越えて何人かが可能性を追求してきた．しかし，聴覚障害者の教育の可能性が認められるようになるのはルネッサンス以降16世紀中頃のイタリアやスペインにおいてである．

イタリアの医師カルダーノ（Girolamo Cardano de Padua：1501-1576）は，描かれた記号や文字を実物や絵とマッチングさせる指導により言語教育が可能であることを提唱した．このような考え方を受けて，実際に聴覚障害児の教育の試みが散発的にではあるが現れるようになった．1555年にはスペインのベネディクト派修道士ポンセ（Pedro Ponce de Leon：1520-1584）が，貴族の家に生まれた4名の聾児を尼僧に預けて音声言語指導の成果をあげた．

また，1620年には聴覚障害児の教育に関する世界初の本が著された．ボネー（Juan Pablo Bonet：1573-1633）の著書には，生徒が指文字やサインも補助にして，発音や言語の指導を受けた状況が記されている．17世紀から18世紀にかけて，それまで貴族階級の一部の聴覚障害者を対象に行われていた実践が裕福な商人や市民にまで及ぶようになり，イギリス，オランダ，スイス，フランス，ドイツなどの各国で聾・難聴に対する考え方の変革が進んだ．

3 手話法と口話法

かつてアリストテレスがろう者の知的能力を盲者に比較して低いとした説に疑問を投げかけたのがダルガー（George Dalgarno：1626-1687）である．1680年にオックスフォードから出版した「ろう唖者の教育」（Didascalocophus-The Deaf and Dumb mans Tutor）のなかで，聴覚障害者は他者と本質的に同等の能力を持ちあわせており，幼少の聾児でさえ教育可能であると早期発見や早期療育による発達の可能性まで示唆している．

18世紀後半，多くの先人の中で特に聾・難聴教育に貢献した二人の人物がいた．フランスのド・レペ（Charles Michel de l'Epée：1712-1789）とドイツのハイニッケ（Samuel Heinicke：1727-1790）である．僧侶であったド・レペは宗教的博愛心から庶民の聴覚障害児を集め1755年にパリに聾学校を設立した．同じ頃，ドイツのドレスデンで普通学校の校長として聴覚障害児の教育にも熱心だったハイニッケは1778年ライプチヒに公立の聾学校を設立した．

ド・レペとハイニッケとの間では指導法について意見が全く対立していた．ド・レペは手話と書き言葉を結びつける手話法（フランス法）を主張し，ハイニッケは読話と話し言葉を結びつける口話法（ドイツ法）を考案した．両者の考え方はそれぞれに広められ，以後両陣営の論争の繰り返しは現在にまで至っている．しかし，当時のこのような論争自体が社会に対して聴覚障害への関心を呼び起こすことになり，18世紀の終わり頃までには聾・難聴者のための教育が用意されるべきだという社会通念や法的規定ができあがっていったという意味で重要である．手話法を採用したド・レペであっても生徒の半数以上には保有する聴力があると認めており，両派とも聴覚活用の可能性のある者には耳元からの音声の入力に努めたのである．

聴覚活用の黎明期

1 イタールの聾教育

19世紀になって，積極的に聴覚活用の実践を試みたのはイタール（Jean-Marc-Gaspal Itard, 1774-1838）である．ド・レペの尽力で設立されたパリの国立聾唖学校（L'Institut Nationale des sourds-muets）の校長は聾教育者として高名なフランス学士院会員でもあるシカール神父（Roche-Ambroise Sicard, 1742-1822）であった．ちょうどその頃，パリ国立聾唖学校の近くにあるヴァル・ド・グラース陸軍病院に勤めていた青年医師イタールは，けがをした聾唖学校の生徒の治療にあたったのを機会にシカールと親交を結ぶようになった．1800年，アベロンの野生児を聾唖学校に引き取っていたシカール校長はその教育を26歳のイタールに託し，彼は聾唖学校に住み込みの医師になった．後に教師として，医師として，科学者として，人道主義者として，聴覚医学と聴覚障害教育の幕開

けを担うことになるイタールの新しい運命はここからはじまった．イタールはアベロンの野生児にヴィクトールという名前を与え，その教育と並行して聾唖児の教育実験もはじめていた．聾唖とひと括りによばれている生徒のなかに残存聴力のある子どもが多数いることに着目し，その活用の方法を探りはじめたのである．

2 残存聴力の発見

様々な種類の騒音を出す装置や楽器を音源とした聴力検査を工夫した結果，イタールは聴力の損失を5つの診断カテゴリーに分類した．第1のカテゴリーの子どもは「大きな声で直接にゆっくり話しかければ，話し言葉が理解できる」，第2のカテゴリーの子どもは「有声子音と無声子音の対は弁別できないが，母音ならば聞き分けられる」，第3のカテゴリーの子どもは，「子音のほとんどは弁別できないが，大きな音の母音であれば聞き分けられ，イントネーションの知覚とその発声に問題がある」，第4のカテゴリーの子どもは「すべてにわたって音声の弁別はできないが，音の知覚はあり音声とそれ以外の雑音との弁別はできる」，第5のカテゴリーの子どもは「強大な音に気がつくが，それは触振動感覚による」．イタールは，第4と第5に分類される子どもは「唖」のままとなる可能性が高いが，第1から第3のカテゴリーの子どもには残存聴力の活用の余地があり，教育方法を探れば話しことばを獲得させられる可能性があるとした．

3 聴能訓練の試み

1805年から1808年にかけて，イタールは6名の聴覚障害児に対する様々な聴能訓練を実践した．たとえば，生徒を長い廊下に立たせ，まず近くで時計のベルの音を知覚させる．そして次第に音源を引き離していき，それぞれの生徒が聞こえなくなる地点で廊下の壁に印を付けた．最小可聴閾値の原理をつくったわけである．初めは聴取閾値の距離が10歩だった生徒が，日々の検査を重ねていくうちに距離が増し25歩にまで伸びた．イタールはこの進歩を聴能訓練の効果であると判断した．イタールは発音発語の指導には残存聴力を使って，口声摸倣の手掛かりとさせる訓練法がよいと考え，様々な方法を開発した．たとえば，「二重ラッパ式伝声管」である．一つの朝顔形のラッパが生徒の口を覆い，その先の狭くなっている管の端は耳に挿入され，生徒自身の発声がフィードバックされるように作られている．それだけでなく，この生徒用ラッパに加え，もう一つの枝分かれしたラッパが取り付けられている．イタールはこの指導者用ラッパからも，生徒に模倣させるための先生のモデル音声を聞かせようと工夫を凝らしたのである．電気式の補聴器がまだ出現しない時代の，イタールの並々ならぬ努力がうかがえる．1808年5月の医学部学会の会合では，イタールがこの6名の生徒の見事な話しことばの理解力と表現力を学会員の前で実演紹介しセンセーションを巻き起こした．これらの成果は二つの論文にまとめられた．医学部学会への第1報告「聾唖者に聴力を与える方法について」(1807年)と医学部学会への第2報告「聾唖者に話しことばを与える方法について」(1808年)である．

その後，1世紀半を経て世界中の聴覚医学のなかに位置づくオージオロジー(audiology)の萌芽はパリ国立聾唖学校におけるイタールの聴能訓練から生まれているといえよう．イタールの研究は聴力検査器や聴能評価法の考案にとどまらず，"Itard's catheter"とよばれる中耳カテーテルの発明や，聴覚の解剖・生理・病理の領域でも多くの業績が残されている．1821年には，「耳と聴覚の疾病論」(Traité des maladies de l'oreille et de l'audition)を発表し，これが耳鼻咽喉科学での先駆的な業績として高く評価されるに至った．

4 グラハム・ベルの視話法

19世紀後半には，ウイーンの耳鼻科医ウルバンチッチ(Urbantschitsch：1847-1921)がイタールの音節中心の聴覚活用法を言葉を中心としたものに改編し，1888年から1893年にかけてウイーン聾学校の生徒60名に対して行った聴能訓練の成果を報告した．またミュンヘン大学の耳鼻科医ベツオルド(Friedrich Bezold：1842-1908)は自ら製作したオージオメータを用いてミュンヘン聾学校の生徒の聴力検査をし，音声レベルの検査音は聞こ

えるのに言葉の聞き取りのできなかった聴覚障害児に対し4年間の聴能訓練を行った．その結果，聴力の閾値に変化はなかったのに言葉の聞き取り能力は向上したことを報告し，聴力というものは固定的であるのに対し聴能は発達するという聴能訓練の意義を証明した．

1876年，29歳のグラハム・ベル（Alexander Graham Bell：1847-1922）が電話器（テレフォニー）を発明した．それ以前からベルはボストン聾学校やクラーク聾学校で視話法（visible speech）による発音指導を実践していた．聴覚障害の母と妻をもつベル自身が補聴器を作ることはなかったが，電話器発明の年がその後の電気式補聴器の歴史の始まりであるとみなされる．

その後，音を電気的に伝えるあらゆる通信機器の発展の基礎となった電話器であるが，皮肉なことに電話の出現がろう者と健聴者との情報格差を生み出す結果となってしまった．しかもベルの多方面の発明発見領域の一つに優生学があり，1883年にアメリカ科学アカデミーで行った講演（Memoir upon the formation of a deaf variety of the human race）で，両親が先天性聾だった場合に聾の子が生まれる可能性が高いのでそのような婚姻は避けるべきだと話したことが，後々までろう文化を主張する関係者から敵視されることになった．

オージオロジーの発展と葛藤

1 補聴器の進歩

アメリカでは，かつてドイツのウルバンチッチのもとに留学していたゴールドスタイン（Max Aaron Goldstein：1870-1941）が伝声管や初期の電気式補聴器を用いて聴能訓練の成果をあげ，耳鼻咽喉科領域に聴覚リハビリテーション科学を位置づけた．1914年，ゴールドスタインはセントルイスに CID 中央聾研究所（Central Institute for the Deaf）を設立し，聴覚法（acoustic method auditory approach）を広めた．

1940年代は，聴覚補償によるリハビリテーションを科学するオージオロジー（audiology）の黎明期である．補聴器の進歩に伴って補聴器の選択・フィッティング法についての歴史を画するいくつかの理論が提案された．1946年には，CIDで聴覚医学を発展させたデイビス（Hallowell Davis：1896-1992）らの Harvard Report が発表され，同じ年に，イギリスの Medical Research Council が British Report を発表した．

また半利得法（half gain rule）などで知られるカーハート法を発表し，オージオロジーの父（Father of Audiology）ともよばれるカーハート（Raymond Carhart：1912-1975）がノースウエスタン大学に初のオージオロジー学科を設置したのも1946年であった．これらの補聴器フィッティング理論がその後の比較選択法（comparative selection procedure）と規定選択法（descriptive/prescriptive selection procedure）を生む基礎となった．

2 オージオロジーと手話

ちょうどグラハム・ベルの生誕100年に当たる1947年，オージオロジーのバイブルと称され耳鼻科医やオージオリストにとって必読の教科書となる"Hearing and Deafness"の初版が出版された．1947〜1972年までCIDの所長を務めたシルバーマン（S. Richard Silverman）と誘発反応聴力検査法の発見者であるデービスとの編著である．日本における聴覚補償の医学もこれらの知識をとり入れながらオージオロジーの領域を発展させてきた．その後も"Hearing and Deafness"は版を重ね，1977年に世に出された第4版は1980年代以降のオージオロジーの姿勢に大きな刺激を与えるものとなった．聴覚口話法一辺倒であったCIDがかかわって著された第4版の第15章には「手話」が，さらに第20章には「ろう文化」が書き加えられたのである．アメリカのオージオリストたちは意外な変更に驚き戸惑った．デービスたちは聞こえの補償を大事に進めたいならば，同時に手話やろう文化の背景を知っておかなければ，かえって聴覚活用の啓発が停滞することを予見していたのであろう．聴覚補償の科学であるオージオロジーの領域が手話やろう文化と対立するのではなく，うまい組み合わせを模索しようとする新しい展開の兆しであった．

3 聴覚口話法への反動

1980年代のわが国の聾学校の多くでは、手話を導入することが聴覚障害児の音声言語獲得の妨げになると考え聴覚口話法を推進していた。ところが、かつては熱心に聴覚活用を励んだ親が、最重度難聴の子どもの成長をみるうちに言葉の聞き取りや発話能力の伸びに不安をいだくこともあった。それまでの聴覚口話法への期待が裏切られたと感じる親や聴覚障害教育関係者も少なくない。唇の動きから音声を読み取る（読話）ことを徹底した昔の口話法による言語指導の厳しさに対する批判も噴出した。

2000年代になるとそうした親たちの口からは「子どもたちを聞こえるように、話せるようにしてもらう必要はない」「次の子どもは聞こえない子どもを産みたい」「聾学校からは聴能訓練と発音指導をなくしてほしい」と、これまでの専門家にとっては思いもよらない親の想いを聞くことになった。さらに「日本手話で教育してほしい」との要望が出されるに至り、その結果2008年には、声も耳も使わず日本手話による教育を標榜する私立の聾学校・明晴学園が日本で初めて開学した。

日本における聴覚補償の現状

1 聴覚補償の超早期化

1990年代には、日本の重度な聴覚障害児のほとんどが2歳以前に最初の補聴器装用がなされるようになった。すべての聾学校や難聴学級にはオージオメータ、補聴器特性測定装置、補聴効果測定システム、FM補聴システムなどが整備され、聴覚活用の教育環境は高いレベルで整備された。21世紀になると、従来は聴覚活用に限界のあった平均聴力レベル100 dB以上の最重度な聴覚障害児にも、人工内耳により聴覚補償の恩恵が受けられるようになった。人工内耳の適応対象は成人から学童に向けられ、さらに乳幼児へと早期化している。同時にまた、よりよい聞こえを求めていた軽度・中等度難聴児への聴覚補償もデジタル補聴器やFM補聴システムの普及によりいっそう豊かなものになった。

新生児聴覚スクリーニング方法の開発と導入により、日本の聴覚障害児の発見と早期教育体制はさらに超早期化した。残存保有する聴覚を脳の可塑性の高いうちに効果的に活用することが可能となってきている。先天性の聴覚障害乳幼児の多くが産科で超早期に発見される時代が到来した。せっかくの超早期の難聴発見が、それに続く療育・教育体制等の不備により価値のないものにならないよう、また聴覚障害児とその親の生き方に適切な支援が与えられるよう、新生児医療、耳鼻科医療、教育福祉などの領域が連携の努力をいっそう重ねる必要がある。

2 言語聴覚士

日本には欧米のようなオージオロジストの資格制度が存在しない。その代り耳鼻科専門医のなかから補聴器相談医が指名され、約5,000人の補聴器相談医（otolaryngologist qualified as hearing-aid counselor）が補聴器の適合検査、補聴器の処方箋作成、適合補聴器の選択などにあたっている。また、認定補聴器技能者（qualified hearing aid dispenser）の資格審査制度があり、2,000人以上が補聴器相談医の指導のもとで実際の補聴器フィッティングを行っている。また、言語聴覚士国家資格制度が1997年からスタートした。日本の言語聴覚士は、欧米のオージオロジストのような「聴覚士」としてよりも、ST（Speech-Language Therapist）が「言語士」としてオージオロジストを兼ねているといってよい。

現在、言語聴覚士の有資格者数は2万人を越えているが、その内で聴覚にかかわるものは他領域との兼任も含めて14％、つまり7人に1人以下という少なさである。大部分の言語聴覚士は、医療機関において成人の言語障害患者を対象として働いており、日本の聾学校と難聴学級で学ぶ約8,000名の聴覚障害児の現場でHearing Therapist（HT）として働くものはほとんどいない現状にある。

3 教育オージオロジー

20世紀後半には、オージオロジー研究の成果により聴覚障害に対する早期の聴覚補償の意義が確認され、幼児聴力検査法と補聴器フィッティング

理論がめざましい進歩を遂げた．それに伴い聴覚障害児の残存聴力を実際に活用するに際しての補聴効果の評価，聴能訓練プログラムの作成，補聴環境の改善などにかかわる「教育オージオロジー」（educational audiology）の領域が重要になった．耳鼻科医の聴覚医学オージオロジー（medical audiology）と言語聴覚士の臨床オージオロジー（clinical audiology）の領域に加え，聾学校・難聴学級の現場で子どもの聴覚補償教育に当たる専門家として，教育オージオロジストが必要とされる．1999年に大阪地区を中心として「教育オーディオロジー研究協議会」が設立されたのが教育オージオロジスト養成の始まりである．その後，東京地区をはじめ各地で教育オージオロジストの研究組織が立ち上がり，現在では日本全国を9ブロックに分けてすべての地域に教育オーディオロジー研究協議会が設立されている．2004年には，9ブロックの地域研究会を総括するための「日本教育オーディオロジー研究会」が設立された．

聴覚補償と情報保障

1 聴覚補償から情報保障へ

「聴覚補償」と「情報保障」は"ほしょう"の読みが同じなので混同しやすい．「聴覚補償」とは，たとえば補聴器や人工内耳を活用する，音声言語を習得する，読話の力をつける，手話を学びコミュニケーション力を高めるなど，主として聴覚障害者が自分自身の障害を軽減したり改善したりするために様々な対策を講ずることを指す．

一方，「情報保障」とは，たとえば会場に磁気ループやFM補聴システムを用意する，音声を字幕に代えてスクリーンに映し出す，手話通訳者や要約筆記者を配置するなど，主として情報が伝わりやすくするための支援環境を整えることを指す．近年の医療，教育，補聴技術の進歩により聴覚障害の「補償」の面では一定の成果が得られるようになった．しかしながら聴覚障害者に必要な情報をしっかり「保障」するという面では，「補償」に比べ「保障」は後追いだった感は否めない．聴覚障害者の生活の質を高めるには，その障害を「補償」することだけにとどまらず，伝わりにくい情報を周囲から「保障」することが重要である．このような認識が高まり，社会全体が「聴覚補償から情報保障へ」と向かう時代を迎えている．2013年，障害者総合支援法の施行の年にあたって，意思疎通支援の進展が期待される所以でもある．

2 聴覚と視覚の併用

聴覚障害児の発達を支援する方法については，昨今，コミュニケーション手段の選択について，手話か口話か，日本語対応の手話かろう者の手話かなど，様々な見解がある．しかし，それらとあわせて残存聴力を可能な限り活用することは，手話などの活用に何ら妨げになるものではない．

日本における重度な聴覚障害者の聴覚補償と情報保障の実態は，若い世代から変化を見せている．聴覚障害者が社会生活をするうえで，聴覚を活用する方法をとるか手話を使う方法をとるか，どちらか一つを選ばなければならないなどという悩みは少なくなり，どちらの恩恵も受けなければもったいない世の中になってきた．手話通訳や字幕提示のシステムが進歩し身近になったので音声言語の情報は「言葉をみる」ことで保障される環境が整ってきた．同時に補聴器や人工内耳の進歩と装用者の増加により重度な聴覚障害者にも音や音声そのものの入力が保障される環境が整ってきた．「人工内耳を装着して手話を使うろう者」が出現してもおかしくない時代を迎えている．

「音を感じる世界と言葉をみる世界」とに自分をうまく適合させた新しいタイプのろう者・難聴者が生まれ育ってきている．乳幼児期の早期から補聴器を装用して音の世界を知り，言語を獲得し成長するにつれ手話で思いのたけを述べ，聴覚障害者として生きる自信を持ち，電子メールによる書記言語コミュニケーションを駆使するようになった重度な聴覚障害の青年たちや，自分の好きな音楽を常に身近に置いて聴くことを好む聴覚障害者も増えている．高度で専門的な高等教育には，手話に文字が加わらないと教育バリアが取り除けないと考える青年が確実に育ってきており，さらに「手話+文字+音・音声」を求めようとしている．

Ⅰ 歴史的展開（過去・現在・未来）

③「音」の情報保障

人工内耳の手術を受けた子どものすべてが通常の学校にインテグレーションするとは限らず，人工内耳を装用しながら聾学校で学ぶ子どもも少なくない．「人工内耳の成功と失敗」とは何を指すのか改めて考える必要がある．従来，「耳は何のために付いているか」の問いに対して「言葉を聞くため，言葉を覚えるため，言葉を話すため，」と答えてきた．このことが聴覚活用の本当の目的を履き違えられてしまう原因ともなったと思われる．聴覚障害の程度が重くなればなるほど，言葉（音声言語）は耳から入りにくくなるのであるから，手話や文字などの視覚で代償するほうが効果大だと考えるのは当然ではある．しかし，問題なのは，「手話があれば耳を塞いでしまっても大丈夫」と考えてしまうことである．人の耳から入る情報のうち言葉はそのほんの一部にすぎない．耳を塞いで使わないでしまうことは，手話だけでは保障してくれない言葉（音声言語）以外のあらゆる「音」も受入れられなくなるということに気づかなければならない．

聴覚口話法と聴覚法

聞こえない音声を手話通訳や要約筆記などにより見える言葉に代えてくれる世の中になってきたのは聴覚障害者にとって有難いことである．しかし，視覚のみを通した情報保障には「音」そのものが抜け落ちる心配がある．咳クシャミ，笑い声，歓声，犬の鳴き声，雨音，ノック音，チャイム，サイレンなどの生の音の聴取は，最新の補聴器や人工内耳により最重度の難聴であっても知覚できるほどのレベルにある．空気中に生まれた生物としてのヒトは誰でも，音を享受する権利があり，しかも不思議なことに聴覚障害者のほとんどの耳には，特に低周波数の帯域に活用可能な聴力が残存している．

手話の価値が見直され高まっていった20世紀の末から21世紀初め頃には，読話訓練・発音指導・聴能訓練を中心とした教育は最重度な聴覚障害にとっては期待したほどには十分な効果があげられなかったことから，聴覚口話法に反対する動きが起こった．その結果，子どもに声を出すこと・口の動きを読むことを厳しく課した口話法（oral approach）だけでなく，補聴器を装用し耳を使う聴覚法（auditory approach）に対しても批判が増したのである．聴覚と口話をあわせて使用してきた「聴覚口話法」（auditory oral approach）という用語のおかげで，口話法を強く否定するつもりが聴覚法までをもないがしろにしてしまった傾向は，2000年以降の目覚ましい補聴技術の進歩による聴覚活用の可能性の広がりを鑑みると残念な事態であった．

展望

① 未来の補聴器

聴覚に障害のある子どもたちは一生を通じて多様な機種の補聴器を何台も使い続ける．実は補聴器の「最長最多のユーザー」は聴覚障害児なのである．この子どもたちこそが補聴器の未来図を描くに最もふさわしい．宇宙旅行の無重力空間や海中レジャーなど特異環境下の近未来生活に備えた補聴器・人工内耳の装用様式も今から考えておく必要があろう．かつては補聴器とコンフリクト（衝突・対立・葛藤）の関係にあった人工内耳の存在は補聴器と人工内耳を合体させたハイブリッド機器として進化するであろう．聞こえにくい耳だけを対象にするのが当然だった補聴器には，聞こえすぎる悩み（聴覚過敏）をもつ人々に対する補聴技術の応用が求められてこよう．

② バリアフリー・コンフリクト

聞こえないままのほうがよいとする「ろう者」と，聞こえるようになりたいと手術を受けた人工内耳装用者とは，"同じ聴覚障害者"として共生できるのであろうか．中途失聴者や難聴者はろう者との違いをどのように理解し納得していけるのか．音や言葉が聞こえる人々により長い歴史を経て創られた「聴者の文化」は，聞こえない世界を前提として生まれた「ろう文化」とどのように折り合っていけるのか．

人工内耳の進歩は目覚ましく今後さらに普及することは間違いない．そうすると聾者はいなくな

るのか，聾学校は存続するのか．聞こえのバリアフリーをめぐる新たな課題である．ある一つの障害が問題となり多くの人に意識されるようになると，そのバリアを取り除こうと当事者や関係者が努力し「バリアフリー化」の整備が進展する．ところがある特定の障害問題が解決に向かい一つのバリアフリーが成熟に向かうと，思いがけない別のバリアが生まれてくることがある．

たとえばエンジン音が聞こえない静かな自動車が実現するとそれに走行音を付加する必要が出てくる．あるいは，視覚障害者にとって「やさしい」環境を整備しようと点字ブロックを歩道や駅のホームなどに十分に敷いたところ，そのデコボコにより別の障害者にとっては「やさしくない」環境が増えたと感じられてしまう．つまり，バリアフリー・コンフリクト（conflict）が生じる．多様化，複雑化が進む現代社会において，バリアフリーとは一方の問題を解決しつつも他方で新たな問題を生み出してしまうという二面性・二重性を内在するものだ．これからも引き続き起こるであろう手話か人工内耳かなど混迷するバリアフリー・コンフリクトの中で，一人ひとりの聴覚障害児の育ち方・学び方・生き方が適切に支援されなければならない．

参考文献

- 大沼直紀：聴覚リハビリテーションの理念：聴覚リハビリテーションの歴史．加我君孝，他（編），新臨床耳鼻咽喉科学2巻-耳．中外医学社，2002；381-384
- 大沼直紀：耳鼻咽喉科学のパイオニア—世界編耳科学3；Jean Itard. JOHNS 2011；27：941-948
- S. Richard Silverman：From Aristotle to Graham Bell. In：Hallowell Davis, et al.（eds），Hearing and Deafness. 4th ed, Holt, Rinehart and Winston, 1978；451-463

II. 聴覚とその発達の基礎

[東京医療センター・感覚器センター]
加我君孝

> ● Key Points ●
> ● 内耳の発達は出生時に終了しているが中耳は出生後も発達する．
> ● 中枢聴覚伝導路の発達は生後2歳まで続く．
> ● ABRによる脳幹の発達評価は難聴の診断と同時に可能である．

新生児の聴器と聴覚伝導路の発達

1 外耳

新生児は外耳が小さく，軟骨も柔らかで寝た状態である[1]．耳長も耳幅も成人の約1/2〜2/3のサイズで，軟骨細胞が未熟である．これが12か月のうちに耳介がよい形になり聳立するように発達する．成人では耳介の集音作用は3〜4 kHzで3〜5 dBに過ぎないが，新生児では耳介は寝た状態であり音の増幅機能はまだ乏しく音源定位に役立ってはいない．

2 外耳道

新生児の外耳道は細くかつ短くかつ屈曲している．直径は成人の半分以下である．入口部より鼓膜までの長さは1.3 cmと短い[2,3]．特にダウン症候群ではとりわけ細く曲がっており，手術用顕微鏡を使っても観察困難なことがある（図1）．成人では外耳道が共鳴作用により3 kHzが6 dB増幅されるが，新生児では細く短いため値が異なると考えられる．新生児の外耳道に耳垢が存在することも少なくない．新生児聴覚スクリーニングの前に少なくとも耳垢の有無をチェックすべきである．

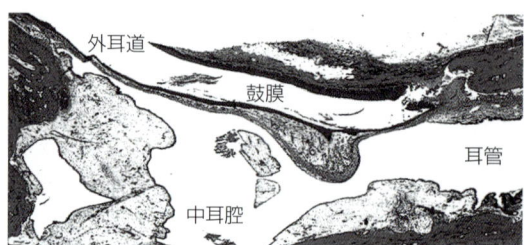

図1 ダウン症候群新生児の外耳道と中耳
中耳には間葉組織がある．外耳道は細く，鼓膜の角度は鈍角である．

3 中耳

胎生期の中耳は羊水で満たされている．出生とともに中耳腔は空気に置き換わるはずである．
中耳腔にはTakahara, Sando[4]らによれば，新生児の間葉組織の残存頻度は19%で，1歳までに吸収されるという．奇形あるいは染色異常の症例では新生児期の残存頻度が著しく高く，吸収されるまでに4〜5歳までかかるという．図1にダウン症候群新生児の側頭骨病理の写真を示した．間葉組織がアブミ骨周辺に存在するのがよくわかる．
図2に胎生期の耳小骨の変化を示した．第一鰓弓由来のツチ骨，キヌタ骨は分化しているがアブミ骨は初めは一つの塊のようであるが，次第に中心部が吸収され構造ができあがることがわかる．新生児の耳小骨連鎖は完成している．
中耳の機能は，市村[5,6]によればティンパノメト

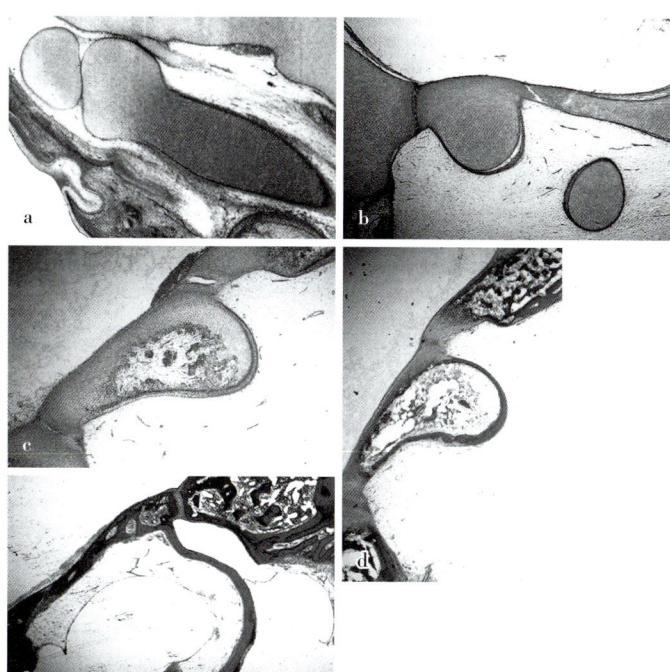

図2 胎生期の耳小骨の発達
a．13週　ツチ，キヌタ骨
b．17週　キヌタ，アブミ骨
c．21週　アブミ骨
d．24週　アブミ骨
e．新生児　アブミ骨

リーでは新生児はA型81%，B型8%，C型0.5%である．このことは中耳腔の羊水あるいは滲出液の存在が20%程度であることを示唆している．しかしながらアブミ骨筋反射の出現率は3%と極めて低い[7,8]．アブミ骨筋反射の入力としての聴覚のルートは中耳，内耳，蝸牛神経，上オリーブ核であり，出力としての運動系のルートは顔面神経核，顔面神経，アブミ骨筋である．中等度以上の難聴があると反応が出現しない．おそらくこの反射路のなかでも中耳の伝音機構の機能がまだ未熟なのであろう．

4 蝸牛

　成人の蝸牛のサイズを1として胎生期の蝸牛のサイズを比較し図3に示した．成人も1.0でありすでに胎生24週で1である[9]．このことから，胎生24週ですでに蝸牛のサイズは成人のサイズに発達しているといえる（図3）．人工内耳手術は低年齢化が進んでいるが，インプラントの電極部分の蝸牛の鼓室階に挿入するスペースについては条件が満たされている．しかし中耳，側頭骨，頭蓋骨についてはまだ著しく小さく，未発達である．
　コルチ器についてはすでに胎生24週で形態学的には完成している（図4e）．13週ではまだ蝸牛管と原器のみで17週になるとコルチ器の分化が始まり，基底板が盛り上がりながらトンネル腔が生まれ内外有毛細胞，支持細胞の分化が進む．新生児ではすでにコルチ器は形態的にも機能的にも完成している（図4）．
　新生児の蝸牛の機能は耳音響放射（otoacoustic emission：OAE）のTEOAE（transient evoked otoacoustic emission：誘発耳音響放射）やDPOAE（distortion product otoacoustic emission：歪成分耳音響放射）で測定する限り，外有毛細胞機能は完成している．内有毛細胞機能もABR（auditory brainstem response：聴性脳幹反応）で測定する限り完成している．ただし，新生児の内耳機能を蝸電図で調べた報告はまだなく，CM（cochlear microphonics：蝸牛マイクロホン電位）やSP（summating potential：加重電位）の特徴についてはわからない．蝸電図には針電極による鼓室内誘導法と銀ボール電極による鼓室外誘導法があるが，どちらの方法も新生児では技術的にむずかしい．

5 蝸牛神経

　蝸牛神経も蝸牛神経節細胞（spiral ganglion）も

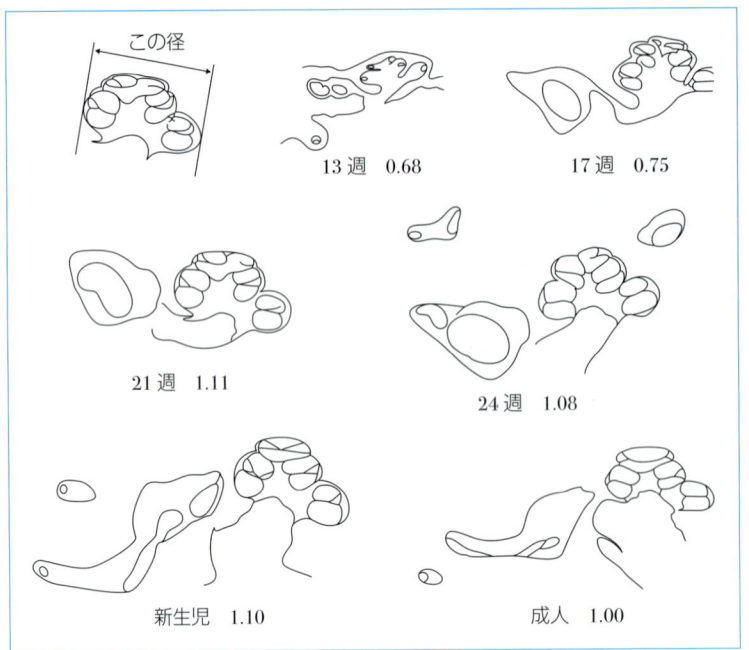

図3 新生児と蝸牛のサイズ
蝸牛の径を胎生毎に比較し,成人の径を1としたときの大きさを算出した

約3万ある.蝸牛神経節は双極細胞であり細胞体は蝸牛軸内にある.その数は基底回転に約1,000,中回転に約1,200,頂回転は約600ある.内有毛細胞の数が3,500個,外有毛細胞は12,000個であるのに比し,大きな数である[2].新生児ではABRのI波の潜時はやや延長しており(図5a),1歳になって成人と同じ潜時になることから,新生児では髄鞘化はまだ完成していない[10]といえる.ABRの閾値と行動反応聴力検査の閾値を比べると後者のほうが1歳までは閾値が高いことがわかる(図5b).Yakovlev[10]のミエリンサイクル(図6)でも聴神経の髄鞘化の完成は生後である.

6 脳幹聴覚伝導路

蝸牛神経は,蝸牛神経核(cochlear nuclei)に投射し,台形体核,上オリーブ核,外側毛帯核,中脳の下丘の順に上行し音の情報処理が行われる.Yakovlev[11]のミエリンサイクルによると,生後に髄鞘化が完成するが,それぞれの中継核で異なり脳幹の上位にあるほど遅れて完成する(図6).

脳幹の発達はABRがよい物差しとなる.脳幹伝導時間としてV-I波間潜時,すなわち下丘と蝸牛神経,III-I波間潜時,すなわち上オリーブ核と蝸牛神経の間の伝導時間を計測する方法である.

図5に示すように,いずれの波も発達とともに短縮する.V-I波間潜時が脳幹伝導時間として世界的に用いられている.生後1歳になると成人と変わらなくなる.

7 聴皮質

聴皮質は側頭葉の横回転のことで,Heschl回転と同義である[12].聴皮質に限らず大脳皮質は胎生期には皮質基板の構造をとり,6層構造を形成していない(図7).しかし,新生児期には6層構造を形成するが皮質に投射する聴放線,すなわち古い大脳基底核に分類される内側膝状体ニューロンからの投射線維であるこの聴放線の髄鞘化は一部しか進んでいない(図6).図8に示す100年前のドイツの解剖学者のFlesigが行ったヒトの脳の髄鞘化研究によると,新生児の視放線の髄鞘化は進んでいるのに比し聴放線は遅れるが12か月には完成している.感覚性言語中枢はYakovlevのミエリンサイクルでは髄鞘化は3歳までかかるという.Flesigの図8では,特殊感覚の視放線と聴放

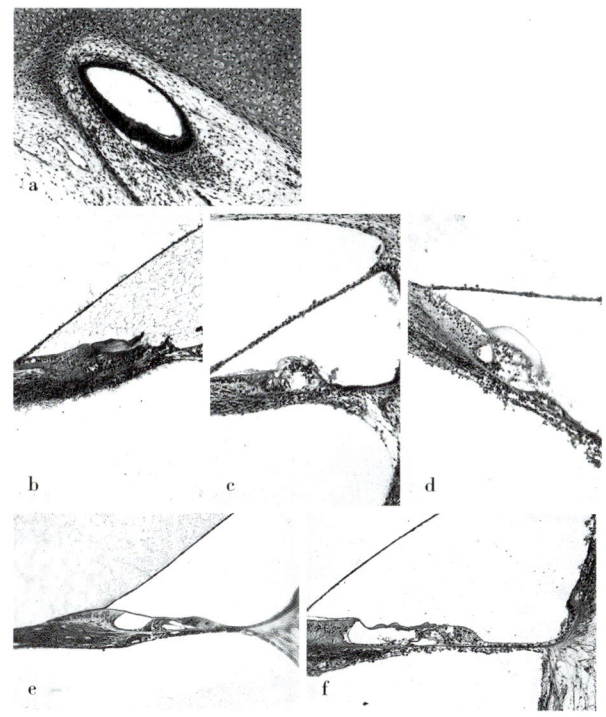

図4 胎児の蝸牛のコルチ器発達
a. 13週, b. 17週, c. 19週, d. 21週, e. 24週, f. 新生児

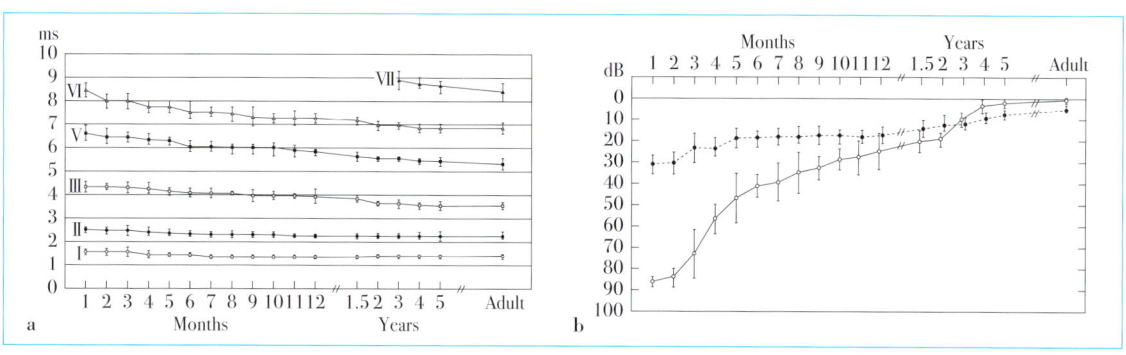

図5 ABRと乳幼児の発達
a. 発達とABRの潜時の変化
b. ABRの閾値と行動反応聴力検査閾値

線の髄鞘化が完成しても皮質下の他のニューロンの線維の髄鞘化が進んではいない．このことは聴覚と他の神経系のシステムがまだ統合されていないことを示唆している．ただし感覚性言語中枢との間の連合線維は髄鞘し，左右両半球をつなぐ脳梁線維の髄鞘化はまだ出る．言語が聴皮質で認知されるのは，髄鞘化の途中ではあるが生後6か月頃であろう．6か月には補聴器を装用させて聴能教育がすすめられるがミエリンサイクルの立場からは妥当といえる（図6）.

正常乳幼児の発達とABRの変化

新生児ですでにABRは良好な反応を再現性よく記録できるが，発達とともに各波の潜時と波形が変化する．

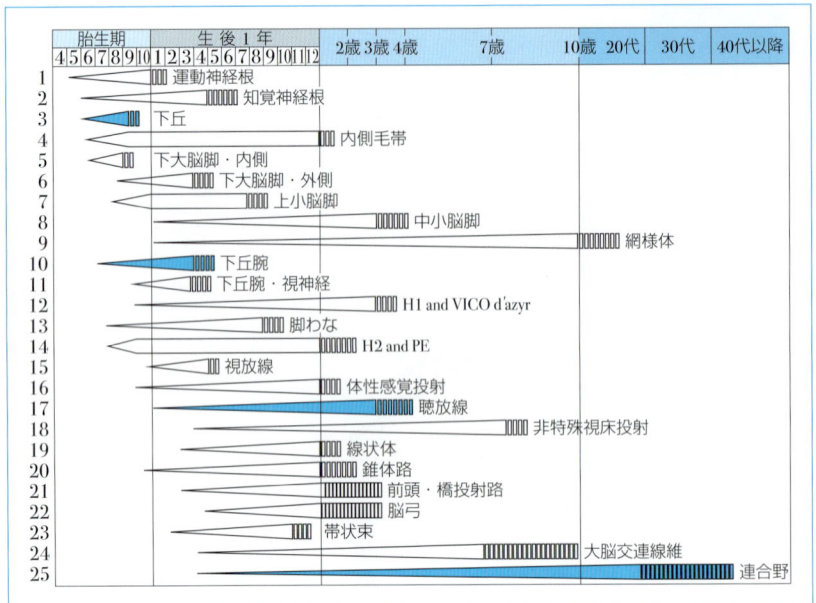

図6 Yakovlevのミエリンサイクル

青色で示した聴覚 (3) (10) (17) に関するミエリンサイクルは，他の感覚 (2)，(11)，(15) に比べ遅い．グラフの幅と長さは，髄鞘化した神経線維の染色性および濃度の強さの進行をあらわしている．
グラフの終わりの縦のバーは，胎児の出生後の標本と成人の標本を比較し，髄鞘化が終了した大体の年齢を示している．

(Yakovlev PI, et al.: The myelogenietic cycles of regional maturation of the brain. In : Minkowski (ed), Regional development of the brain in early life. Oxfords Blackwell Scientific Publication, 1967 ; 3-70 より)

1 潜時の変化

乳幼児期では，各波の頂点潜時は成人に比べどの波も延長し，反応潜時の遅い波ほど著明である（図5a）．発達による下部脳幹由来のI，II波の変化は少ないが，上部脳幹由来のV，VI波の変化は著しい短縮を示す（図6）．V～I波の潜時の差をcentral transmission，I波を peripheral transmission とみなすと，前者の発達による変化のほうが後者より大きい．これは脳幹の聴神経系の髄鞘化は，出生時に上オリーブ核まで完成し，それより上位のレベルの髄鞘化は1歳頃までに終了する事実とよく合致する．反応波形も，III波以前では新生児は成人と変わらないがそれ以後の反応波形の分離は悪いことが多い．しかし，発達とともに分化し，ほぼ1.5～2歳で成熟した波形となる（図9）．

2 反応閾値

聴力検査のための反応閾値は，V波がクリック，トーンピップ，トーンバーストのいずれの音刺激でも，刺激を弱くしても閾値近くまで出現することから，他覚的聴力検査の指標とされる．出生時から検査が可能である．クリックによる閾値の発達変化は図5bに示した．成長とともに閾値は低くなる．新生児では閾値が成人よりもやや高く，その差は Hecox[13] は17 dB，Liebermann[14] は10 dB，Kaga ら[15] は20 dB としている．これらの報告は，分析時間を10 msec で得たものであるが，30 msec で記録すると，もっと閾値は低く，成人と差がない．

新生児，乳幼児，小児のABRの記録の際に注意すべき点を下記に示す．

①必ず睡眠下で記録し，体動や筋電図などのアーチファクトの混入を防ぐ
②睡眠の導入には，トリクロリール®シロップやエスクレ®坐剤がよい．
③反応の悪いときは，中耳や内耳障害による末梢性難聴の場合が多いが，耳垢や滲出性中耳炎のようにすぐに治療で改善できる場合もある．耳

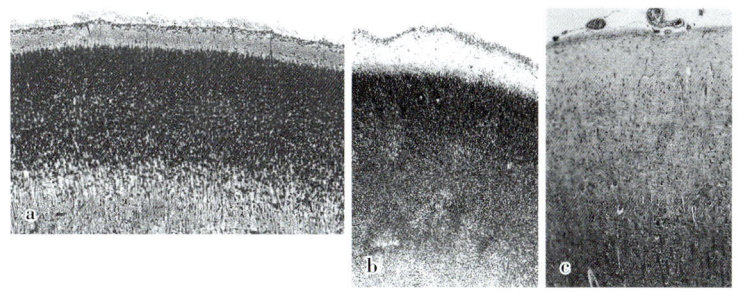

図7 胎児の大脳皮質と成人
a. 13週の皮質基板, b. 21週分化途上の皮質構造, c. 成人の完成した皮質の6層構造

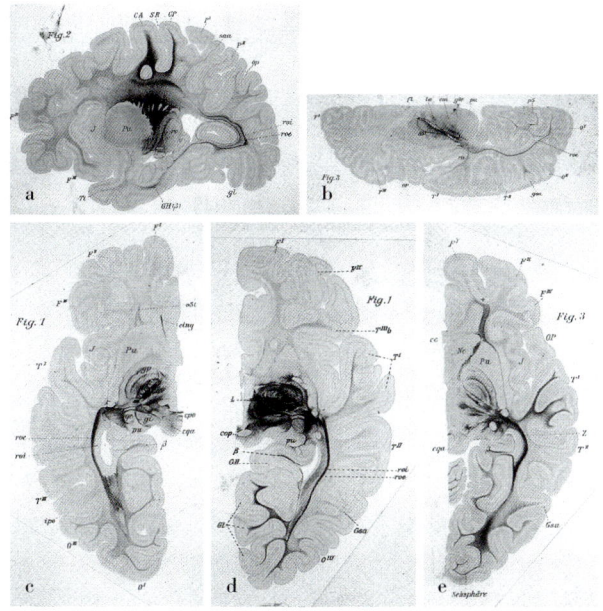

図8 出生後の聴放線の髄鞘化
a. 新生児（矢状断）
b. 新生児（水平断）
c. 4週（水平断）
d. 17週（水平断）
e. 4か月（水平断）

鼻科医への相談が必要である．
④新生児室，病室，手術室での記録にあたっては，電気的アーチファクトが混入し，記録のできないことがある．

低出生体重児

一般的に，低出生体重児のABRは，在胎期間が正常な新生児に比べ，潜時が延長している．より潜時の遅い成分ほど延長する傾向がある．Galambosら[16]は，60 dBクリック刺激で，V波が在胎34～35週で8.5 msecであったものが，40～42週では7.3 msecに短縮したという．Salamyら[17]によると，在胎26週でV波が9.9 msecであったものが，40週では6.9 msecにまで短縮するが，V～I波の脳幹伝導時間は，成熟するにつれ在胎26週から40週までの間に7.2 msecから5.2 msecへと短縮するという．

図10に在胎24週で生まれ，低出生児体重700 gの幼児の生後5か月目と13か月目のABRを示した．5か月目のABRは，II, III, V, VI波が13か月目に比べて著しく潜時が延長していることがわかる．前者は，同月齢の幼児よりも遅れているが，後者では，追いついている．

新生児のABRは，新生児の蝸牛や脳幹の機能診断に有用である．特に脳幹伝導時間が延長している場合は，ABRを脳幹の発達の指標とし，経過の観察に役立てることができる．検査時の月齢を在

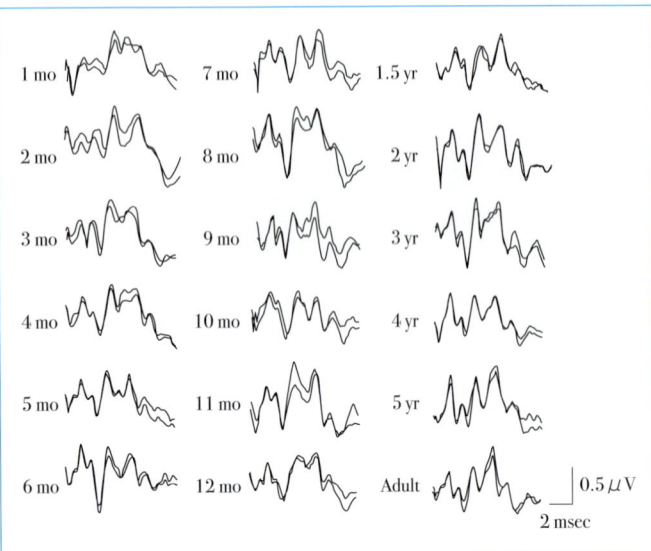

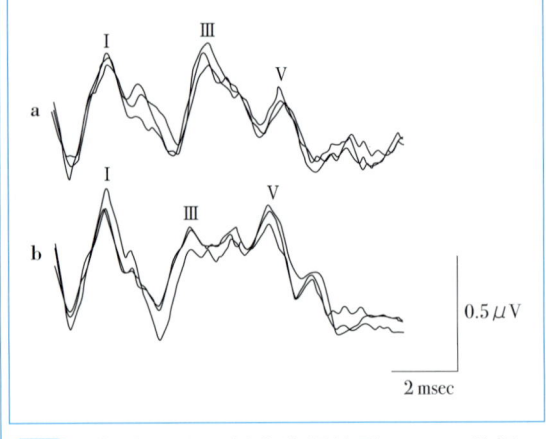

図10　在胎 24 週，低出生児体重 700 g の幼児の ABR の波形
a．生後 5 か月目，b．生後 13 か月目
前者のほうが II 波以降の潜時が延長していることがわかる

図9　発達と ABR の波形の変化
音刺激は 85 dB クリック

胎週数に換算して，図 11 に V-I 波間潜時，図 12 に聴性行動反応聴力検査，図 13 に ABR 値を示した．V-I 波間潜時は，在胎週数の短いものほど潜時が延長し，同時に聴性行動反応の閾値は高い．

周産期仮死

周産期仮死による合併症の一つは，感音難聴である．新生児期には，蝸牛も脳も酸素濃度に鋭敏で，低酸素による傷害を受けやすい．

病理学的には，周産期仮死による脳障害は，(1) 脳表部出血，脳実質脳室出血の他に，(2) 脳浮腫による広範な大脳皮質の障害，(3) 脳梗塞，(4) 大脳基底核の障害などの基本パターンに分類されている．

北住ら[18]は，(5) の病変について検索する目的で，周産期仮死を主要な risk factor とする 70 例の小児（脳性麻痺を呈した 50 例と呈さなかった 20 例）について，ABR で経過を観察し，次のような傾向を認めている．

①I～III 波が著しく小さいが不明瞭あるいは消失し，V 波も小さな振幅を示すか消失する（末梢聴力障害型）

②I～III 波は良好に出現するが，III～V 波以降の反応は不良（上部脳幹未熟または障害型）

③II～IV，V 波の波形の分離が不明瞭（脳幹未熟型）

④V～I 波の著しい延長を示す（脳幹未熟型）

⑤正常波形（図 14）

仮死を呈しても，正常波形を示すものが最も多く，痙直型の脳性麻痺では①，②，③は少なく，アテトーゼ型ではその 1/3 は①を示したという．一方，乳児期に独特の錐体外路症状を呈し，のちに，脳性麻痺にはならなかったが，運動障害を残した症例には②が多いという．

以上の傾向を参考にし，綿密な臨床観察と総合評価することで，周産期仮死のあった新生児のほとんどの症例について，(1) 将来アテトーゼ型の脳性麻痺になる群，(2) 痙直型の脳性麻痺になる群，(3) 混合型の脳性麻痺になる群，(4) 精神運動発達遅滞になる群，(5) minor disorder のみを残す群などに分類される．

髄膜炎

幼児・小児の後天性感音難聴の原因の一つに，化膿性髄膜炎がある．その他によく知られているものに，mumps, measles があり，meningitis の 3 つをあわせて 3 M といわれる．髄膜炎の伴う感音難聴の出現率は 7～21％ と高率であるため，後遺症

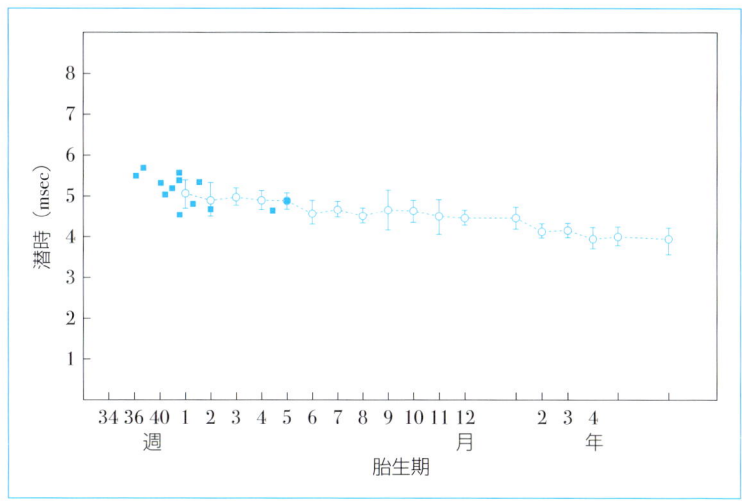

図11 低出生体重児の検査時の在胎週数とV-Ⅰ波間潜時の関係
■は症例，○は対照．在胎週数の少ないものほど潜時が延長している

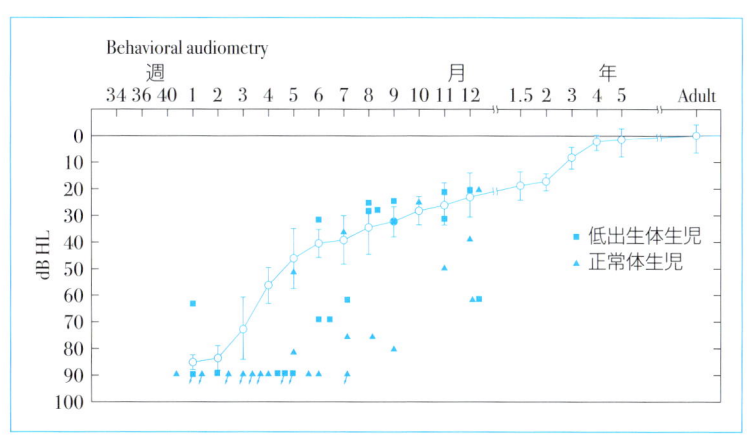

図12 低出生体重児の検査時の在胎週数と聴性行動反応の閾値
■は症例，○は対照．在胎週数の少ないものほど閾値は上昇している

の有無の検索の項目に聴覚検査を入れる必要がある．末梢の平衡障害の出現率も高いため，平衡機能検査も必要となる．

髄膜炎症例のABRは，末梢障害型か正常のいずれかであり，前者の場合，閾値が高いことが多く，ほとんど無反応である．髄膜炎の治療に，聴器毒性の抗菌薬であるゲンタマイシン，ストレプトマイシン，カナマイシン，アミカシンなどが使われることが多く難聴の髄膜炎の内耳への波及によるものか，抗菌薬によるものか区別できないことがある．したがって，治療前後にABRを記録することで，聴器毒性の有無についてある程度推測が可能となる．

文献

1) 伊藤　勇，他：耳介の成長と加齢．JOHNS 2001；16：157-162
2) 野村恭也，他：新耳科学アトラス．シュプリンガー・フェアラーク東京，1992
3) 平出文久：年齢別耳道の長さ．医事新報3120号　質疑応答欄 1984；143
4) Takahara T, et al.：Mesenchyme remaining in human temporal bones. Otolaryngol Head Neck Surg 1986；95：349-357
5) 市村惠一：新生児のインピーダンスオージオメトリー．Audiol Jpn 1981；24：43-49

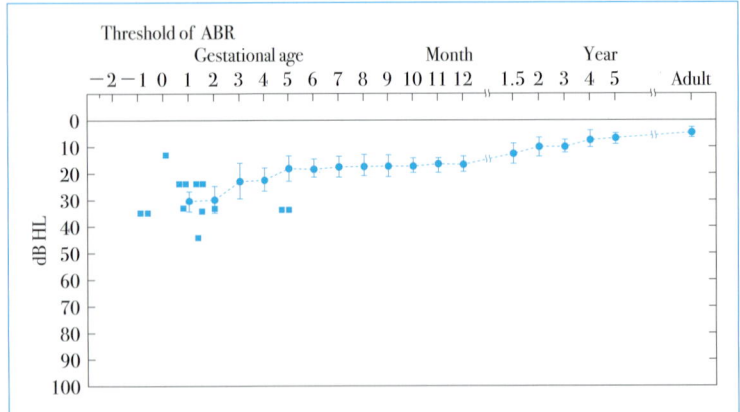

図13 低出生体重児の検査時の在胎週数とABRの閾値
■は症例，●は正常児

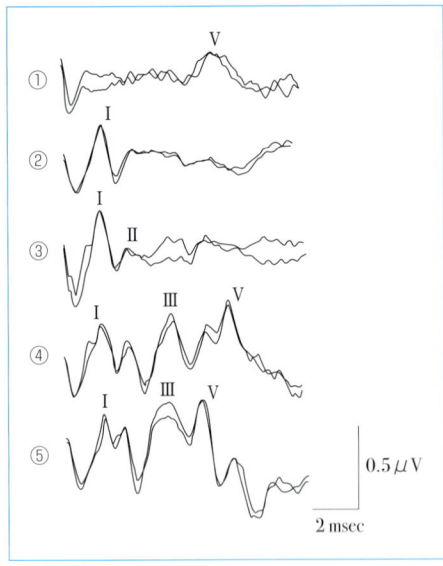

図14 周産期仮死後，脳性麻痺に発展した症例のABR
① V波のみ
② I波のみ
③ I，II波のみ
④ V〜I潜時の延長
⑤ 正常ABR

6) 市村惠一，他：乳幼児のインピーダンスオージオメトリー．Audiol Jpn 1982；25：600-607
7) Keith RW：Middle ear function in neonates. Arch Otolaryngol 1975；101：376-379

8) Stream RW, et al.：Emerging characteristics of the acoustic reflex in infants. Otolaryngology 1978；86：628-636
9) 加我君孝：新生児聴覚スクリーニングの方法と問題点．日本マス・スクリーニング学会誌 2001；11：5-16
10) Kaga K, et al.：Auditory brainstem response and behavioral audiometry. Developmental correlates. Arch Otolaryngol 1980；106：564-566
11) Yakovlev PI, et al.：The myelogenietic cycles of regional maturation of the brain. In：Minkowski (ed), Regional development of the brain in early life. Oxfords Blackwell Scientific Publication, 1967；3-70
12) 加我君孝，他（編）：新臨床耳鼻咽喉科学1．中外医学社，2001
13) Hecox KE, et al.：Brainstem auditory evoked response in the diagnosis of pediatric neurologic diseases. Neurology 1981；31：832-840
14) Leiberman A, et al.：Cochlear audiometry (electrocochleography) during the neonatal period. Dev Med Child Neurol 1973；15：8-13
15) Kaga K, et al.：Auditory brainstem responses and behavioural responses in pre-term infants. Br J Audiol 1986；20：121-127
16) Schulman-Galambos C, et al.：Brain stem auditory-evoked responses in premature infants. J Speech Hear Res 1975；18：456-465
17) Salamy A, et al.：Postnatal development of human brainstem potentials during the first year of life. Electroencephalogr Clin Neurophysiol 1976；40：418-426
18) 北住映二，他：脳性麻痺児の聴性脳幹反応．1981年小児神経学会抄録集，1982

III. 病態生理と診断・治療　1. 先天性難聴

1）難聴遺伝子変異

[東京医療センター・感覚器センター]
松永達雄

> **Key Points**
> - 難聴遺伝子変異は先天性難聴の主要な原因であり，非常に多種類の難聴遺伝子がある．
> - 遺伝性難聴は大きく症候群性難聴と非症候群性難聴に分類され，さらに遺伝形式によっても分類される．
> - 原因となる難聴遺伝子によって内耳の蝸牛の様々な細胞に異なる障害が起こり難聴となる．
> - 遺伝子診断は個別に最適な診療計画の立案に役立つ．

はじめに

現在，先天性難聴の原因の半数あるいはそれ以上が難聴遺伝子変異（遺伝性）であることが判明している[1,2]．このため，先天性難聴の診療では遺伝性難聴について十分理解しておく必要がある．また，先天性難聴では早期発見し，適正な介入をすることにより，言語発達に対して良好な効果が得られる．これは，遺伝性難聴であっても例外ではなく，難聴の病態を理解して診療に取り組むことの意義は高い[3]．遺伝性難聴の原因となる難聴遺伝子変異が発見され始めたのは1990年代前半からで[4]，その後，遺伝性難聴の研究は急速に進んでいる．また，遺伝全体に関する医学，医療の情報，技術，社会的環境も著しく変化しているため，常に最新の知見を把握する必要に迫られる．しかし，専門性が高く，進歩が速い領域であるために，個別の医療者による対応では負担が大きい．したがって専門家と連携して取り組むことが望ましい．

遺伝性難聴の分類

先天性難聴の約50%は遺伝性であり，遺伝性難聴の約30%は難聴以外の症状を伴う症候群性難聴，約70%は難聴以外の症状を伴わない非症候群性難聴である（図1）．

症候群性難聴には300種類以上の疾患が知られており[5]，その多くで原因となる遺伝子が判明している（表1）．非症候群性難聴は遺伝形式から優性遺伝（DFNA），劣性遺伝（DFNB），X連鎖遺伝（DFNX），ミトコンドリア遺伝（MT）に分類され，それぞれに多数の難聴遺伝子が判明している[6]（表2～4）．このように先天性難聴では遺伝性難聴の頻度が高く，その原因となる遺伝子が非常に多数存在することが特徴である．

症候群性難聴の臨床的特徴

症候群性難聴は難聴と随伴する症状から臨床的に疾患を診断できる場合も多い．先天性難聴で比較的頻度の高い症候群性難聴は，Pendred症候群，Waardenburg症候群，BOR症候群，Usher症候群，Alport症候群，Treacher Collins症候群などである．しかし，実際には症状が不明確あるいは非典型的な場合も多く，個別の患者の診断に苦慮することも少なくない．このような場合には，遺伝子検査が問題の解決に役立つ場合も多い．

遺伝形式は症候群ごとに様々であるが，注意す

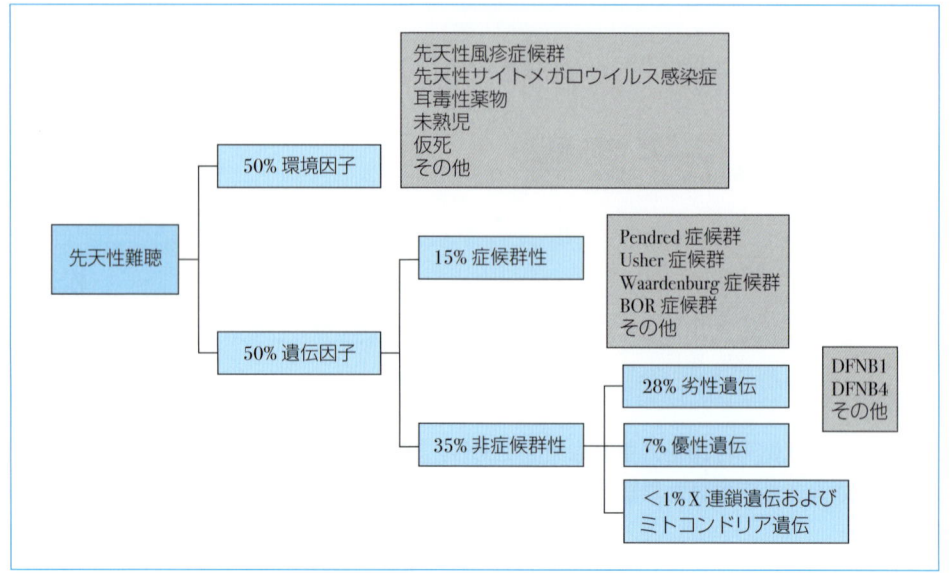

図1 先天性難聴の原因と頻度
(Smith RJ, et al.：Sensorineural hearing loss in children. Lancet 2005；365：879-890 より改変)

表1 代表的症候群性難聴と原因遺伝子

	症候群名	遺伝子
優性	Waardenberg 症候群 I 型 Waardenberg 症候群 II 型 BOR 症候群	*PAX3* *MITF*, *SNAI2*, *SOX10* *EYA1*, *SIX1*, *SIX5*
劣性	Pendred 症候群 Usher 症候群 I 型 Usher 症候群 II 型 Usher 症候群 III 型	*SLC26A4*, *FOXI1*, *KCNJ10* *USH1A*, *MYO7A*, *USH1C*, *CDH23*, *USH1E*, *PCDH15*, *USH1G* *USH2A*, *VLGR1*, *WHRN* *USH3A*, *PDZD7*

べき点は，家族歴がない孤発例において，優性遺伝の原因遺伝子に新生突然変異が発見される場合があることである．このため孤発例であっても劣性遺伝の可能性とともに優性遺伝の可能性も考慮する必要がある．また，症候群性難聴の一部は小児期あるいは成人するまで難聴以外の症状を発症せず，新生児，乳幼児期には非症候群性難聴として診療を受けている．その代表例としては，10歳頃から成人後にかけて甲状腺腫を発症するPendred 症候群と思春期頃から網膜色素変性症を発症する Usher 症候群がある．症候群性難聴の種類は 300 種類以上あるため，遺伝性難聴を専門とする医師でもまれな症候群の診断は困難な場合が多い．そのような場合には，それぞれの患者に随伴する症状の専門家に相談することで，正確な診断と効果的な治療の教示，支援を受けられる場合が多い．

 非症候群性難聴の臨床的特徴

症状が難聴のみである非症候群性難聴では，症候群性難聴と異なり随伴症状からは原因遺伝子を予測できない場合が多い．しかし，ごく一部の非症候群性難聴では，聴覚検査の特徴から原因遺伝子を比較的高い確率で同定できる．その代表的な例は Auditory Neuropathy〔ABR（auditory brainstem response：聴性脳幹反応）検査で無反応，OAE（otoacoustic emission：耳音響放射）検査で正常反応という特異的な特徴の難聴〕の主たる原因である *OTOF* 遺伝子であり，日本人でも確認されてい

表2 非症候群性難聴（優性遺伝）の原因遺伝子

座位名	遺伝子記号
DFNA1	DIAPH1
DFNA2	KCNQ4
DFNA2B	GJB3
DFNA3	GJB2
	GJB6
DFNA4	MYH14
DFNA5	DFNA5
DFNA6/14/38	WFS1
DFNA8/12	TECTA
DFNA9	COCH
DFNA10	EYA4
DFNA11	MYO7A
DFNA13	COL11A2
DFNA15	POU4F3
DFNA17	MYH9
DFNA20/26	ACTG1
DFNA22	MYO6
DFNA23	SIX1
DFNA25	SLC17A8
DFNA28	TFCP2L3
DFNA36	TMC1
DFNA39	DSPP
DFNA44	CCDC50
DFNA48	MYO1A
DFNA50	MIR96
DFNA51	TJP2

表3 非症候群性難聴（劣性遺伝）の原因遺伝子

座位名	遺伝子記号
DFNB1	GJB2
	GJB6
DFNB2	MYO7A
DFNB3	MYO15
DFNB4	SLC26A4
DFNB6	TMIE
DFNB7/11	TMC1
DFNB8/10	TMPRSS3
DFNB9	OTOF
DFNB12	CDH23
DFNB16	STRC
DFNB18	USH1C
DFNB21	TECTA
DFNB22	OTOA
DFNB23	PCDH15
DFNB24	RDX
DFNB25	GRXCR1
DFNB28	TRIOBP
DFNB29	CLDN14
DFNB30	MYO3A
DFNB31	DFNB31
DFNB32/82	GPSM2
DFNB35	ESRRB
DFNB36	ESPN
DFNB37	MYO6
DFNB39	HGF
DFNB49	MARVELD2
DFNB53	COL11A2
DFNB59	PJVK
DFNB61	SLC26A5
DFNB63	LRTOMT
DFNB67	LHFPL5
DFNB73	BSND
DFNB77	LOXHD1
DFNB79	TPRN
DFNB84	PTPRQ

る[7]．非症候群性難聴の原因遺伝子としては，現在までに染色体上の位置が 135 座位判明している．その中で遺伝子は 55 種類同定されており，その数は毎年増加している（Hereditary Hearing Loss：http://hereditaryhearingloss.org）．非症候群性難聴の遺伝形式は約 80％ が劣性遺伝，約 20％ が優性遺伝，1％ 以下が X 連鎖遺伝，ミトコンドリア遺伝である（図1）．同じ遺伝子でも変異の種類によって劣性遺伝，優性遺伝のどちらも呈する場合がある．

1 劣性遺伝

劣性遺伝の非症候群性難聴は大多数が先天性難聴であり，その両親の多くは健聴の保因者である．劣性遺伝では，保因者の両親から生まれた子が難聴となる確率は 25％ であるため，少子化の進む日本では家族歴のない孤発例として認められる場合が多い．このため先天性難聴の孤発例は劣性遺伝の遺伝性難聴である場合が多い．劣性遺伝以外の原因で，同胞（兄弟姉妹）で 2 人以上が先天性難聴となる確率は極めて低いため，健聴者の両親からの難聴の同胞が認められた場合は，ほぼ劣性遺伝と考えられる．現在，劣性遺伝の非症候群性難聴の原因遺伝子は 36 種類判明しているが，その中で GJB2 遺伝子と SLC26A4 遺伝子の頻度が極めて高い．劣性遺伝の非症候群性難聴の患者の 30〜50％ は GJB2 遺伝子が原因であると考えられている．

2 優性遺伝，X 連鎖遺伝，ミトコンドリア遺伝

優性遺伝の非症候群性難聴の原因遺伝子は，26 種類判明しているが，劣性遺伝の場合と異なり特に頻度の高い遺伝子はない．優性遺伝では，難聴

表4 非症候群性難聴の原因遺伝子（X連鎖遺伝，ミトコンドリア遺伝）

a. X連鎖遺伝

座位名	遺伝子記号
DFNX1（DFN2）	PRPS1
DFNX2（DFN3）	POU3F4
DFNX4（DFN6）	SMPX

b. ミトコンドリア遺伝

遺伝子記号	変異
MT-RNR1	961番DNAの複数の変異
	1494C>T
	1555A>G
MT-TS1	7445A>G
	7472insC
	7510T>C
	7511T>C
MT-CO1	7444G>A

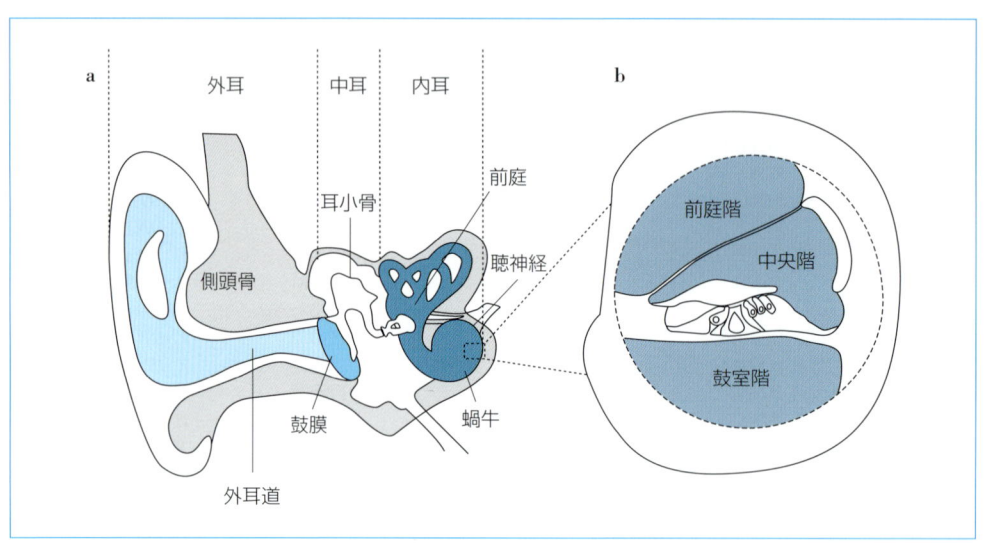

図2 耳の構造
a. 外耳，中耳，内耳の模式図
b. aの蝸牛の点線で囲った断面の拡大図
（Dror AA, et al.：Hearing loss：mechanisms revealed by genetics and cell biology. Annu Rev Genet 2009；43：411-437 より改変）

者の子から難聴児が生まれる確率は50%であるため，多くの場合は世代を越えた難聴の家族歴が認められる．X連鎖遺伝とミトコンドリア遺伝の非症候群性難聴の頻度は少ないが，男性のみに難聴者が複数で認められる家族歴の場合はX連鎖遺伝，母親方の血縁者に難聴の家族歴が多い場合はミトコンドリア遺伝を疑う．

病態生理

ほとんどの遺伝性難聴では内耳の蝸牛が障害されて発症している[8]（図2a，b）．蝸牛は多様な細胞，組織が協調して働くことで正確に音を感知しており，これらの各細胞の働きに必要な遺伝子（難聴遺伝子）の変異により聴覚に必要な機能に障害が生じることで遺伝性難聴となる．以下に代表的な蝸牛の細胞とその機能および難聴遺伝子（括弧内には産物の蛋白）の関係を概説する．まず音が蝸牛に到達すると，有毛細胞は頂側から伸びるStereociliaが音の振動で屈曲することで音を感知する．

MYO7A（MyosinVIIa），*USH1C*（Harmonin b），*SANS*（Sans），*MYO15A*（MyosinXVa），*WHRN*（Whirlin），*MYO6*（Myosin VI），*CDH23*（Cdh23），*PCDH15*（Pcdh15），*VLGR1*（Vlgr1），*USH2A*（Usherin）などの遺伝子がStereociliaの構造の維持と規則正しい配列に関与する（図3a～d）．Stereociliaを屈曲させるためにその先端には蓋膜が接している（図

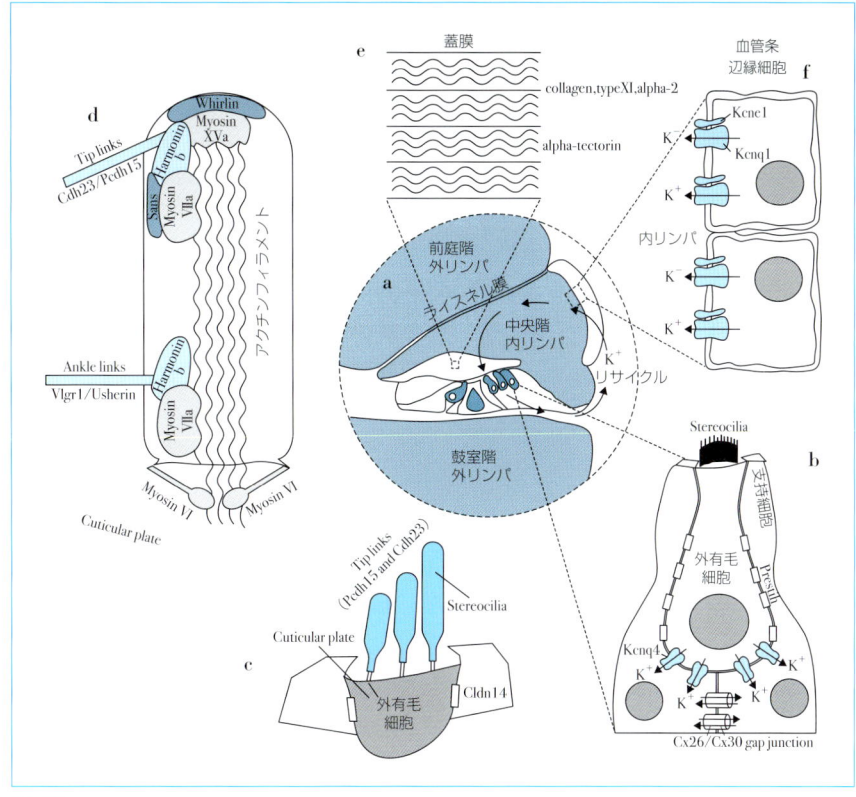

図3 蝸牛の微細構造と難聴遺伝子の働き
蝸牛内に発現する主要な難聴遺伝子の産生する蛋白とその局在，機能を示した．
a．図2bの蝸牛断面の中央部の拡大図
b．外有毛細胞と支持細胞
c．外有毛細胞の頂側の拡大図
d．Stereociliaの拡大図
e．蓋膜の拡大図
f．血管条辺縁細胞の拡大図
（Dror AA, et al.：Hearing loss：mechanisms revealed by genetics and cell biology. Annu Rev Genet 2009；43：411-437より改変）

3a, e)．*TECTA*（alpha-tectorin），*COL11A2*（collagen, type XI, alpha-2）などの遺伝子が蓋膜の構造の維持に関与する．内リンパは高濃度のカリウムイオンを維持して有毛細胞の感度を高めているが，カリウムイオンの漏出を防ぐために必要なtight junctionに*CLDN14*（Cldn14）遺伝子が関与している（図3a～e）．外有毛細胞は伸縮することで音への感度を高め，これには*SLC26A5*遺伝子（Prestin）が重要である．また，細胞内から細胞外へカリウムイオンを放出していて，これには，*KCNQ4*遺伝子（Kcnq4）が関与する（図3b）．支持細胞は細胞間のgap junctionを介してカリウムイオンを輸送している（図3a, b）．これには*GJB2*遺伝子（Cx 26），*GJB6*遺伝子（Cx 30）が関与する．血管条の辺縁細胞ではカリウムイオンを内リンパに放出して高カリウムイオン濃度を維持している（図3a, f）．これには，*KCNE1*遺伝子（Kcne1），*KCNQ1*遺伝子（Kcnq1）が関与する．

診断の実際

診断に際して重要な点を以下に記す[6]．

1 問診

まず問診が重要である．妊娠，出産，生後の経過に難聴の発症と関連する出来事の有無を確認

し，遺伝以外の原因を鑑別する．難聴の家族歴を取る必要性は高く，この際には家系図を作成して遺伝形式を判断することが重要であり，原因遺伝子の予測に役立つ．新生児聴覚スクリーニングやABRなど過去に他施設で受けた検査があれば，その結果も原因の予測に役立つ．症候群性難聴と非症候群性難聴の鑑別のためには，身体の健康そして精神発達および運動発達に関する情報を確認する．

2 診察と一般的検査

まず身体所見を確認して，耳，頭部，頸部，身体に奇形，障害，疾患がないかを確認する．次いで，発達年齢に応じた乳幼児聴力検査（BOA，COR，peep show test，play audiometry，純音聴力検査）および他覚的聴力検査（ABR，ASSR），耳音響放射（DPOAE，TEOAE）で難聴の有無，特徴を明らかにする．側頭骨CT，内耳MRIで内耳・中耳の奇形，脳・神経の異常の有無を確認する．

3 難聴遺伝子の検査

近年，先進国では難聴遺伝子の検査が実施されている．日本でも先天性難聴の原因となる遺伝子変異の一部は健康保険による検査が可能となっている．予測される原因遺伝子が検査の対象でない場合や，検査しても原因が判明しない患者に対しては，研究としての遺伝子検査でさらに広く遺伝子変異を検査できる．その内容は実施施設によって異なる．

4 先天性サイトメガロウイルス感染の鑑別

先天性難聴の原因では，先天性サイトメガロウイルス感染（胎児期の感染）の頻度が10〜20%と高いため，この検査も遺伝性以外の原因の鑑別に重要である．生後3週間以内の血液中IgM抗体あるいは血液中または尿中のウイルスの検出で診断できるが，その時期を過ぎると先天性感染と生後感染との鑑別ができないため，難聴の原因とは判定できない．その場合でも，出産時に臍帯を保存してあると，その組織の一部を用いて検査することで先天性サイトメガロウイルス感染を診断できる[9]．

治療の現状

現時点では，遺伝子変異による先天性難聴を正常の聴覚に回復する治療法はなく，他の原因による先天性難聴と同じく補聴器・人工内耳を用いた言語聴覚リハビリテーションが行われる[6]．しかし，遺伝性難聴では，原因となる遺伝子とその変異の種類によって，難聴の種類（伝音難聴，感音難聴，混合難聴）や程度，オージオグラムの特徴，言葉の聞き取り，将来的な難聴の経過をある程度予測できる場合がある．これらの情報は治療計画を考えるうえで有用である．

また，原因となる遺伝子によって補聴器の効果，人工内耳の効果についても，ある程度予測できる場合がある．特に新生児，乳幼児では，実施できる聴覚検査は限られているため，遺伝子検査で得られる情報とあわせてより効果の高い個別の治療計画を立てられる場合がある[3]．

症候群性難聴では，随伴症状に対する治療が必要となる場合がある．その内容は各症状で異なり，それぞれの専門医師に委ねられる．その際には，難聴児とその両親の負担が少なく，適正な診療を受けられるように，遺伝的原因を随伴症状の診療を担当する医師に正確に伝える必要がある．随伴症状の発症までが長い症候群性難聴の場合には，発症時に両親が遺伝的原因について説明できるように，説明内容を記した書類を大切に保管してもらう．

遺伝カウンセリング

先天性難聴の遺伝カウンセリングでは，原因，難聴の特徴と経過，増悪の予防と急性増悪時の対応，合併症の予防と発症時の対応，難聴の治療法と効果，次子の再発の可能性，保因者についてなどの説明，相談をする．難聴児の両親に難聴の遺伝的原因や病態について正しく理解してもらうことは，難聴児のより良好な言語発達にもつながるので重要である．

今後の展望

遺伝性難聴の新しい原因遺伝子の発見と病態解明の急速な進展は，今後も継続すると予測される．遺伝子解析技術は近年その進歩が加速しており，近い将来に既知の難聴遺伝子のすべてを迅速かつ安価に調べることができる可能性がある．実際に，先天性難聴および小児難聴の患者において，既知の全難聴遺伝子を次世代シークエンサーを用いて解析したわれわれの結果からも，この方法により原因診断率が大きく向上する可能性が示された[10]．遺伝性難聴の根本的治療の開発に関しては，まだ臨床レベルに達した計画はないが，研究レベルでの進展は著しい．将来的には，まず一部の原因疾患に対して効果的な治療法が開発され，徐々に治療可能な対象が拡大していくことが予想される．

文献

1) Smith RJ, et al.：Sensorineural hearing loss in children. Lancet. 2005；365：879-890
2) Morton CC, et al.：Newborn hearing screening--a silent revolution. N Engl J Med 2006；354：2151-2164
3) Matsunaga T：Value of genetic testing in the otological approach for sensorineural hearing loss. Keio J Med 2009；58：216-222
4) Tekin M, et al.：Advances in hereditary deafness. Lancet 2001；358：1082-1090
5) Toriello HV, et al.（eds）：Hereditary hearing loss and its syndromes. 2nd ed, Oxford University Press, Oxford, 2004
6) Smith RJH, et al.：Deafness and Hereditary Hearing Loss Overview. In：Pagon RA, et al.（eds）. GeneReviews [Internet]. updated 2013 Jan 03, University of Washington, Seattle, 1999
7) Matsunaga T, et al.：A prevalent founder mutation and genotype-phenotype correlations of OTOF in Japanese patients with auditory neuropathy. Clin Genet 2012；82：425-432
8) Dror AA, et al.：Hearing loss：mechanisms revealed by genetics and cell biology. Annu Rev Genet 2009；43：411-437
9) 小川 洋：先天性サイトメガロウイルス感染と聴覚障害．日耳鼻 2009；112：814-817
10) Mutai H, et al.：Diverse spectrum of rare deafness genes underlies early-childhood hearing loss in Japanese patients：a cross-sectional, multi-center next-generation sequencing study. Orphanet J Rare Dis 2013；8：172

参考文献

・松永達雄：8．遺伝性難聴と遺伝カウンセリング．小川 郁（編），よくわかる聴覚障害—難聴と耳鳴のすべて—．永井書店，2010；344-348

---

column：遺伝カウンセリングのコツ

遺伝カウンセリングでは，あくまでも難聴者あるいは難聴児の両親の自発的な意思決定を促すように対応することが重要である．このため，良好な信頼関係を築いたうえで，十分に時間をかけて実施する必要がある．筆者は遺伝子検査前に行う事前カウンセリング（遺伝子検査の内容やそれによりどのようなことがわかるのかなどについて話す）には約30分，検査後に行う事後カウンセリング（遺伝子検査の結果とその医学，医療，家系における意義および心理社会的支援などについて話す）には約1時間が一つの目安と考えている．また，遺伝子検査はあわてないで進めることが重要で，もし患者の遺伝子検査に対する理解が不十分あるいは患者の気持ちに不安や迷いがある場合には，日を改めて十分に納得した場合に実施するべきである．遺伝カウンセリングを受けた人の中には，すぐには内容を受容できない場合や，疑問や不安を感じても，その気持ちを言葉でうまく表現できない場合もある．遺伝カウンセリングを行う医療者は，患者側のそのような心情も想定して，患者側の理解と適応を助ける態度が求められる．

III. 病態生理と診断・治療　1. 先天性難聴

2) Auditory Neuropathy Spectrum Disorders

[東京医療センター・感覚器センター]
松永達雄

Key Points

- Auditory Neuropathy Spectrum Disorders（ANSD）はABRが無反応あるいは高度の反応低下でOAEが正常な難聴である.
- 様々な原因があり，小児高度難聴の5〜15％に認められる.
- 純音聴力に比して語音明瞭度が低いため補聴器の効果が乏しい.
- 人工内耳の効果は高い例が多いが，内耳性難聴と比べると効果が低い例が多い.
- 家族歴以外に難聴の危険因子がない先天性ANSDの多くはOTOF遺伝子変異が原因であり，この場合は人工内耳効果が高い.

はじめに

Auditory Neuropathy Spectrum Disorders（ANSD）はABR（auditory brainstem response：聴性脳幹反応）が無反応あるいは高度の反応低下で，OAE（otoacoustic emission：耳音響放射）が正常な難聴である. 本難聴は1996年にKagaら，Starrらによりauditory neuropathyあるいはAuditory Nerve Diseaseとして成人例で報告され，その後，様々な病因により同様の検査結果を呈する難聴が報告され，これらをまとめた疾患概念がANSDとして提唱された[1,2]. その後の研究でANSDは先天性難聴に頻度が高いことが判明した. また，ANSDでは補聴器の効果が乏しいこと，人工内耳の効果が低い例が内耳性難聴より多いことが問題となっており，これは先天性難聴の診療において特に影響が大きい.

疫学と分類

小児の高度感音難聴におけるANSDの有病率は5〜15％である. NICUでケアを受けた小児では特に有病率が高い. ANSDの大部分は両側性であり，原因は遺伝因子（症候群性）が42％，低酸素症，高ビリルビン血症，免疫反応，ウイルス感染などが10％，原因不明の特発性が48％という報告がある[3]. 近年，特発性ANSDにはOTOF遺伝子の変異の頻度が高いことが報告されており[4]，日本人では特にその頻度が高いこと（図1a），そして日本人にはOTOF遺伝子のp. R1939Qという変異が半数以上の家系で認められることが判明している（図1b）[5]. 症候群性ANSDの原因となる遺伝性神経疾患としては，Charcot-Marie-Tooth病，Friedrich失調症，ミトコンドリア脳筋症などが知られているが，これらの疾患は生後発症が大部分であり，先天性ANSDにおける頻度は低い.

一部の新生児では出生時にANSDと同様の聴覚所見が認められ，発達とともに1年から数年でABRの反応の正常化が認められ，一過性ANSDとよばれる. 低出生体重児におけるANSDで特に頻度が高く，蝸牛神経および脳幹の発達の遅れが原因と考えられている.

臨床的特徴

ANSDでは，純音聴力検査で判定される難聴の

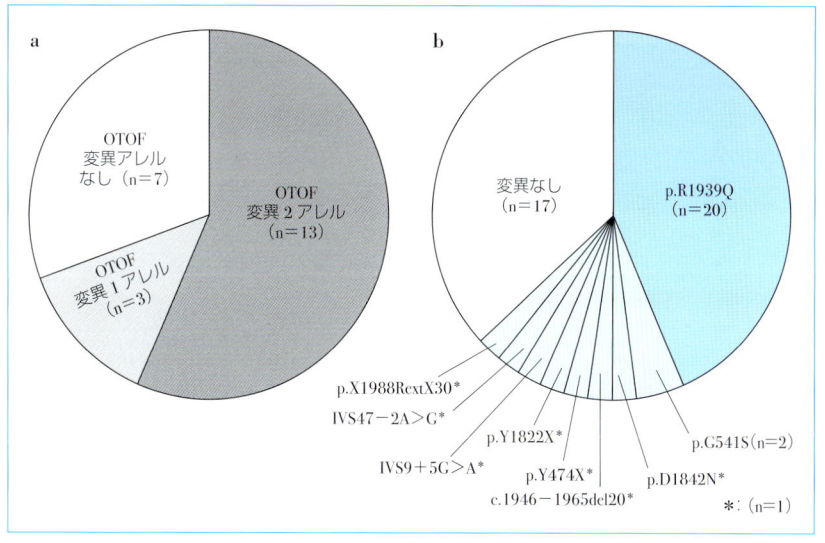

図1 日本人の先天性 ANSD の原因
a. *OTOF* 遺伝子変異の頻度．遺伝以外の難聴の危険因子を認めない非症候群性の先天性 ANSD の 23 家系 23 人での *OTOF* 遺伝子解析結果を，2 アレル変異（確実例），1 アレル変異（疑い例），変異アレルなしで示した．
b. a の 23 人における *OTOF* 遺伝子変異の種類別アレル頻度．P.R1939Q 変異の頻度が高く，それ以外はすべて 1 家系での同定である．p.G541S 変異は近親婚によるホモ変異のため 2 アレルである．

程度（純音聴力）に比べて言語の聞き取りが極めて困難である．これは語音明瞭度が通常の感音難聴（内耳性難聴）と比較して著しく低下しているためである．最近，日本国内での ANSD の診断例数が増加しており，その背景としては，本症の診断に必要な OAE 検査機器と新生児聴覚スクリーニングの普及による先天性難聴の早期診断が関係している．後述するように，多くの ANSD 症例は生後数年で OAE の反応が消失して内耳性難聴との鑑別が困難になるため，早期難聴診断増加により ANSD の診断数が増加している．

新生児聴覚スクリーニングにおける問題

新生児聴覚スクリーニング検査には AABR（automated auditory brainstem response：自動聴性脳幹反応）または OAE スクリーナーが用いられる．ANSD では OAE が正常であるために，OAE スクリーナーによるスクリーニング検査では「PASS」と判定され，難聴診断，療育開始が遅れることが問題となっている．したがって OAE スクリーナーによる新生児聴覚スクリーニングで「PASS」と判定された新生児・乳幼児の音への反応，言語の発達に疑問を感じた場合には，ANSD を考慮して ABR を実施することが重要である．

病態生理

OAE は音に対する外有毛細胞の反応であり，ABR は音に対する蝸牛神経から脳幹レベルの反応である．このため，ANSD 診断の根拠となる OAE が正常で ABR が異常となる病態は，内有毛細胞あるいは蝸牛神経の障害と予測される（図2）[6]．日本人の先天性 ANSD の主たる原因は *OTOF* 遺伝子の変異であり，本遺伝子は内有毛細胞で otoferlin という蛋白を産生し，内有毛細胞からのシナプス小胞の放出に働いている．*OTOF* 遺伝子変異では，内有毛細胞からのシナプス小胞の放出に異常が生じるため，蝸牛神経に対して正確にシグナルを伝えられずに難聴となる（図3）．

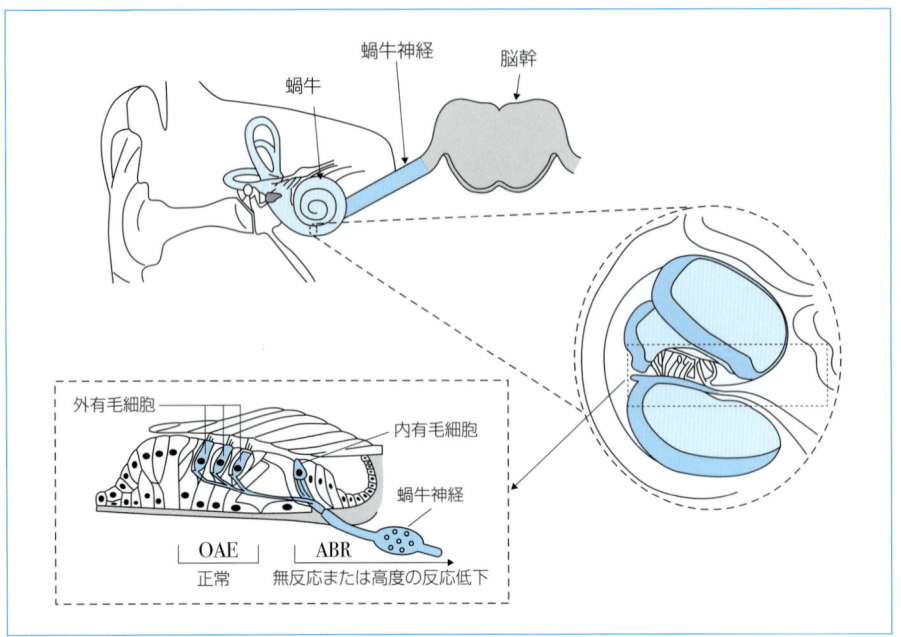

図2 ANSDの障害部位と聴覚検査所見
内有毛細胞あるいは蝸牛神経の障害ではOAEは反応正常,ABRは無反応または高度の反応低下となり,ANSDが診断される.
(松永達雄:Auditory Neuropathyの遺伝子. Clinical Neuroscience 2011;29:1409-1411 より)

診断

1 先天性難聴児でのANSD診断

先天性難聴児での,ANSDの診断にはOAEとABRの検査が必要である.OAEでは全周波数または一部の周波数帯域を除く大部分の周波数での反応が正常である.ABRでは最大音圧で無反応あるいは高度の反応低下を認める.ANSDと診断された難聴児でも発達とともに数年でOAEが消失していく例も多い.初診時にすでにOAEが消失していて,臨床像からANSDの病態が疑われる場合は,後述する遺伝子検査で鑑別できる場合がある.

2 難聴の程度測定

難聴の程度を測定するために,発達年齢に応じた乳幼児聴力検査を実施する.難聴の程度は様々であるが,高度難聴の場合が多い.ABRは難聴の程度と関係なく無反応,または高度の反応低下のため,本検査で難聴の程度を予測できない.ASSR (auditory steady-state response:聴性定常反応)については中等度反応低下から高度反応低下まで報告があるが,難聴の程度との関係はまだ確定していない.

3 原因診断

まず環境因子を鑑別するために難聴危険因子の有無について問診する.遺伝性神経疾患に伴う症候群性ANSDの鑑別のために小児神経学的診断,視覚評価を行う.ANSDの一部で認められる内耳奇形,蝸牛神経低形成の鑑別のために,CTおよびMRIの画像検査を行う.非症候群性ANSDの最も高頻度な原因である*OTOF*遺伝子変異は,遺伝子検査で診断可能である[6].日本人ANSDでは*OTOF*遺伝子の遺伝子型と難聴の程度にある程度の相関があり,遺伝子検査の結果から難聴の程度を予測できる場合がある[5].

治療

先天性ANSDに対する根本的治療はまだなく,補聴器あるいは人工内耳による言語聴覚リハビリ

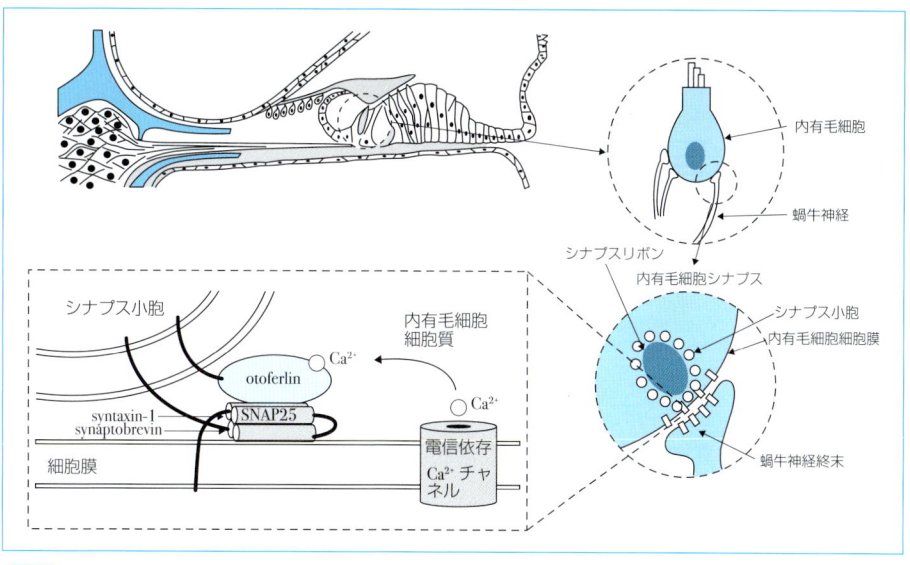

図3 *OTOF* 遺伝子変異による ANSD の分子病態
otoferlin は内有毛細胞の基底部で Ca^{2+} 濃度依存性の膜融合センサーとして，syntaxin-1 および SNAP25 と結合して，シナプス小胞の細胞膜融合に重要な役割を果たしている．
(松永達雄：Auditory Neuropathy の遺伝子．Clinical Neuroscience 2011；29：1409-1411 より)

テーションが行われるが，高度難聴例では補聴器による効果はほとんど得られない．軽度，中等度の難聴では比較的良好な言語発達が可能であるが，騒音下や複数での会話などは著しく困難である．高度難聴では，補聴器による言語発達は得られないため，人工内耳を検討する必要がある．先天性 ANSD に対する人工内耳で効果を得られた報告は多いが，不成功の報告も少なくない．また，一過性 ANSD の場合は聴覚が自然に正常化するために，人工内耳の適応とはならない．これらのことから ANSD では人工内耳の適応を内耳性難聴よりも慎重に検討する必要があるが，人工内耳の効果は早期に実施するほど良好であるため，判断に苦慮することがある．

画像検査で蝸牛神経が欠損あるいは蝸牛神経低形成の場合は，人工内耳の判断に特に慎重となる必要がある．人工内耳は蝸牛神経を直接電気刺激して脳に信号を伝える治療法であるため，蝸牛神経が信号を伝えられない病態では効果を期待できないためである．一方，内有毛細胞の障害である *OTOF* 遺伝子変異による ANSD の人工内耳効果は良好である．このため高度難聴の先天性 ANSD 例に対する，*OTOF* 遺伝子検査で遺伝子変異が判明した場合は，早期に人工内耳手術を実施することで良好な言語発達を期待できる．

文献

1) Kaga K, et al.：Auditory nerve disease of both ears revealed by auditory brainstem responses；electrocochleography and otoacoustic emissions. Scand Audiol 1996；25：233-238
2) Starr A, et al.：Auditory neuropathy. Brain 1996；119：741-753
3) Starr A, et al.：The varieties of auditory neuropathy. J Basic Clin Physiol Pharmacol 2000；11：215-230
4) Rodríguez-Ballesteros M, et al.：A multicenter study on the prevalence and spectrum of mutations in the otoferlin gene（*OTOF*）in subjects with nonsyndromic hearing impairment and auditory neuropathy. Hum Mutat 2008；29：823-831
5) Matsunaga T, et al.：A prevalent founder mutation and genotype-phenotype correlations of *OTOF* in Japanese patients with auditory neuropathy. Clin Genet 2012；82：425-432
6) 松永達雄：Auditory Neuropathy の遺伝子．Clinical Neuroscience 2011；29：1409-1411

III. 病態生理と診断・治療　1. 先天性難聴

3）染色体異常

[目白大学耳科学研究所クリニック]
坂田英明

Key Points
- 先天性難聴での染色体異常はダウン症候群が最も多い．
- 伝音・感音難聴の鑑別のため可能な限り骨導ABR・ASSRを行う．
- 染色体異常と頭頸部の奇形は合併することが多く，機能異常に注意する．

はじめに

染色体異常を伴う症例では耳科学的な奇形や軽，中，高度難聴を呈する場合が多い．耳鼻科診察で難聴がわかると染色体異常が難聴の原因と考えやすい[1]．しかし滲出性中耳炎の合併が多いように診断には注意を要する．具体的には伝音難聴と感音難聴の鑑別が重要となる．

本項では染色体異常を伴う症候群のなかでも最も多いダウン症候群を中心に，初期診断で重要な伝音難聴と感音難聴の鑑別についても述べる．

難聴と染色体異常

ヒトの体細胞の染色体数は46であり22対の常染色体と2個の性染色体により構成されている．この染色体の数的あるいは構造的異常を有する症例に聴覚障害を高率に合併する．染色体異常では多発奇形が生じやすく外耳，中耳，内耳にも異常が現れやすい．その結果伝音難聴，感音難聴，混合性難聴が生じる．

難聴発生頻度について，佐野は1,348名の難聴児の中で何らかの染色体異常がみつかったのは51名（3.8％）であったと報告している[2]．

小児神経疾患

ABR異常を示す染色体異常は21トリソミーが多い．これはダウン症候群が含まれているためであるが，他のトリソミーでもみられる．表1にABR異常を示した小児神経疾患を示す[2]．表2に染色体異常と耳科学的症状を記す[3]．

難聴の精密検査

現在わが国における新生児から幼小児の主要な聴覚の精密検査は，聴性脳幹反応（auditory brainstem response：ABR）検査である．さらに1999年の自動聴性脳幹反応（automated auditory brainstem response：AABR）の導入により全新生児を対象とした聴覚スクリーニングが可能となった．

ABRは1970年に発見されて以来，現在では幼小児の主要な聴覚系検査の一つとなっている．出生直後から明瞭な反応を得ることができるため，難聴の早期診断，脳幹の発達や障害に対する有益な指標となる．さらに新生児仮死や重症黄疸の評価などにも有用である．検査は，通常のヘッドホンを使用し原則的には睡眠下で測定する．

正常新生児のABRは，Ⅲ波の振幅が大きくⅤ波は小さい（図1）[4]．上位の波形潜時ほど延長し

表1　ABR異常を示す小児神経疾患（埼玉県立小児医療センター：1983〜1996）

1．周産期異常		4 トリソミー	3	ミオクローヌスてんかん	1
低出生体重児	49	9 トリソミー	2	先天性水頭症	1
新生児仮死	19	13 トリソミー	2	狭頭症	3
重症呼吸障害	20	15 トリソミー	3	無脳回症	1
高ビリルビン血症	17	18 トリソミー	2	急性脳症	1
胎便吸引症候群	4	21 トリソミー	1	Arnold-Chiari 奇形	7
胎児ヒダントイン症候群	1	22 トリソミー	4	髄膜瘤	3
		血族結婚	1		
2．先天性奇形		Turner 症候群	2	7．腫瘍	
多発奇形	13	ダウン症候群	78	脳幹腫瘍	10
多発性翼状片症候群	1			神経膠腫	1
外胚葉形成不全	2	4．代謝異常		小脳腫瘍	7
骨形成不全症候群	1	Hunter 症候群	3	神経芽細胞腫	2
Pierre-Robin 症候群	4	Hurler 症候群	1	急性硬膜下血腫	2
Treacher-Collins 症候群	2	Gaucher 病	1	急性硬膜外血腫	1
Kabuki-make up 症候群	3	Tay-Saccs 病	1		
Goldenhar 症候群	3	Sand hoff 病	1	8．脳血管障害	
Apert 症候群	1			AVM	1
Sotos 症候群	3	5．感染症		頭蓋内出血	3
West 症候群	5	髄膜炎	8	小脳出血	1
Noonal 症候群	1	急性脳幹脳炎	1		
Larsen 症候群	1	ヘルペス脳炎	1	9．耳毒性薬剤	
CHARGE association	2	Ramsay-Hunt 症候群	1	アミカシン	5
Cornelia de Lange 症候群	2	流行性耳下腺炎	5	シスプラチン	7
Ehlers-Danloso 症候群	1	サイトメガロウイルス	2	カルボプラチン	1
prune belly 症候群	1	風疹	6		
内耳奇形	25			10．その他	
		6．脳脊髄疾患		溺水	3
3．染色体異常		Cockayne 症候群	2	脳死	7
3 トリソミー	1	ミトコンドリア脳筋症	3		

（検査件数：4,012）

ているが徐々に短縮し，ほぼ2歳で成人と同じになる．低出生体重児では，すべての波形潜時が延長していることが多い．しかし，胎生40週相当の時期には正常新生児と同等になるという．

精密検査としてのABRの意義

新生児聴覚スクリーニング後，確定診断としての精密検査にはいくつかあるが，ABRは極めて重要である．しかし，通常ABR検査はクリック刺激で行われることが多いため，クリック刺激の検査だけでは低音部の難聴を見落とすことが多い．これはトーンピップやトーンバーストなどの刺激音の場合に刺激音が長くなるため，同期性が悪くなり閾値判定（V波）が困難となるからである．クリック刺激だけでなく，250，500 Hz のいずれかのトーンバースト刺激も併用したい（図2）．

骨導ABR

骨導ABRは，気導ABRに比べ同期性が悪いこと，ABRからの出力音圧を骨導端子にどのように入力するか，使用する骨導端子の output force level を測定するなどの諸問題があり，あまり活用されていない．

しかし臨床的には伝音難聴と感音難聴の鑑別のためにも重要となる．市販されている骨導ABR用の骨導補聴器の中には入力端子と出力端子を兼ね備えており，歪みも極端に少なく使用されている．これを用いれば明瞭な骨導ABRを記録できる（図3，4）．

表2 染色体異常と頭頸部の奇形所見

1)	4p トリソミー症候群：耳介が大きく，低位，高口蓋．	15)	12p トリソミー症候群：耳介低位，大頭症（40%）あるいは小頭症（20%）．
2)	4p⁻ 症候群：Wolf-Hirschhorn 症候群とも呼ばれる．副耳，耳瘻孔，両眼解離，口唇口蓋裂，小顎症．	16)	13 トリソミー：1960 年に Patau らにより D トリソミー症候群（13-15 トリソミー）として報告された．小耳症，難聴（80%），口唇口蓋裂，無眼球症，多指（趾）症，心奇形．側頭骨病理の報告には，内耳，中耳，外耳に異常を認めている．著者らの検索では中耳奇形に伴う伝音難聴も見出している．
3)	4q トリソミー症候群：小耳症，耳介低位，小顎症，心奇形．		
4)	4q⁻ 症候群：耳介奇形，耳瘻孔，口蓋裂，心奇形．		
5)	5p トリソミー症候群：耳介低位，短頸．		
6)	5p⁻ 症候群（Cat Cry 症候群）：子ネコのような甲高い泣き声と顔貌が特徴．5 万人に 1 人の頻度．耳介低位，副耳，小頭症，小顎症，高口蓋，IQ 20〜30．	17)	13q⁻ 症候群：大きな耳介，小頭症，網膜芽細胞腫がすでに発症．
		18)	14q トリソミー：耳介低位，高口蓋，口蓋裂，短頸．
7)	6p トリソミー症候群：耳介低位，眼瞼下垂，眼振，無嗅脳症，心奇形．	19)	18 トリソミー症候群：初めての報告者の Edwards の名をとって Edwards 症候群や E トリソミーとも呼ばれる．耳介低位を伴う耳介奇形，小顎症，短頸，多発性内臓奇形などで，早期死亡をきたす古典的染色体異常症候群の一つ．側頭骨病理所見からはアブミ骨奇形が指摘されている．著者らの症例は，外耳道狭窄，中耳奇形があり，術前のオージオグラムで伝音性難聴を示し，手術を行い聴力の改善を試み良好な結果を得た．
8)	7q トリソミー：耳介低位，耳介奇形，両眼解離．		
9)	7q⁻ 症候群：大きい耳介，耳介低位，口唇口蓋裂．		
10)	9 トリソミー症候群：顔貌が，心配顔，当惑顔，憂いを秘めた顔の印象を与える．耳介は大きく，耳輪は形成不全，鼻稜が高く鼻尖部は球状，感音性難聴を合併することがある．		
11)	9p⁻ 症候群：耳介低位，耳介変形，小下顎，短頸，眼裂縮小．	20)	18p⁻ 症候群：耳介低位，低く幅広い鼻稜，短頸，両眼解離．Cat Cry 症候群とともに頻度が高いという．
12)	10p⁻ 症候群：耳介低位，感音難聴，小顎症，心奇形．著者の経験した 2 例とも高度難聴であったが，成書には触れられていない．	21)	18q⁻ 症候群：外耳道狭窄，対耳輪，対耳珠の突出，口唇口蓋裂，短頭，短頸，心奇形，IgA 欠損による易感染性．
13)	11q トリソミー症候群：耳介低位，小顎症，小頭症，心奇形．	22)	21 トリソミー症候群（ダウン症候群）：特異な顔貌，耳介の変形，心奇形，など耳鼻咽喉科で最もよく出会う染色体異常である．出現頻度は 1/1000．
14)	11q⁻ 症候群：難聴，先天性心疾患．		

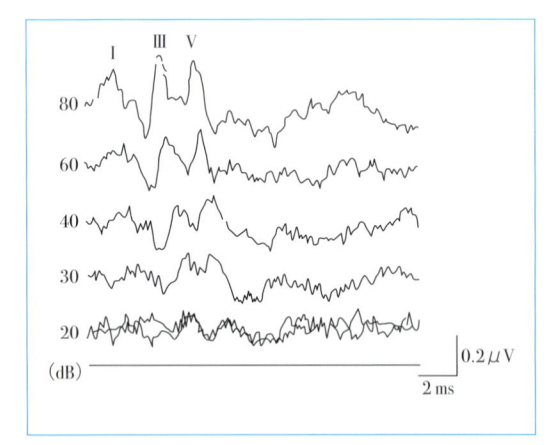

図1 新生児の ABR（生後 7 日）

骨導 ASSR

ASSR は ABR と同様に客観的に検査が可能でかつ周波数特異性をもった詳細な聴覚評価が可能となっている．しかし，低音部は実際の純音聴力と相関が低い．さらに病変部位の診断には不適当である．軽度難聴ほど ABR と比べ相関が悪いなどの問題もある．図5 にダウン症候群で中耳炎を合併している症例の気導 ABR，骨導 ASSR，COR を呈示する．

染色体異常グループの側頭骨病理所見について

染色体異常は最近の分染色法等の技術の進歩により多くの疾患が新しく見出されつつある．そのなかで 13 トリソミー症候群，18 トリソミー症候

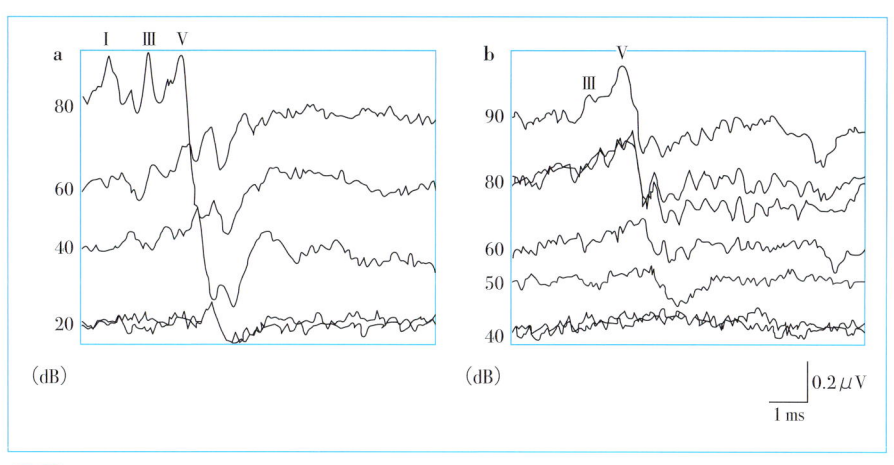

図2 刺激音の違いによる ABR
a. クリック, b. トーンバースト (500 Hz)

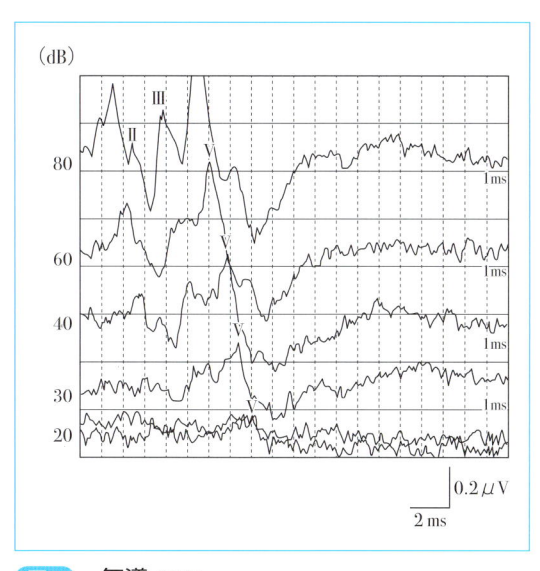

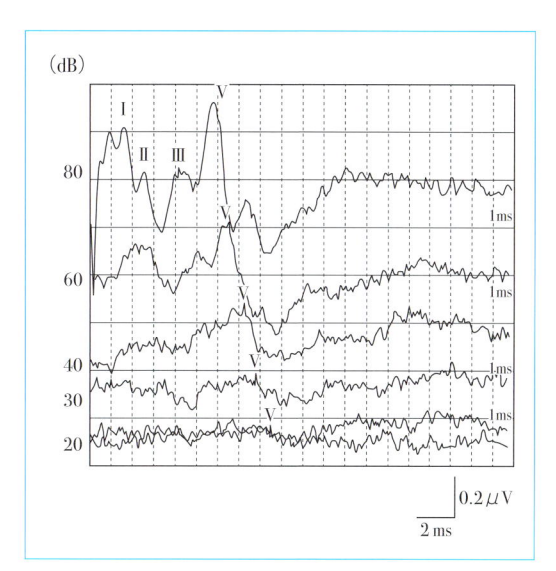

図3 気導 ABR

図4 骨導 ABR

群, 21 トリソミー症候群, 5p-症候群は比較的頻度の高い常染色体異常症とされている. これら染色体異常症の側頭骨病理は他の群と比べ現在までにいくつかの報告がされており, 特に 13・18 トリソミー症候群では内, 中耳奇形の合併が多いことが指摘されている[5].

13 トリソミー症候群の側頭骨病理の報告では, 蝸牛水管の拡大, 短蝸牛, 血管条の異常, 外側半規管の異常などが指摘されている. 18 トリソミー症候群では内耳の異常が約 7 割近くに認められたとする報告があり, そのなかでも半規管の異常, 短蝸牛, 血管条の異常が多い所見として指摘されている[6].

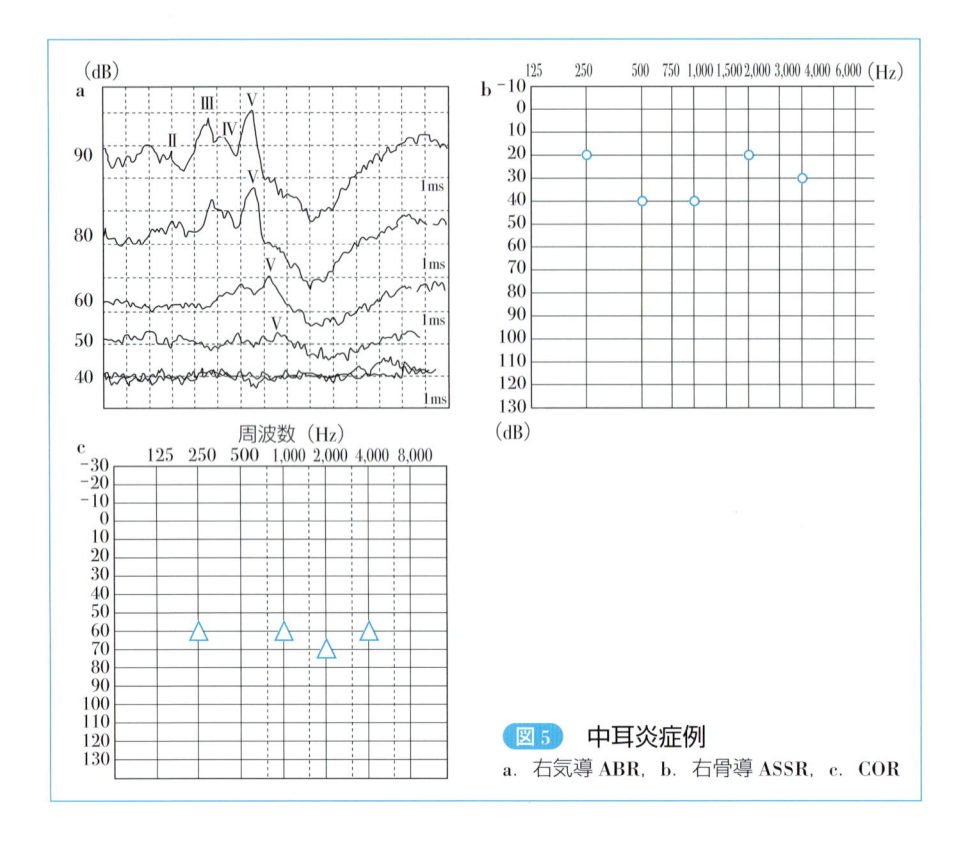

図5 中耳炎症例
a．右気導 ABR，b．右骨導 ASSR，c．COR

おわりに

　先天性難聴の診断は飛躍的に進歩している．特に遺伝子診断は顕著である．一方診断後のカウンセリングや治療については課題も多い．まず基本は染色体異常をきたす症候群の理解と伝音，感音難聴の鑑別であると考える．

文献

1) 加我君孝：耳疾患と染色体異常および遺伝子異常．JOHNS 1993；9：841-847
2) 坂田英明：新生児と ABR．加我君孝（編），ABR ハンドブック．第1版，金原出版，1998；124-126
3) Jones KL：Smith's recognizable patterns of human malformation. WB Saunders, Philadelphia, 1988；755
4) 坂田英明：聴力検査による評価．周産期医学 2005；35：1494-1495
5) 小山　悟，他：13 トリソミー症候群3例の側頭骨病理所見．耳喉頭 1992；64：657-661
6) Sando I, et al.：Temporal bone histopatholgical findings in trisomy 13 syndrome. Ann Otol Rhinol Laryngol 1975；84（Suppl 21）：1-20

III. 病態生理と診断・治療　　1. 先天性難聴

4）内耳奇形

[目白大学耳科学研究所クリニック]
坂田英明

- **Key Points**
- 内耳奇形を伴う感音難聴の原因は蝸牛神経管狭小が最も多い.
- 先天性難聴の診断に必要な CT は 1 歳頃までに施行しておく.
- 高度な内耳奇形でも人工内耳の適応となる場合がある.

はじめに

内耳の聴覚機能を解剖学的な発達からみると, 内耳は妊娠 22〜24 週頃成人の大きさと形に発達する. 聴覚刺激は胎児の脳神経の発育を反映するものと考えられている. 武谷らは音振動刺激 (vibro acoustic stimulation：VAS) 検査を行い, 大気中で 5 cm 離れて 250〜850 Hz で 110 dB の刺激（羊水中では 90 dB, 胎児の内耳では 40 dB に相当）を 0.5 秒, 30 秒後から 0.5 秒を 10 回繰り返し, 超音波検査でブラックボックス中の胎児の瞬目反射を観察し, 週数ごとに検討した. その結果 25 週頃より VAS に対しまばたきがみられ, 28 週から 30 週までの間にほとんどのすべての胎児にこの反応がみられるという.

内耳の発生[1]

1 膜迷路

内耳は, 胎児がおよそ 22 日目頃, 菱脳両側の体表外胚葉の一部が肥厚することからはじまる. この肥厚は耳板とよばれる. 末脳胞から離れた神経芽細胞が耳胞に接近し, 耳胞とよばれ膜迷路の原基である. 末脳胞から離れた神経芽細胞群が耳胞に接近し, 耳胞の内側に付着する. この神経芽細胞群は内耳神経節の原基である.

耳胞は背側から腹側に向かって長くなる. そして中央部が少し狭くなり, 背側の部分が卵形嚢と半規管になり, 腹側の部分が球形嚢と半規管になる（図1）.

胎生 6 週に, 球形嚢はその下極に管状の突出部を生ずる. この突出部, すなわち蝸牛管は螺旋状に周囲の間葉を貫いて, 胎生第 8 週末には 2 回転半の回転を終える.

2 蝸牛管

蝸牛管を取り囲んでいる間葉は軟骨に分化する. 胎生第 10 週にはこの軟骨胞に空胞化が起こり二つの外リンパ隙, すなわち前庭階と鼓室階を形成する.

3 卵形嚢および半規管

胎生 6 週中に, 半規管は耳胞の卵形嚢部における扁平な突出として出現する. これらの突出部の中心部の壁は互いに接着して消失し, このようにして三半規管が生ずる.

耳胞形成中にその壁から小細胞群が分離して, 内耳神経節を形成する. この神経節はのちにラセン神経節および前庭神経節に分かれ, それぞれラセン器と球形嚢, 卵形嚢および半規管の感覚細胞に分岐する.

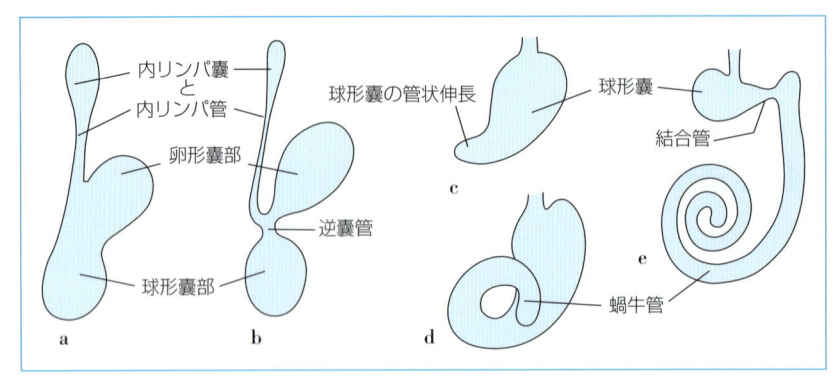

図1 耳胞の発生
a〜c. 胎生6週，d，e. 胎生8週

内耳奇形	31/192 耳 (16.1%)
Cox26	19/61 人 (31.1%)
CMV	13/63 人 (20.7%)
周産期異常	25/108 人 (23.1%)

全4項目施行例41人：30人（73%）が上記いずれかの原因を有す
11人（27%）が原因不明

重複の内訳
内耳奇形＋Cox26：2例
内耳奇形＋Cox26＋周産期異常：1例
内耳奇形＋周産期異常：2例
★CMVの重複例なし

図2 両側50 dB以上の先天性難聴の原因
（1999〜2007　n＝41）

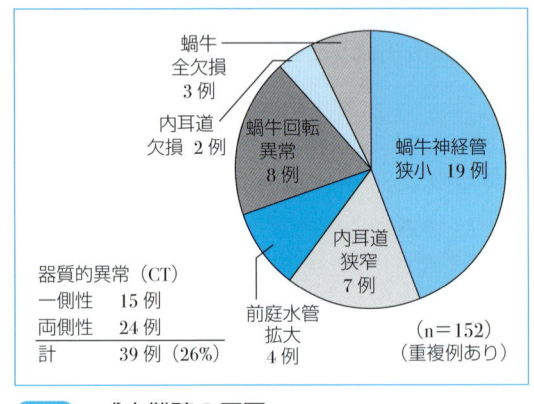

器質的異常（CT）
一側性　15例
両側性　24例
計　39例（26%）

（n＝152）
（重複例あり）

図3 感音難聴の原因

内耳奇形と臨床

　実際は骨迷路の内耳奇形が多いので1歳頃までにはまずCT検査を行う．蝸牛神経管の狭小，前庭水管拡大症，内耳の蝸牛回転異常などの奇形がある．極めてまれであるものの内耳道欠損や蝸牛欠損などの内耳奇形も存在する．この場合，補聴器や人工内耳などによる聴覚補償は困難なため，早期から視覚的言語すなわち手話法につなげる準備をする必要がある．図2に両側50 dB以上の感音系の先天性難聴の原因を示す．内耳奇形は先天性難聴の約16%であることがわかる．

　図3に片側，両側性の感音難聴で内耳奇形と診断された器質異常の内容を示す．図4に内耳奇形で最も多い蝸牛神経管狭小例を示す．右はABRで70 dBであった．

　CT診断後に内耳奇形が描出された場合，MRIでさらに精査する．蝸牛神経の走行や分離がより明瞭となり人工内耳を考慮する場合は必須となる．図5にMRIでの正常内耳道の神経の描出を示す．

内耳奇形の頻度

　曾根らは急性感音難聴にて来院した366例のMRI異常所見を報告している[2]．急性感音難聴に関連した内耳奇形は9例2.5%に認められ，聴神経腫瘍が発見された症例の2倍弱を占めていた．感音難聴やめまいを伴う症例を対象にしたMRI検査でも内耳奇形の存在率は2.3%とほぼ同様な報告がされている[3]．小児での前庭水管拡大症を含む内耳奇形は感音難聴の17%であったとしている．

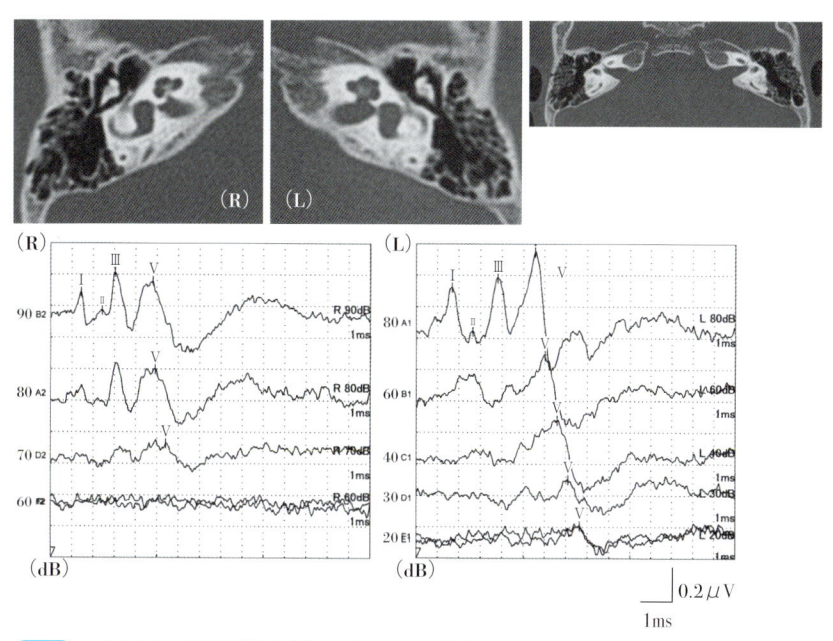

図4 右蝸牛神経管狭小例：1か月の男児
ABR 閾値は右 70 dB，左 20 dB
右 CNC の幅は 1.055 mm，左は 2.09 mm

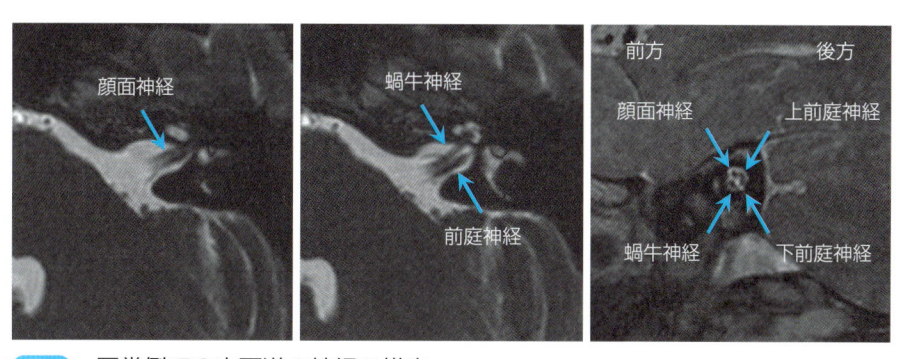

図5 正常例での内耳道の神経の描出

1 外側半規管奇形

内耳奇形のなかで感音難聴の原因以外で最も多く認められる異常である．外側半規管奇形に伴う感音難聴および混合難聴の存在が指摘されているが実際は少ない．

2 前庭水管拡大症

進行性難聴とめまい症状を伴うことが多い．内リンパ嚢と前庭水管の拡大が特徴である．小児難聴の原因検索では必ず念頭におく．前庭水管拡大症は遺伝子異常でありのちに甲状腺腫を伴うことも多い．診断にはCT検査が必須であるが，低音域の気骨導差の存在や頭部外傷後の聴力悪化のエピソードも診断の手助けとなる．

3 上半規管裂隙症候群

内耳へのthird mobile window効果のため，強大音聴取時のめまい感や低音域の気骨導差，Tullio現象の陽性所見が特徴的である．

内耳奇形の分類

表1に古典的な内耳奇形のJacklerの分類[4]を示す．

表1 内耳奇形の分類

Ⅰ．膜迷路に限局した奇形
A．膜迷路の完全異形成
B．膜迷路の限局した異形成
1）蝸牛．球形嚢の異形成（Scheibe）
2）蝸牛基底回転の異形成（Alexander）
Ⅱ．骨迷路と膜迷路の奇形
A．迷路の無形成（Michel）
B．蝸牛の奇形
1）蝸牛の無形成
2）蝸牛の低形成
3）骨隔壁の低形成（Mondini）
4）共通腔（common cavity）
C．迷路奇形
1）半規管異形成
2）半規管無形成
D．水管の奇形
1）前庭水管拡大
2）蝸牛水管拡大
E．内耳道の奇形
1）内耳道狭窄
2）内耳道拡大

（Jackler RK, et al.：Congenital malformations of the inner ear：A classification based on embryogenesis. Laryngoscope 1987；97（Suppl 40）：2-14 より）

内耳奇形と人工内耳

坂井らは 1997〜2008 年まで約 90 例の小児人工内耳埋込術を施行し内耳奇形例は 18 例であったとしている．人工内耳手術では，gusher の頻度が 21.4% であったと報告している[5]．

最近は内耳奇形が高度であっても人工内耳の手術適応は拡がっている．内耳奇形の形態から，ある程度術後成績を予測することは可能と考えられるが，発達遅延などの他障害を合併している場合や顔面神経刺激によるダイナミックレンジ狭小化がある場合などは，予定通りの装用効果を期待できないこともある．内耳奇形の形態だけではなく，術前補聴効果，合併している他障害の有無，手術時の年齢，術後の顔面神経麻痺の出現も考慮に入れ，術後聴取能力と言語発達を予測することが望まれる．

内耳奇形と言語発達

飯田らの報告では内耳奇形を伴う難聴児に対しても，早期の補聴器装用，早期訓練が必要であるとしている[6]．一般に「名前を呼んだら振り向く」といった聴性行動の発達の初期にみられる補聴効果も，内耳奇形の程度が重度でかつ聴力レベルが高度なものには得がたい．

高度の内耳奇形では早期に身振り言語，文字など視覚的にインプットを併用した訓練が望ましいであろう．ただし，脈絡膜欠損のような視覚障害，口蓋裂のような構音器官の障害，さらに発達障害などが合併する場合は，通常の難聴児に対する訓練とは異なり，他のハンディキャップを考慮した聴能言語訓練が必要であるとしている．

おわりに

内耳奇形は先天性難聴の原因として少なくない．内耳道欠損や蝸牛欠損などはまれではあるが存在する．また前庭水管拡大症のようにめまいやのちに甲状腺腫を伴う遺伝子異常も存在する．さらに最近の人工内耳の適応は内耳奇形が高度でも行われることがある．特徴をよく理解し対応する必要がある．

文献

1) 櫻井尚夫，他：胎児・新生児の中耳・内耳の発達―発生と発達の基礎．JOHNS 2000；16：1679-1681
2) 曾根三千彦：内耳奇形の画像所見―症状・診断．JOHNS 2009；25：89-92
3) Casselman JW, et al.：Inner ear malformations in patients with sensorineural hearing loss：detection with gradient-echo（3DFT-CISS）MRI. Neuroradiology 1996；38：278-286
4) Jackler RK, et al.：Congenital malformations of the inner ear：A classification based on embryogenesis. Laryngoscope 1987；97（Suppl 40）：2-14
5) 坂井有紀，他：小児内耳奇形に対する人工内耳埋込術と術後成績．Audiology Japan 2008；51：633-640
6) 飯田悦子，他：内耳奇形を有する重複障害児の聴覚と言語発達．Audiology Japan 1992；35：290-296

III. 病態生理と診断・治療

2. 周産期の難聴

[目白大学耳科学研究所クリニック]
坂田英明, 富澤晃文

Key Points

- 周産期の難聴はまずリスクファクターを念頭におく.
- 聴力の確定は1歳半～2歳に行う. 変動することが多いので1回のABRで判断しない.
- 難聴の原因は複合的なこともあり可能な限り最低限の検査をする.

はじめに

1999年, わが国では自動聴性脳幹反応 (automated auditory brainstem response：AABR) の導入により全新生児を対象とした聴覚スクリーニングが可能となり, 現在では約70%の新生児が検査を受けている. その結果, 先天性難聴は超早期発見が可能となり, 約6か月までの補聴器装用開始や2歳での人工内耳手術などの聴覚補償が施行されることとなった. また, 言語障害や構音障害は徐々に克服されつつあり, 以前では考えられなかった先天性高度難聴児の普通小学校への通学が増加してきた.

一方で近年の周産期医療や遺伝学の進歩はめざましく, NICUでの低出生体重児は増加し, 超低出生体重児, 重複障害児も増えリスクファクターを背景にもつ新生児に対する聴覚の長期経過観察の重要性が問われている. また先天性サイトメガロウイルス (cytomegalovirus：CMV) 感染症のように感音難聴でも治療可能な先天性難聴についても研究が進んでいる.

本項では周産期難聴のなかでも, CMVや他のウイルス性難聴, より具体的なリスクファクターと聴覚予後などについて述べる.

NICUと難聴

聴性脳幹反応 (auditory brainstem response：ABR) は, 出生直後から明瞭な反応を得ることができるため, 難聴の早期診断, 脳幹の発達や障害のよい指標となる. さらに新生児仮死や重症黄疸の評価などにも有用である. また, 難聴のリスクファクター (表1) を1項目でも満たす場合は, 予後を観察するうえで新生児期のABRは重要である. 加我らはさらに新提案としてのリスクファクターを提唱している (表2)[1].

筆者の在籍した施設のNICUで難聴をきたす原因として最も多かったのは, 低出生体重児 (特に1,500 g以下) で, 次に重症呼吸障害, 新生児仮死, 高ビリルビン血症, 重症感染症, 耳毒性薬剤の順である (表1)[2].

CMV, ウイルス性難聴

1 先天性CMV感染症

1) 病態

先天性CMV感染症は, 胎内感染のなかで最も頻度が高く, よく知られている疾患である. CMVによる先天性感染が重症である場合は, 難聴, 低出生体重, 小頭症, 脳の石灰化, 肝脾腫などを合

表1 NICUでの難聴の原因（n=91）

1.	低出生体重児（1,500 g）以下	49
2.	重症呼吸障害	20
3.	新生児仮死	19
4.	高ビリルビン血症	17
5.	重症感染症，耳毒性薬剤使用	5

項目は，重複しているものも含む
（坂田英明：新生児とABR．加我君孝（編），ABRハンドブック．金原出版，1998；124-126）

表2 新提案のリスクファクター

I	Major 6項目
	①超低体重児 ②胎内感染（CMV） ③細菌性髄膜炎 ④ダウン症候群 ⑤奇形症候群 ⑥難聴遺伝子変異
II	Minor 6項目
	①人工換気（低酸素障害） ②耳毒性薬物，筋弛緩剤 ③CMV以外のウイルス感染 ④新生児高ビリルビン血症 ⑤ダウン症以外の染色体異常 ⑥内耳奇形
III	新たに気づかれたハイリスクファクター

（加我君孝：II．新生児難聴の新ハイリスクファクター，周産期の難聴のハイリスクファクターの新分類と診断・治療方針の確立．厚生労働科学研究費補助金難治性疾患克服研究事業．2011）

併するため本疾患を疑いやすい．しかし，先天性CMV感染症の約90％は不顕性感染でありほとんど所見がないためすべての新生児の診断は困難であるのが現状であった．しかし，先天性難聴の原因の約20％〜30％が先天性CMV感染症である[1]ことを考慮すると検査は必須といわざるをえない．

またCMV検査陽性例に対しては難聴の有無にかかわらず，その後の神経発達の点から頭部MRIを施行する必要がある．

先天性CMV感染症診断後の治療については，従来は症候性のみに行われていた薬物治療も，CMV検査陽性で両側高度感音難聴と診断された症例に対しては，家族の同意のもと慎重に適応を判断し治療が行われるようになってきた[3]．

2）先天性CMV感染症の診断

先天性CMV感染症の診断は尿，唾液，血液，髄液などからのPCR（real time法）による検査が一般的である．初診が生後3週以内の場合は尿から施行する（尿パックをあて約0.5 cc採取）．初診が生後3週以降の場合は，後天性感染も考慮しなければならない．この場合はガスリー検査として使用された乾燥濾紙を用いる．ガスリー検査の乾燥濾紙は地域により検査センターが異なるため，問い合わせを行い借用することが多い．ガスリー検査で使用した乾燥濾紙が残存していない場合は，両親に臍帯保存の有無を確認し，保存している場合は臍帯に付着する乾燥血液を使用しCMVのDNAを検査する．

筆者が関係した施設で，産科より新生児聴覚スクリーニング（newborn hearing screening：NHS）後に要再検査（refer）となりCMV検査を施行した162例の内，初診が生後3週間以内で尿中PCR法により検査したのが77例（47.5％），初診が生後3週間以降でガスリー検査用の乾燥濾紙が残存しており使用したのが67例（41.4％），臍帯を使用したのが18例（11.1％）であった（図1）[4]．

また，先天性CMV感染症で忘れてならないのはウイルスの再活性化である．このことは難聴が生じることにつながるため極めて重要であり，血液や尿中のウイルス量の有無や推移は常に把握しておかなければならない．

3）聴覚障害

先天性CMV感染症の聴覚障害には，両側性と一側性がある．難聴の程度は中等度難聴も若干存在するが，ほとんどは高度難聴である．先天性難聴，進行性難聴，遅発性難聴などCMVの再活性化などのためいくつかのパターンがあり複雑である．

筆者が関係した施設で，産科よりNHS後に要再検査（refer）となりCMV検査を施行したCMV陽性例は162例中8例（4.9％）であり，7例（87.5％）は両側高度感音難聴であった．CMV検査は陽性であったが聴力正常だったのは1例あり，この症例はその後難聴出現の可能性があり得るので2か月ごとの厳重経過観察としている．

この結果は大変重要なことを示唆している．すなわち，先天性CMV感染症による遅発性難聴の診断である．出生時に行ったNHSがパスしてのちに難聴が出現するタイプには，遷延性肺高血圧

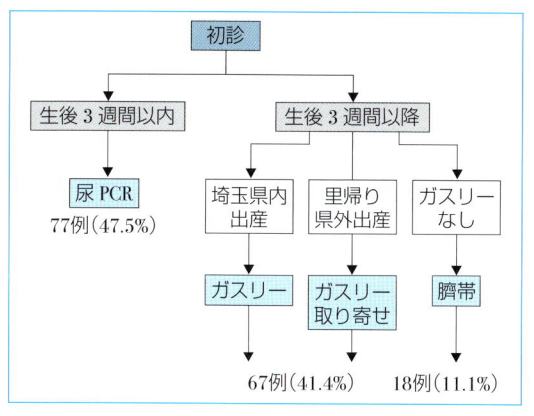

図1 CMV 検査

（坂田英明，他：サイトメガロウイルス．周産期医学 2009；39：789-791 より）

(persistent pulmonary hypertension of the newborn：PPHN)，前庭水管拡大症，先天性 CMV 感染症，一部の遺伝子異常などがあるが先天性 CMV 感染症は治療も必要なため特に重要である．

4）先天性 CMV 感染症の治療

CMV 検査で陽性，ABR 検査で両側高度感音難聴と診断された症例に対しては，入院管理とし抗ウイルス薬（GCV：ガンシクロビル）を原則 6 週間，体重 1 kg 当たり 12 mg を 1 日投与量とし点滴投与する場合がある[4〜6]．しかし，これらは CMV を疑わせる所見がありたまたま難聴も合併していたため治療したという報告である．本来不顕性感染がほとんどである CMV では，いかに多くの症例をスクリーニングし NHS 検査と同時にからめて治療対象とするかが重要となる．しかし，現在この治療はまだ一般的ではない．

治療開始時期については，われわれの検討では聴力が著明に改善した 1 例は，生後 1 か月であった．それ以外の聴力が不変であった症例は治療開始時期が遅れていた．伊藤らの報告ではガンシクロビル投与後難聴が改善した 2 例は生後 2 日目より開始している[7]．治療開始時期については，できるだけ早期のほうがよい結果に結びつく可能性があるため今後十分に検討する必要がある．

現在使用されているガンシクロビルは毒性が強いことが知られており，今後は早期治療が可能となった場合の新生児に投与することを考慮し，毒性の軽減された薬剤の開発や難聴に限っていえば局所投与などが望まれる．

現在日本人や欧米での抗 CMV 抗体保有率が以前に比べ急速に低下していることを考えれば，妊娠中に感染することを十分考慮しなければならない．早期に CMV を検査することで先天性難聴の治療が可能となり聴力が改善する症例があることは事実であり，今後全新生児を対象とした CMV 検査のスクリーニングとしての有用性が議論されると考えられる．

2 ウイルス性難聴

1）ウイルス性内耳炎

ウイルス性内耳炎は全身ウイルス感染の際に，①経中耳感染，②経脳脊髄液感染，③血行性感染，④神経行性（顔面神経を逆行性に）などにより内耳炎が惹起されたものである．また側頭骨内の神経節，すなわち蝸牛らせん神経節，顔面神経膝神経節，前庭神経節に潜伏感染したウイルスが，免疫低下などにより再活性化し発症する可能性も示唆されている．

おもな症状は難聴であり，原因となるウイルスには，麻疹ウイルス，風疹ウイルス，ムンプス，サイトメガロウイルス（CMV），単純ヘルペスウイルス（herpes simplex virus：HSV），水痘・帯状疱疹ウイルス（varicella-zoster virus：VZV）などがある．

2）先天性風疹症候群

胎児の器官形成の完了しない妊娠 3 か月以前に，母体が風疹ウイルスに罹患した場合，経胎盤感染が起こり胎児に感染する．妊娠初期の胎児感染では，種々の臓器における細胞障害や細胞分裂の停止により障害が発生する．重篤な障害（先天性白内障，心奇形，低体重，精神発達遅滞，聴力障害）を伴うことが多く，これを先天性風疹症候群（congenital rubella syndrome：CRS）という．障害のなかでは難聴の頻度が最も高い．難聴は妊娠 3 か月以前のみならず，次の 3 か月の感染でも出現する．一般に両側性で高度感音難聴であることが多く，発達障害を合併している場合は早期にコミュニケーションモードを検討する必要がある．

新生児高ビリルビン血症・仮死

1 新生児高ビリルビン血症

　一般的には出生直後ABRに異常がみられても，長期観察では予後良好なことが多い．血清ビリルビン値が20 mg/dL以上の重症黄疸では，核黄疸が発生しやすく難聴が出現することがある．多くは，高音障害型の難聴で補聴器の適応になることもある．

2 新生児仮死

　仮死状態は，蝸牛や脳に障害を起こしやすい．新生児仮死の合併症は，様々で重篤な場合も多いが，可塑性もまた強い．中枢神経は，障害を受けても，幼若なものではその機能回復が顕著であることは，古くから知られている[8]．新生児は，低酸素性および虚血性障害を強く受けても，対側に神経細胞の残存があれば血流の増加により，正常ではみられない代償機転が働くという．加我は，ABRと臨床観察とを総合評価すると，周産期仮死のあった新生児の神経症状の予測が可能であるとし，①アテトーゼ型の脳性麻痺②痙直型の脳性麻痺③混合型の脳性麻痺④精神発達遅滞⑤minor disorderのみを残す，などに分類している[8]．

低出生体重児

　低出生体重児に難聴が出現することは多いとされている．実際生下時体重が少ないほど難聴の発生率は高い（図2）．しかし，370 gの超未熟児でも1歳時には聴力が正常化する例もあり，体重が少ないから難聴が発生するとは限らない．重要なことは心・肺循環系を中心とした他の合併症との関係である．

その他

1 耳毒性薬剤

　NICUでの新生児期の感染症に対しては，第一選択としてしばしばアミノグリコシド系薬剤が使用される．しかし，総投与量が一定量を超えると

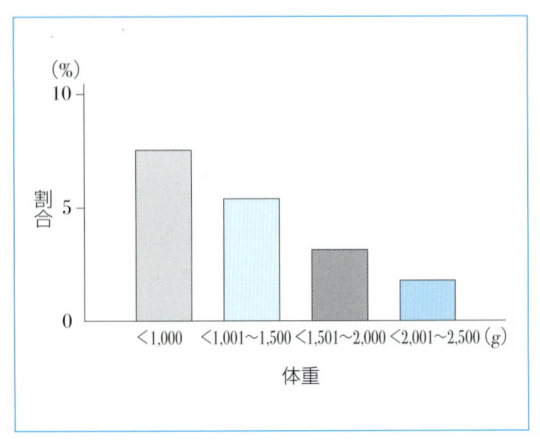

図2 体重別にみた難聴の割合

高音障害型の内耳性難聴を引き起こし，のちに補聴器の適応とならないコミュニケーション障害をきたすこともある．抗菌薬の選択には十分慎重でなければならない．

2 経過観察

　新生児期にABR異常をきたす場合は，予後観察が重要となる．Nieldは，新生児期のABRが正常でも，徐々に悪化することがあると報告した[8]．しかし，多くの場合は，出生直後から，6〜12か月後の再検査で閾値が低下することが多い．筆者の関連した施設のNICUで行われたABR 2,272例中91例（4.01%）に異常が認められ，両側感音難聴は，42例であった．そのうち，最低2年間以上，観察し得たのは20例で11例は，ABR正常となったが，5例で徐々に閾値が低下した．ABRによる脳幹機能の発達や難聴のフォローアップは，約2年間が適当である．

3 耳によることばの発達

　現在では，たとえ重い難聴があっても，新生児聴覚スクリーニングによる最早期発見と補聴器・人工内耳の使用によって，より自然に耳からことばを習得できる環境が整いつつある．適切な補聴と丁寧なかかわりによって，徐々に発達がみられるようになる．
　注意すべき点は，新生児聴覚スクリーニングが全出生児を対象に実施できていないため，早期に難聴を発見されない子どもがいることである．ま

た，後天的に難聴が発症する場合もある．耳に障害があっても発声器官自体に異常があるわけではないので，0歳時にさかんな声出しや喃語がみられる時期がある．発声や泣き声が正常だからといって聴力に異常がないとはいえない．子どもの健診の際には，聞こえとことばの発達についてやはり注意深くみることが必要である．

耳に障害のある子どもの医療・教育の状況は，現在も変化の途上にあるが，今後も医療・補聴テクノロジーや，母子保健・ハビリテーション・教育の進展と連携に伴って，子どもたちの育ちの様相も大きく変わっていくことであろう．

● おわりに

周産期医療の進歩は母子周産期医療センターの増加に直結している．その結果，先天性難聴の原因因子も多岐にわたるが診断は飛躍的に進歩している．疾患やリスクファクターによる特徴を理解し，NICUと難聴の関連や超低出生体重児の聴覚予後を把握しておくことは極めて重要である．今後はいかに治療に結びつけていくかの基礎および臨床研究が待たれる．

● 文献

1) 加我君孝：Ⅱ．新生児難聴の新ハイリスクファクター，周産期の難聴のハイリスクファクターの新分類と診断・治療方針の確立．厚生労働科学研究費補助金難治性疾患克服研究事業．2011
2) 坂田英明：新生児とABR．加我君孝（編），ABRハンドブック．金原出版，1998；124-126
3) 大石 勉：先天性サイトメガロウイルス感染症における難聴の治療．埼小医セ誌 2013；30：18-27
4) 坂田英明，他：サイトメガロウイルス．周産期医学 2009；39：789-791
5) Michaels MG, et al.：Treatment of children with congenital cytomegalovirus infection with ganciclovir. Pediatr Infect Dis J 2003；22：504-509
6) Tanaka-Kitajima N, et al.：Ganciclovir therapy for congenital cytomegalovirus infection in six infants. Pediatr Infect Dis J 2005；24：782-785
7) 伊藤瑞恵，他：ガンシクロビル投与後難聴が改善した先天性サイトメガロウイルス感染症の2例．日本小児科学会雑誌 2004；108：1051-1055
8) Nield TA, et al.：Unexpected hearing loss in high-risk infants. Pediatrics 1986；78：417-422

III. 病態生理と診断・治療　　3. 後天性難聴

1）細菌性髄膜炎

[東京医療センター・感覚器センター]
南　修司郎，加我君孝

Key Points
- 蝸牛骨化を伴う．
- 難聴および蝸牛骨化が数年かけて進行することがある．
- ステージ III の蝸牛骨化は人工内耳手術もむずかしく，装用効果も低いことがあるため，ステージ II までの段階で人工内耳手術を行うのが望ましい．

はじめに

　幼小児の後天性難聴は，感染性，薬剤性，外傷性，自己免疫性，腫瘍性などが考えられるが，感染性がその多くを占める．その中でも，細菌性髄膜炎とムンプス難聴は，頻度も高く重要な二大疾患であり，本項では症例を呈示し解説する．さらに，病原性大腸菌感染による新たな感染性後天性難聴が近年明らかになったので解説する．

細菌性髄膜炎について

　細菌性髄膜炎は，年間発生率は 10 万人対 2.5 を超えるといわれている．患者の年齢によって起炎菌の違いがあり，4〜5 か月未満の乳児での髄膜炎では大腸菌と B 群連鎖球菌が主体であり，3 か月〜6 歳までの乳幼児ではインフルエンザ桿菌と肺炎連鎖球菌が多い．アメリカにおいては髄膜炎の予防としてインフルエンザ桿菌のワクチンが導入されて以来，インフルエンザ桿菌による髄膜炎が激減している．細菌性髄膜炎の致死率は現在でも 20〜30% と高い．救命された患者の 30% に後遺症が永続するとの報告がある[1]．
　後遺症のおもなものは神経系に生じ，水頭症，てんかん，ろう・盲・眼球運動障害などの脳神経麻痺，知的障害があげられる．細菌性髄膜炎は後天性感音難聴の原因として最も重要であり，9〜13% に伴う．蝸牛管の炎症により蝸牛骨化が，髄膜炎発症 2 週間後より始まり，数年〜数十年間も進行し続けることがある．
　乳幼児では，臨床的に難聴の診断が困難であり，退院前にスクリーニングとして聴性脳幹反応を行うことが望ましい．難聴の程度に応じて，まずは補聴器装用を指導する．補聴器で効果がない場合には人工内耳埋込術の適応を考慮する．

細菌性髄膜炎後の蝸牛骨化

　蝸牛骨化は蝸牛水管が鼓室階に入る正円窓から 1〜2 mm の基底回転からはじまる．Steenerson らが蝸牛骨化の程度を，ステージ I（正円窓部のみ），ステージ II（基底回転の下方部分 180 度まで），ステージ III（基底回転 180 度以上）の 3 つに分類した[2]（表 1）．
　ステージ I は正円窓骨化部を削開またはピックで掻き出せば，鼓室階腔が見つかり標準電極をすべて挿入できる．ステージ II は正円窓から前方へ"開窓"する．開窓で内腔が現れれば，標準電極を全電極挿入できる．正円窓から前方へ 8 mm を超えると，内頸動脈損傷の危険が高まるため，その場合はステージ III とする．ステージ III では，1988

表1 蝸牛骨化のステージングおよび人工内耳手術での対応

ステージ	骨化の部位	人工内耳手術
I	正円窓部のみ	Cochleostomy
II	基底回転の下方部分180度まで	正円窓から前方へ開窓
III	基底回転180度以上	蝸牛を全開窓しコンプレスト電極留置

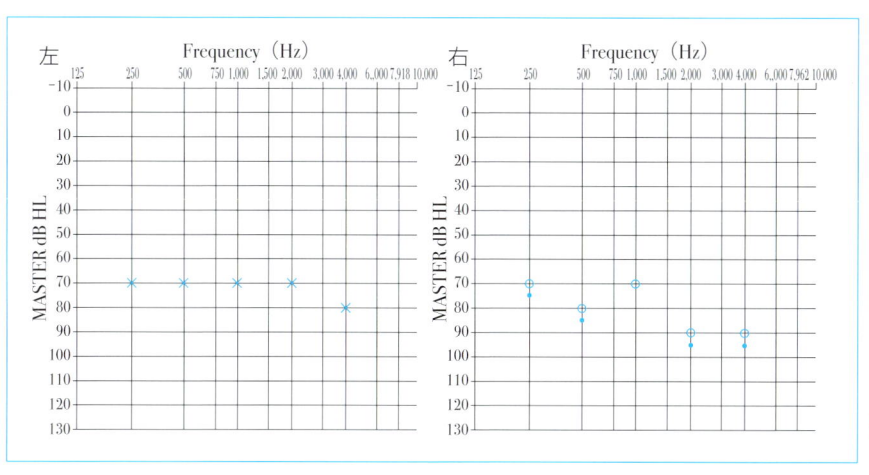

図1 症例1 髄膜炎1か月後 ASSR

年にGantzらが報告したように蝸牛を全開窓しコンプレスト電極を留置し，留置した電極を骨パテや筋膜で十分にパックする[3]．一般的にステージIIIでは人工内耳装用効果は低いと報告されている[4]．

1 症例1

2歳11か月女児．右ステージIII，左ステージIIの蝸牛骨化．生後8か月時に肺炎球菌による髄膜炎発症．2週間後のABR (auditory brainstem response: 聴性脳幹反応) にて右スケールアウト，左90 dBで閾値を認め，1か月後のASSR (auditory steady-state response: 聴性定常反応) では右スケールアウト，左70 dB程度の閾値であり（図1），CORでも70 dB程度で反応があった．3か月後のMRIでは右ステージIII，左ステージIの蝸牛骨化を認めた（図2）．補聴器装用および療育を開始し，装用効果を認めていた．その後，徐々に左難聴が進行し（図3），CT・MRIでも蝸牛骨化が進行したため（図4）人工内耳埋込術を行った．正円窓から前方へ開窓を行い明らかな鼓室階腔を認め，MED-EL PULSAR標準電極を全電極挿入できた．術中EABR (electrically evoked auditory brainstem response: 電気刺激聴性脳幹反応) でも全電極で良

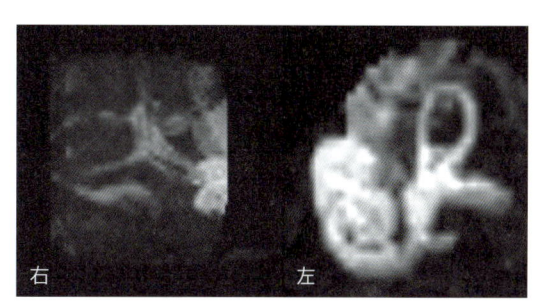

図2 症例1 髄膜炎3か月後 3DMRI
左ステージIの蝸牛骨化

好な反応を認め（図5），その後の人工内耳装用効果も良好である．

2 症例2

4歳1か月男児．両側ステージIIIの蝸牛骨化．1歳時に肺炎球菌による髄膜炎を罹患した．髄膜炎から回復したが，1か月後にABR施行したところ無反応であった．高度難聴で補聴器装用と療育を開始されたが，補聴器装用効果は不十分であった．MRIにて両側蝸牛の描出が悪く，両側ステージIIIの蝸牛骨化と考えられた．髄膜炎半年後に右人工内耳埋込術 (Nucleus freedom CI24RECA) を行ったが，蝸牛骨化のため電極は12個のみ挿入と

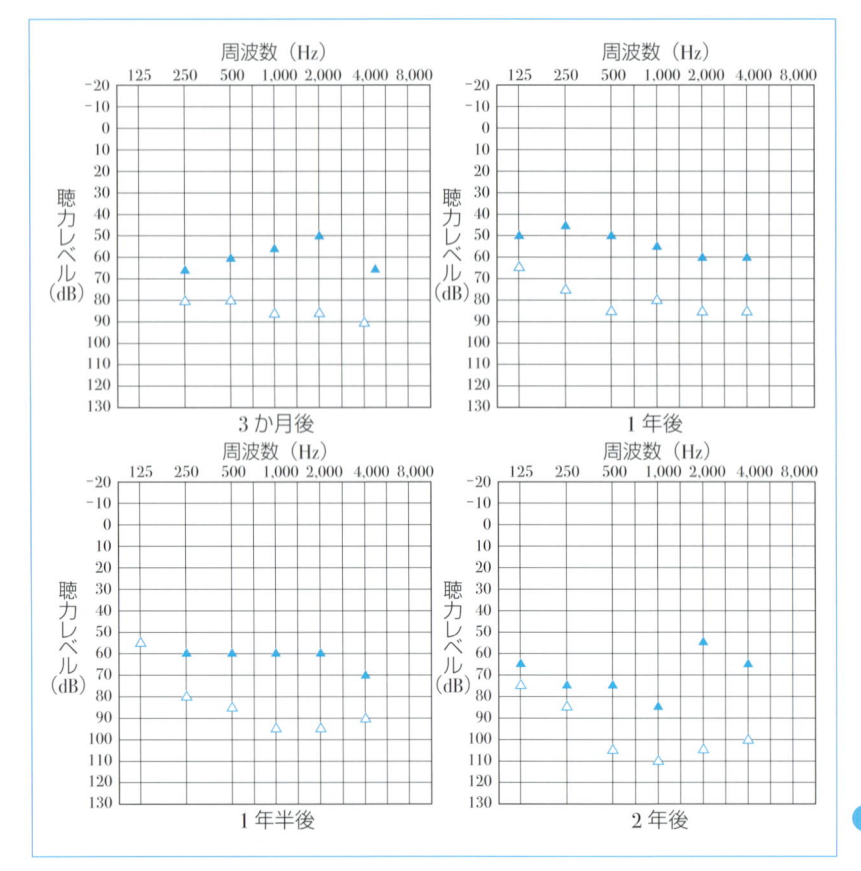

46　A　難聴児の教育の歴史，聴覚の発達と病態

図3　症例1　髄膜炎後COR経過

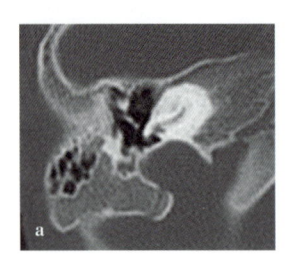

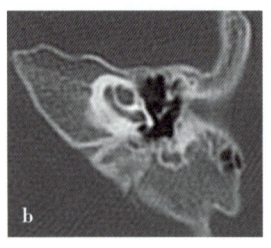

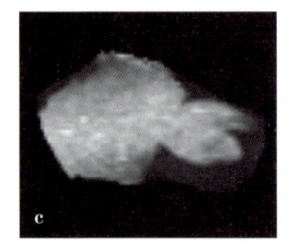

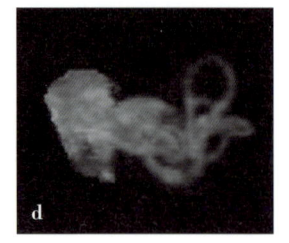

図4　症例1　髄膜炎2年後CT・MRI
a. CT右，b. CT左，c. 3DMRI右，d. 3DMRI左，右ステージIIIの骨化

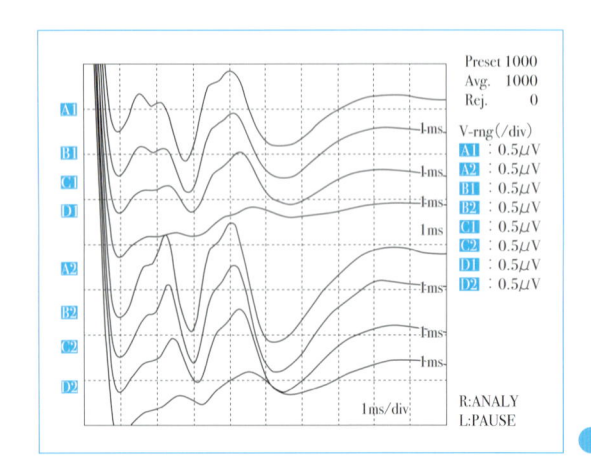

図5　症例1　人工内耳術後EABR（3番電極）

図6 症例2 側頭骨CT
両側ステージⅢの蝸牛骨化．右人工内耳電極が蝸牛骨化進行により徐々に蝸牛外へ押し出されている．

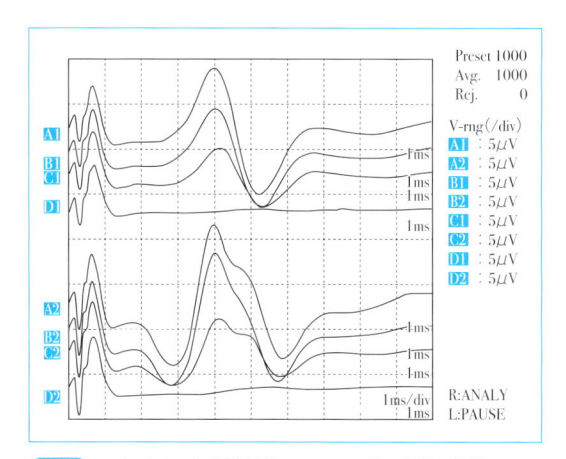

図7 左人工内耳術後 EABR（11番電極）

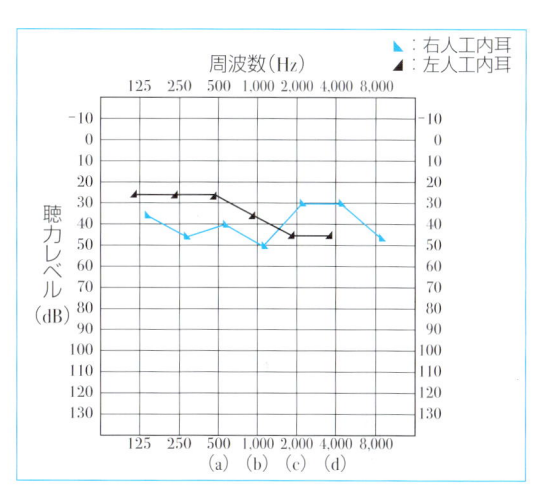

図8 人工内耳装用閾値

なった．人工内耳装用後，音に反応しはじめたが，蝸牛骨化がさらに進み電極が徐々に押し出され（図6），言語発達は不良であった．2年半後に左人工内耳埋込術を行った．Canal wall up で全開窓を行い，MED-EL PULSAR コンプレスト電極を留置し骨パテ，筋膜，フィブリン糊にて十分にパックした．術後 EABR は 9～12 番電極では反応を認め（図7），人工内耳装用効果も認めている（図8）．

文献

1) 糸山 泰，他：日本神経治療学会治療ガイドライン 細菌性髄膜炎の診療ガイドライン．神経治療学 2007；24：69, 71-132
2) Steenerson RL, et al.: Multichannel cochlear implantation in children with cochlear ossification. Am J Otol 1999；20：442-444
3) Gantz BJ, et al.: Use of multichannel cochlear implants in obstructed and obliterated cochleas. Otolaryngol Head Neck Surg 1988；98：72-81
4) Zaghis A, et al.: Ossified versus patent cochlea: objective and subjective results of partial drill-out of the basal turn. J Otolaryngol 2003；32：160-167

III. 病態生理と診断・治療　　3. 後天性難聴

2）ウイルス性難聴（ムンプス難聴）

[東京医療センター・感覚器センター]
南　修司郎

Key Points
- 耳下腺腫脹を伴わず難聴のみを起こす症例があり，旧厚生省特定疾患急性高度難聴調査研究班の診断基準に基づいて診断する必要がある．
- 多くは一側ろうとなり予後不良である．
- 40％にめまいを伴い，両側性に発生することもある．

はじめに

　幼小児の急性感音難聴の原因としてウイルス感染が最も多いとされているが，その原因ウイルスは同定されていないことがある．ムンプスウイルス，帯状疱疹ウイルス，単純ヘルペスウイルス，EBウイルス，麻疹ウイルスなどが難聴の原因となるウイルス性疾患である[1]．

ムンプスについて

　ムンプスは流行性耳下腺炎またはおたふく風邪ともよばれ，国立感染症研究所の統計によると約60％が3～6歳で発症する疾患である．接触感染もしくは飛沫感染で，その感染力は強い．潜伏期間は16～18日であり，発熱に加え，唾液腺の腫脹（おもに耳下腺）が特徴的な症状である．先進国ではムンプスワクチンの定期接種が行われており，ムンプス患者数が減少しているが，わが国ではワクチンの副作用による無菌性髄膜炎の問題により任意接種であり，その接種率が30％程度と低率のため，ムンプスの流行が続いている．
　ムンプス難聴はムンプスウイルスの感染によって生じる急性感音難聴であり，近年の大規模調査ではムンプス患者1,000人に1人程度の頻度でみられており[2]，決してまれなものとはいえない．

またムンプスの30～40％は不顕性感染であり，ムンプスには耳下腺腫脹を伴わず難聴のみを起こす例がある．わが国では1987年に旧厚生省特定疾患急性高度難聴調査研究班により，表1のような診断基準が示されている[3]．

ムンプス難聴の治療

　ムンプス難聴の発症機序として，髄液から内耳道，蝸牛小管を経由して内耳にウイルスが侵入する経路で内耳障害が生じる可能性もあることを指摘されている．ムンプス難聴は，まれに軽度から中等度の難聴で発症することもあるが，その多くは高度感音難聴（ろう）となり，約40％にめまいを伴う[4]．通常，難聴は一側耳に生じるが，両側耳に発症することもある．難聴に対しては，副腎皮質ステロイドなどによる突発性難聴に準じた治療が行われるが，ほとんどの症例で無効である．そのため，両側の高度難聴症例に対しては，人工内耳手術も行われている．一側が正常であれば音声言語発達に通常は問題を生じず，子どもも一側が聞こえない状態が当たり前のこととして成長していく．ただし，一側性難聴を周囲に伝えておくほうが社会生活上での不利益が少ない．また良聴耳の聴力低下，めまいや耳鳴に注意が必要であ

表1 ムンプス難聴の診断基準

1. 確実例
   (1) 耳下腺・顎下腺腫脹など臨床的に明らかなムンプス症例で，腫脹出現4日前より腫脹出現後18日以内に発症した急性感音難聴の症例（この場合，必ずしも血清学的検査は必要ではない）
   (2) 臨床的にはムンプスが明らかではない症例で，急性高度難聴発症直後から2～3週間後にかけて血清ムンプス抗体価が有意に上昇を示した症例
      注1：(1) においては，はじめの腫脹側からの日をいう
      注2：(2) において有意とは，同時に，同一キットを用いて測定して4倍以上になったものをいう
      注3：難聴の程度は必ずしも高度でない症例もある
2. 準確実例
   急性高度感音難聴発症後3ヶ月以内にムンプスIgM抗体が検出された症例
3. 参考例
   臨床的にムンプスによる難聴と考えられる症例
      注1：家族・友人にムンプス罹患があった症例など
      注2：確実例 (1) における日数と差があった症例

（旧厚生省特定疾患急性高度難聴調査研究班　1987年度改訂より）

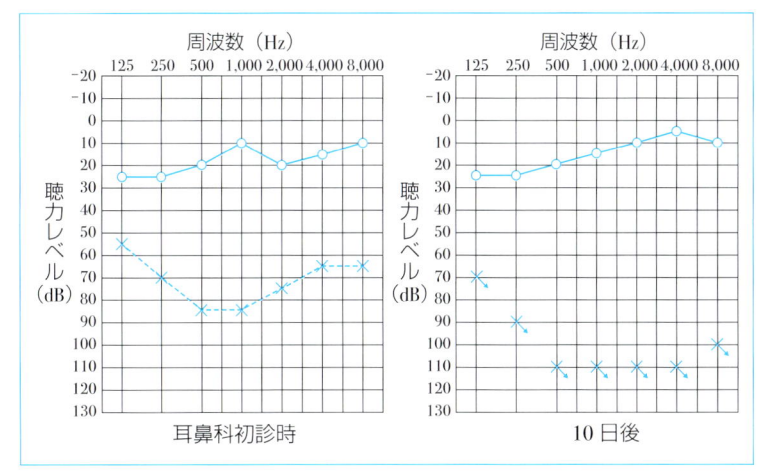

図1　症例1　聴力経過

り，定期的な聴覚および言語発達の観察が必要である．ムンプス難聴の多くが治療に反応しないという現状を考えると，ワクチン接種によってムンプスの発症そのものを予防することがムンプス難聴対策においては重要であると考えられるが，ムンプスワクチン単独接種による難聴発症例も報告されている[5]．

1 症例1

9歳男児．発熱，上気道症状の3日後より右耳下腺腫脹が出現し，小児科にて流行性耳下腺炎との診断を受ける．5日後には唾液腺腫脹は消退したが，その2日後より左難聴とめまいが出現し耳鼻咽喉科を受診した．左高度難聴とIII度右向き水平回旋混合性眼振を認め，血清学的にムンプスIgM高値，アミラーゼ高値を認め，ENG（electronystagmography：電気眼振検査）で左CP（canal paresis：半規管麻痺）であり，ムンプス難聴と前庭障害と診断された．ステロイドを10日間漸減投与したが，左聴力はスケールアウトに移行し固定した（図1）．眼振は徐々に弱まり，めまい症状は改善した．

文献

1) Tarshish Y, et al.：Pediatric sudden sensorineural hearing loss：diagnosed causes and response to intervention. Int J Pediatr Otorhinolaryngol 2013；77：553-559
2) Hashimoto H, et al.：An office-based prospective study of deafness in mumps. Pediatr Infect Dis J 2009；28：173-175
3) 昭和62年度研究業績報告書，厚生省特定疾患急性高度難聴調査研究班，1988；10
4) Kawashima Y, et al.：Epidemiological study of mumps deafness in Japan. Auris Nasus Larynx 2005；32：125-128
5) Kaga K, et al.：Unilateral total loss of auditory and vestibular function as a complication of mumps vaccination. Int J Pediatr Otorhinolaryngol 1998；43：73-75

III. 病態生理と診断・治療　3. 後天性難聴

3）腸管出血性大腸菌ベロ毒素による難聴

[東京医療センター・感覚器センター]
南　修司郎，加我君孝

● Key Points ●
- 脳症を合併するため，難聴に気づかれにくい．
- 数か月かけて進行性する難聴である．
- 人工内耳が有効である．

● はじめに

　腸管出血性大腸菌（enterohemorrhagic Escherichia coli：EHEC）はベロ毒素を産生し，そのベロ毒素が体内に入ると血管内皮細胞障害から溶血性尿毒症症候群（hemolytic uremic syndrome：HUS）をもたらす．HUSは溶血性貧血，急性腎不全，血小板減少を特徴とし，他の腎外合併症として脳症，虚血性腸炎，心筋症，膵炎などが知られている．われわれは，EHEC感染後HUSの後遺症としての難聴について世界ではじめて報告した[1]．その2例

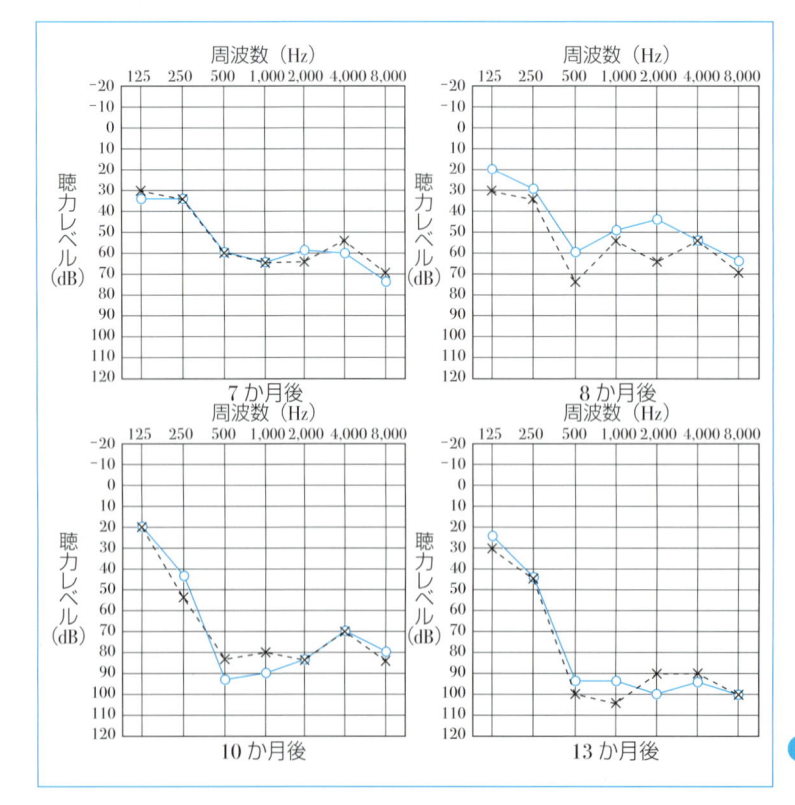

図1　症例1　EHEC感染後聴力経過

表1 症例1 人工内耳装用効果

	人工内耳前		
	右補聴器	左補聴器	両側補聴器
単音節(%)	16	16	23
文(%)			47
	人工内耳後		
	補聴器	人工内耳	補聴器＋人工内耳
単音節(%)	3	77	
文(%)	7	98	93

表2 症例2 人工内耳装用効果

	人工内耳前	
	両側補聴器	補聴器＋視覚
単音節(%)	0	68
	人工内耳後	
	補聴器＋人工内耳	補聴器＋人工内耳＋視覚
単音節(%)	92	100

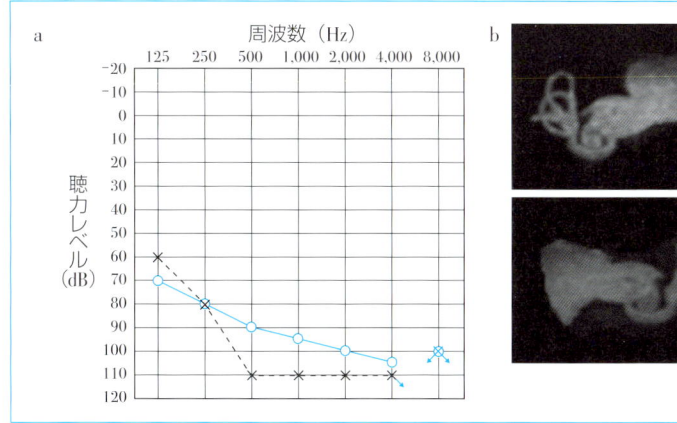

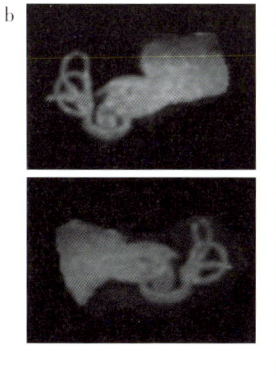

図2 症例2 聴力検査と内耳 3D-MRI
a. 純音聴力検査. b. 3D-MRI

を呈示する．EHEC 後の難聴となる機序はまだ明らかではないが，人工内耳が有効であることから，末梢性の蝸牛障害であることが考えられる．2 例とも周囲への反応低下は難聴が原因ではなく脳症の後遺症だと思われていた．難聴は EHEC 感染後の注意すべき重要な合併症の一つである．

1 症例1

4 歳，女児．下血で入院となり，便培養より腸管出血性大腸菌 O-157 が検出された．その後 HUS と診断され，急性腎不全に対し透析治療を受け，意識レベル低下のため挿管され人工呼吸管理を受けた．2 か月間かけて徐々に回復し退院に至ったが，周囲への反応は入院前より不良であった．退院後 5 か月経って，難聴が疑われ耳鼻咽喉科を受診した．その時は両側中等度感音難聴であったが，徐々に進行し，3 か月後には重度難聴となり補聴器装用を開始した（図1）．7 歳になって人工内耳埋込術を受け，その人工内耳装用効果は非常に良好である（表1）．

2 症例2

3 歳，男児．腸管出血性大腸菌 O-111 感染後に HUS となり入院治療を受けた．意識障害，麻痺を認め脳症の合併が示唆されたため挿管人工呼吸管理となり，急性腎不全に対しては透析治療を受けた．MRI にてレンズ核周囲に微小血栓の所見も認めた．徐々に回復しリハビリを行ったが，右下肢運動障害の後遺症を残し退院となった．退院後も，周囲への反応が悪く脳症の後遺症と思われていたが，音への反応も不良のため耳鼻咽喉科を受診し聴力検査を行ったところ，重度感音難聴と診断され補聴器装用を開始した．MRI では蝸牛骨化は認められない（図2）．5 歳になって人工内耳埋込術を施行され，その装用効果を認めている（表2）．

文献

1) Minami SB, et al.：Secondary, profound, sensorineural hearing loss after recovery from haemolytic uraemic syndrome due to enterohaemorrhagic Escherichia coli, and subsequent cochlear implantation, in two Japanese children. J Laryngol Otol 2013；127：306-310

B

検査・難聴支援機器

IV. 聴覚検査と言語発達検査

1. 新生児聴覚スクリーニング法と精密聴力検査法

[ラッフルズジャパニーズクリニック] **千原康裕**
[東京医療センター・感覚器センター] **加我君孝**

> **Key Points**
> - 聴覚障害の早期発見が重要．
> - スクリーニングでは自動判定のABRやOAEが使用される．
> - 難聴が疑われる場合は，精密聴力検査が必要．

はじめに

　小児の言語発達には年齢が重要な要素であり，聴覚障害がある場合には，早期に適切な医療と支援を行うことが必要である（II. 聴覚とその発達の基礎の項参照）．そのためには，生後早い段階での聴覚の評価が望ましいが，日常生活で音に対する反応を観察するだけでは評価としては不十分である．検査技術の進歩により，簡便かつ短時間で聴覚の誘発反応が記録できるようになった．海外では1990年代より，わが国では2001年より新生児聴覚スクリーニングの体制が徐々に整えられるようになり，現在では国内で出生した新生児の6割以上が，聴覚スクリーニングを受けていると推定されている[1]．新生児聴覚スクリーニングで「要再検査（refer）」となった場合には，精密聴力検査が必要となるが，各種検査法があり，その違いや利点・欠点を把握しておく必要がある．精密聴力検査においても，難聴と診断された場合には，専門的な対応が必要となる（「VI. 高度難聴の療育と教育」，「IX. 軽～中等度難聴への対応」参照）．

新生児聴覚スクリーニング法

　新生児の聴覚スクリーニングでは，音刺激を用いたときの，生体からの誘発反応を記録し，自動判定機能を利用して，短時間で簡便に聴覚の評価を行う．検査は出産後に病室で行うことも多く，もともと反応が不安定であったり，外耳道や中耳に羊水が残っていたりすると，聴覚に障害がなくても結果が異常となる場合があるので，「要再検査」が必ずしも聴覚障害を意味するわけではないことに留意する．

1 自動聴性脳幹反応検査

　特殊な音刺激によって，聴神経（の蝸牛神経）に続く聴覚の神経が一斉に同期して興奮すると，聴性脳幹反応（auditory brainstem response：ABR）とよばれる電気反応が記録できるようになる．微弱な反応であるが，この反応波形を連続して何回もコンピュータで加算していくと（通常500～2,000回），誘発反応は明瞭となり，ノイズ成分は打ち消し合って低減する．誘発反応の有無を自動判定できるようにしたものが，自動聴性脳幹反応（automated auditory brainstem response：AABR）である．刺激音としては通常，イヤホンから35 dBHL（ささやき声程度）のクリック音とよばれる音を用い，記録電極を前額部と後頸部に貼付け，接地電極（アース）を肩や頬部に設置する（図1）．ノイズを避けるため，安静時に検査する必要があり，通常は新生児が睡眠中で，消化管運動が活発でない時間（授乳後30分以降，かつ，空腹でないとき）に検査を行う．刺激音に対して，ABR反応を

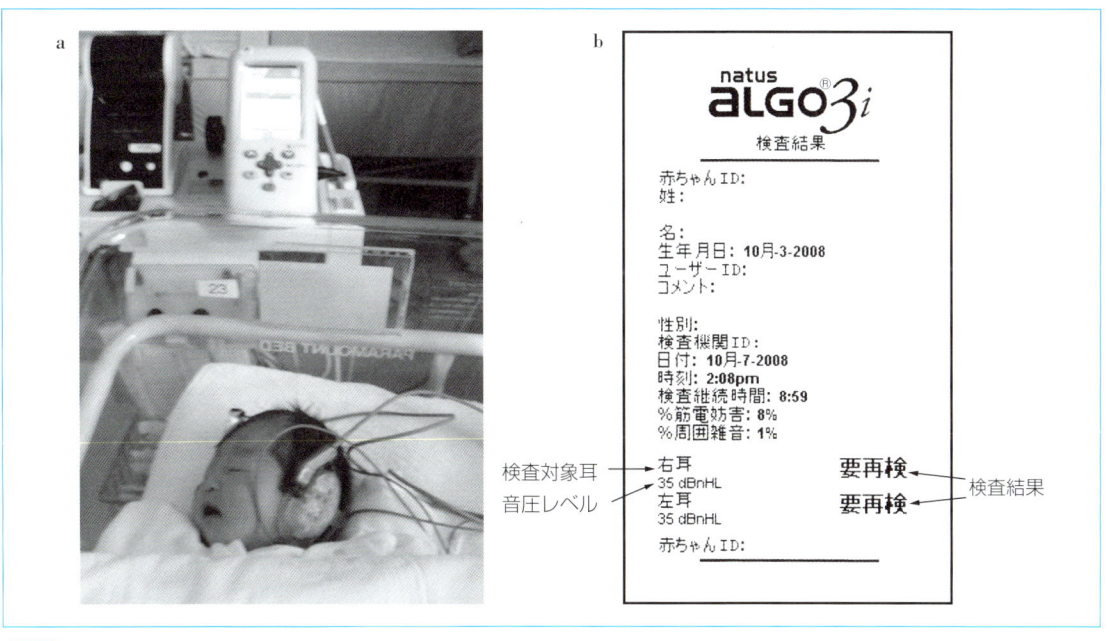

図1 自動聴性脳幹反応（AABR）の実際
a. 検査風景．睡眠中に電極とヘッドホンを装着し，検査を行う．
b. 検査結果は，「Pass（パス）」あるいは「Refer（要再検査）」で表示される．

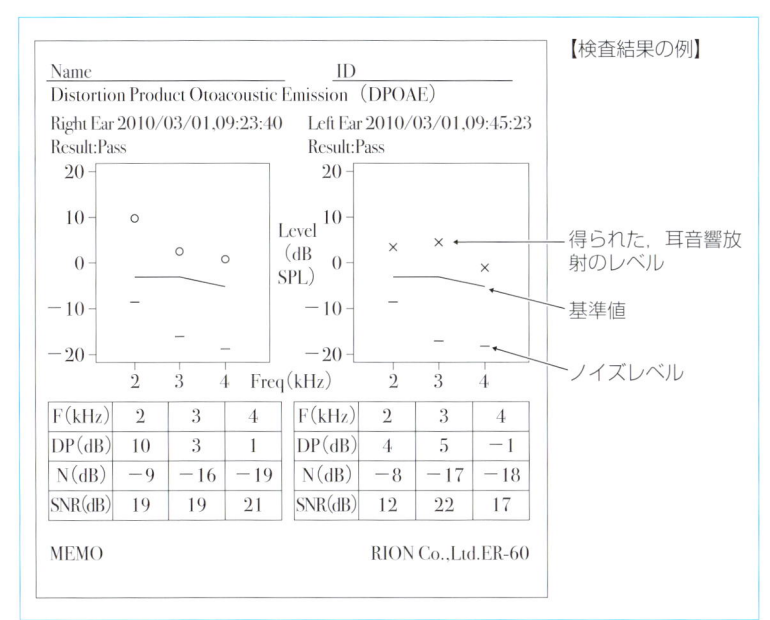

図2 耳音響放射（OAE）の実際
自動判定結果は，「Pass（パス）」あるいは「Refer（要再検査）」で表示される．
（リオン株式会社より提供）

認めた場合は，自動判定により「Pass（パス）」と表示され，反応がない場合には，「Refer（要再検査）」と表示される．本検査は，手順どおりに検査を行えば，検者の習熟度にかかわらず，ほぼ同じ結果が得られる利点がある．患児が起きてしまうと，検査が失敗するため，手際よく検査を行う．

2 耳音響放射検査

内耳では，音波の振動が，有毛細胞とよばれる細胞によって電気振動に変換される．しかし，入

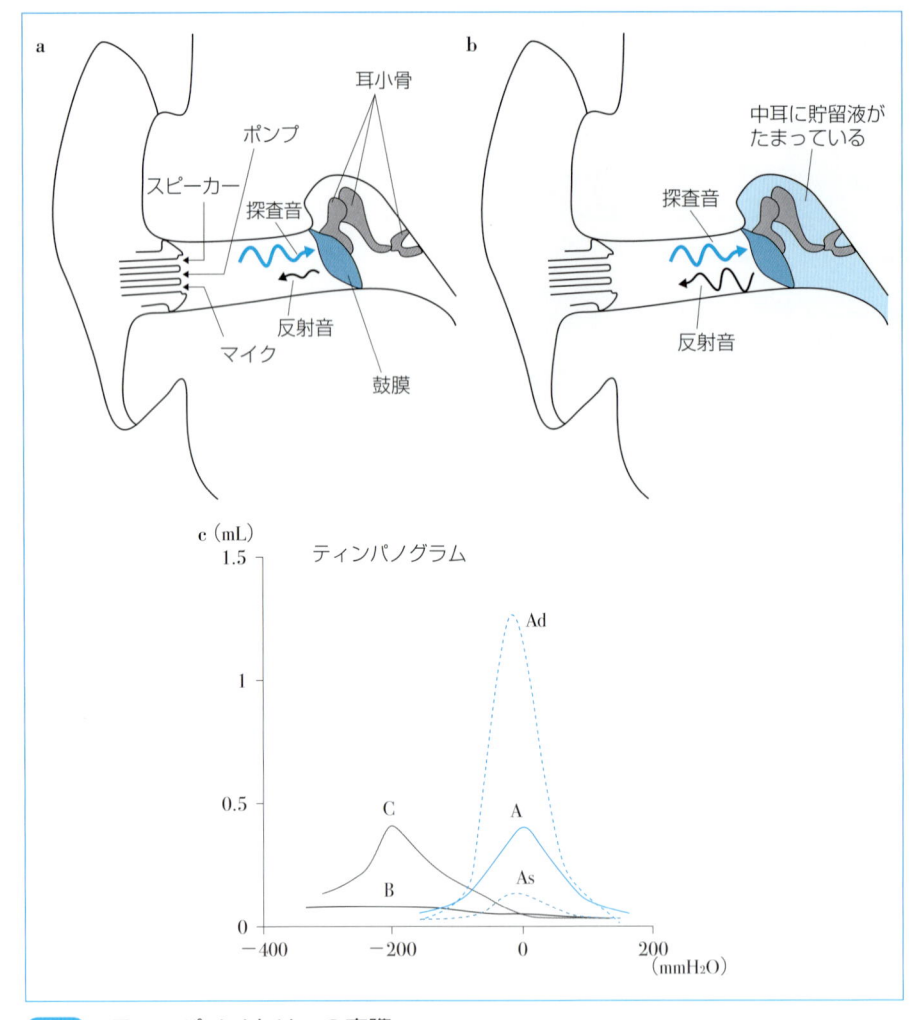

図3　ティンパノメトリーの実際

耳内に挿入したプローブのポンプによって，外耳内の気圧が変化する間にスピーカーから探査音が出力され，反射した音はマイクで記録される．
a．正常な場合は，鼓膜の振動が良好で，外部からの音は中耳へよく伝達され，逆に反射音は小さい．
b．中耳に貯留液がある場合は，探査音はほとんど反射される．
c．ティンパノグラム．正常な場合はA型，中耳貯留液がある場合はB型となる．A型とB型の中間（外耳道に陰圧をかけることで，鼓膜の振動がよくなる場合）は，C型とされる．Ad（As）型は鼓膜が非常に振動しやすい（しにくい）場合．

力した音がそのまま単純に変換されるわけではなく，有毛細胞の機械的な伸縮の働きによって修飾される．このときに，入力した音以外の音が，こだまのように耳内から返ってくることがあり，これを記録したものを耳音響放射（otoacoustic emission：OAE）という．内耳の有毛細胞（の中の外有毛細胞）の機能を反映するため，聴覚検査として用いられる．新生児聴覚スクリーニングでは，クリックやトーンバーストといった短音刺激によって誘発される誘発耳音響放射（transient evoked otoacoustic emission：TEOAE）と，周波数の異なる二つの純音で同時に刺激したときの歪成分（内耳で作り出された新たな周波数成分）を記録する歪成分耳音響放射（distortion product otoacoustic emission：DPOAE）のいずれか，あるいは両方が用いられる．ノイズを避けるため，睡眠中の検査が基本となる．音刺激が出力されるチューブと，耳音響放射を検出するマイクが一緒になったプローブ

を耳内に挿入し，検査を行う．OAE スクリーナーでは，AABR と同様に，自動判定により「Pass（パス）」あるいは「Refer（要再検査）」が表示される（図2）．本検査は，プローブの装着の仕方など，やや検者の習熟が必要である．

精密聴力検査法

新生児聴覚スクリーニングで Refer（要再検査）となった場合には，まず耳鼻咽喉科医による外耳道や鼓膜のチェックが行われ，そのうえで精密聴力検査が必要となる．耳垢などがあれば，検査前に除去しておくことが必要となる．また，鼓膜所見において，明らかな中耳炎がある場合には，まずは中耳炎の治療を行い，軽快してから検査を行う．

精密聴力検査では他覚的検査として，ティンパノメトリー，ABR や OAE，そして施設によって，聴性定常反応（auditory steady-state response：ASSR）などが行われる．また，成長段階にあわせて，聴性行動反応聴力検査（behavioral observation audiometry：BOA）や条件詮索反応聴力検査（conditioned orientation response audiometry：COR）を行う．難聴が疑われる場合，複数の検査結果を総合して聴力の推定を行うことが重要である．

1 ティンパノメトリー

鼓膜の動き具合を調べる検査で，耳の穴に密着させたプローブにポンプが連結されており，外耳道の空気圧の変化（＋200〜－200 mmH₂O，空気で鼓膜を押したり引いたりする）を作りだす．同時に，約220 Hz の低音の探査音がプローブから出力され，鼓膜での反射具合を，やはりプローブに設置されたマイクで記録する（図3）．よく振動する鼓膜では，探査音の反射が弱く，振動しにくい鼓膜では探査音の反射が強い．振動のしやすさを縦軸に，外耳道空気圧を横軸にとると，正常な場合では，0 mmH₂O（鼓膜に圧力をかけない状態）付近にピーク（鼓膜が振動しやすい状態）があり，このときのグラフを A 型とする．出生直後や中耳炎などで，中耳に羊水や滲出液が溜まっている場合は，鼓膜が振動しにくくなり，ピークが消失したグラフとなり，B 型と称される．A 型と B 型の

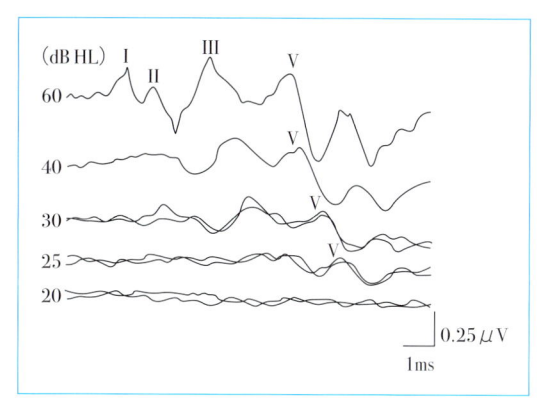

図4 ABR 閾値検査の例

70〜90 dB HL 程度の音の強さから検査をはじめる．音圧を下げていくと，誘発反応が小さくなり，次第に V 波以外は曖昧になる．閾値付近では，波形の再現性を確認するために，2 回検査を行う．本例では，25 dB HL が閾値となる．

中間の状態は，C 型とされ，耳管機能不全などで中耳圧が陰圧になっているときに，外耳側にも陰圧をかけることで，鼓膜が振動しやすくなる状態と考えられている．ただし，幼小児の検査時には，必ずしもこれらの原則に沿わないことも多く，医師が観察する実際の鼓膜所見とあわせて，中耳の状態が判断される[2]．また，幼小児で，小さい外耳道に正確にプローブを当てるのは，それなりの熟練を要する．

2 ABR や OAE

自動判定の聴覚スクリーニングでは，ほぼ固定された条件で検査を行うが，精密聴力検査では，適宜，個別に検査条件を設定しながら，より正確な聴力を推定する．両者とも，基本的な電極やプローブなどの設定は，聴覚スクリーニング時と同様であるが，精密聴力検査の場合は，防音や電磁気シールドが施された専用の検査室で行うことが多い．ABR では刺激音圧を 5〜10 dB のステップで変化させることで，閾値の推定が可能である．この場合には，ABR の中で，最も再現性が高く，振幅も大きい V 波がよい指標となる（図4）．聴覚スクリーニング時と異なり，検査に時間がかかるため，睡眠導入剤を用いて，安静を保つことが多い．近年，Kaga と Starr らによって提唱された Auditory Neuropathy といった病態では[3]，OAE の反

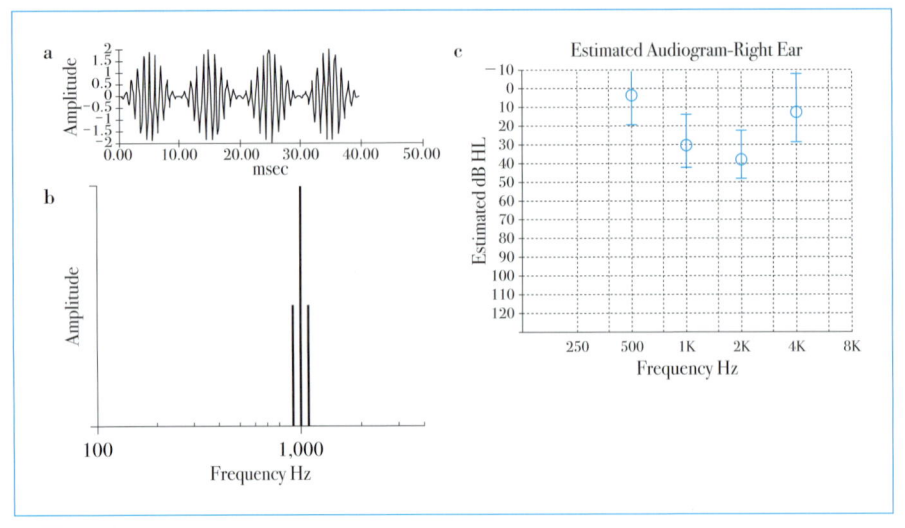

図5 ASSR 検査の例
a. 1,000 Hz の純音の振幅が, 1 秒間に 100 回の頻度で 0〜100% に変化したものを刺激音を表している (100 Hz で振幅変調されたキャリア周波数 1,000 Hz).
b. この刺激の周波数特性(スペクトル). 刺激に含まれるエネルギーの主要なピークが 1,000 Hz にあることを示している.
c. ASSR の閾値より推定された, 純音オージオグラム.
(リオン株式会社より提供)

応は正常だが, ABR は無反応であることが知られている (「III-1-2」Auditory Neuropathy Spectrum Disorders」参照).

3 聴性定常反応

ABR 検査で一般的に用いられるクリックは, 3〜4 kHz にピークをもつ, 高周波数領域の刺激音である. クリックによる ABR では, 高音域の聴力は推定できるが, より細かい周波数ごとの聴力は推定できない. 近年, 周波数特異性の高い, 振幅変調音あるいは周波数変調音という刺激音を用いて, 周波数ごとの聴力を推定できる ASSR が用いられるようになってきた.

ASSR は ABR と同様に, 音刺激中の微弱な誘発反応 (脳波) を記録, 加算する. 電極も, ABR と同じように関電極は頭頂部, 不関電極は乳突部, あるいは項部に設置する. 検査時間が 1〜2 時間かかるため, 睡眠導入剤を用いて, 睡眠下に検査を行う. ASSR では, 記録された脳波中に, 音刺激に対する反応が存在しているかどうか (音が聴こえているかどうか) を判断するために, 検査機器のプログラムが, 自動的に脳波の振幅や位相を解析して, 統計的手法を用いて結果が出力される (図5).

ASSR は, 周波数特異性の高い反応をもとに, オージオグラムのような聴力を推定できる利点があるが, 中には ASSR による結果と, 後述の COR などによる聴力閾値が一致しない症例も報告されている. 特に, Auditory Neuropathy では一致しないことも多いため, 注意が必要である[4]. 聴力評価は, ほかの検査法の結果も勘案し, 総合的に行わなければならない.

文献

1) 山下裕司：聴覚に関わる社会医学的諸問題「新生児聴覚スクリーニングの現状と課題」. Audiol Jpn 2012；55：111-117
2) 小林俊光, 他：ティンパノグラムの利用法. 耳鼻臨床 1987；80：1485-1495
3) Kaga K, et al. (eds), Neuropathies of the Auditory and Vestibular Eighth Cranial Nerves. Springer, London 2009
4) Rance G, et al.：Hearing threshold estimation in infants using auditory steady-state responses. J Am Acad Audiol 2005；16：291-300

IV. 聴覚検査と言語発達検査

2. 聴性行動反応聴力検査

[東京医療センター・感覚器センター]
進藤美津子

Key Points
- 乳児期の聴性行動反応を観察する聴性行動反応聴力検査（BOA）．
- 音に対する反射・反応を光刺激で強化し，条件づけを行う条件詮索反応聴力検査（COR）．
- 音に対して能動的にボタンを押す反応によるピープショウテスト（Peep show test）．

聴性行動反応聴力検査（BOA）

1 検査の目的

乳幼児聴力検査の中で，乳幼児の発達特性を考慮し，必要な周波数ごとに聴覚閾値を測定することができる聴性行動反応聴力検査（behavioral observation audiometry：BOA）について取り上げる．

乳幼児用聴力検査では，個々の被検児の発達年齢によって検査への適用が異なり[1]，聴力以外の情報もあわせて総合的判断が必要とされる[2,3]．検査および乳幼児の特性に習熟した検者によって実施されることにより，聴覚閾値測定の精度が高まり，有用な情報を提供することが可能である．

2 検査の原理

音場にて種々の音刺激を提示し，乳幼児の聴性行動反応を観察することにより，聴力閾値を評価する検査法である．通常，乳児期～1歳前後までが適用対象となるが，発達障害や感覚・運動機能の障害が重複している場合は，適用年齢の範囲がさらに広くなる．

3 聴性行動反応

新生児期～3か月頃までは原始反射が優勢であるが，それ以降は反射が抑制され，新たな反応形態が観察される．指標となる反射・反応の例[4]を表1に示す．聴性行動反応の閾値は，加我ら[5]によると，原始反射の時期には70～80 dBであるが，新たな反応が形成されると急速に閾値が下降し，40～50 dBで反応がみられると報告されている．

4 検査装置

音源には，防音室の2隅あるいは4隅にスピーカを配置し，マイクやテープからの音刺激はアンプを通して用いている（図1）[6]．実際には，周波数選択と出力音圧の調整が容易なオージオメータを増幅器として用いることが多い．なお，新生児用・乳幼児用オージオメータとして，ラッパ型やぬいぐるみタイプの機器も市販されている．

5 刺激音

刺激音にはワーブルトーン（震音）を用いたり，あらかじめ音源の周波数成分の分析と音圧測定を行うことにより，楽器音や日常生活の様々な音，人の声などを用いる場合が多い．さらに紙もみ音（特にパラフィン紙など）に敏感に反応がみられる乳幼児もおり，乳幼児の注意が向きやすい刺激を選択して用いる必要がある（図2，3）．

6 検査方法

刺激音提示は，乳幼児を母親の膝の上や設定し

表1 聴性反応の発達

月齢	閾値の目安（warble tone）	聴性反応	聴性反応の内容
0～3か月	60～70 dBHL	モロー反射 眼瞼反射 吸啜反射 呼吸反射	四肢または全身のびくつき 瞬目，閉眼，開眼 サッキング運動 呼吸のリズム変化
3～7か月	50～60 dBHL	驚愕反応 傾聴反応 詮索反応 定位反応	泣く，動きの停止，覚醒などの情緒的反応 集中して音に耳を傾ける 音の方を向く，探す，目を動かす 左右の音源へ顔を向ける
7～9か月	40～50 dBHL	定位反応 詮索反応	左右方向を素早く定位する 下方向の音を探る
9～16か月	30～40 dBHL	定位反応 詮索反応	左右下方向を素早く定位する 上方向の音を探る
16～24か月	20～30 dBHL	定位反応	上下左右，あらゆる方向を定位する

（中村公枝：小児の聴覚障害．新編言語治療マニュアル．伊藤元信，他（編），医歯薬出版，2002；179-201 より）

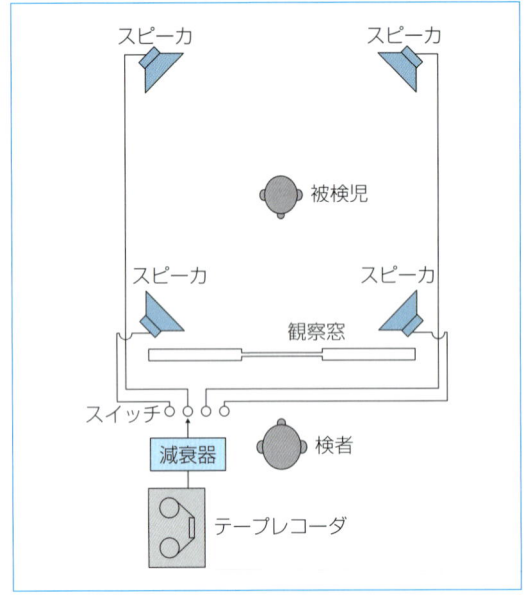

図1 BOA検査用装置と被検児・検者の位置
（小田 恂：聴力検査．言語聴覚士指定講習会テキスト．第2版，医歯薬出版，2001；312-317 より）

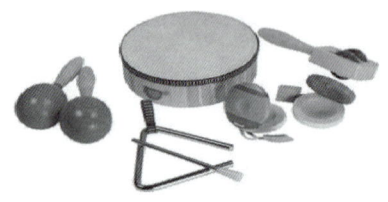

図2 BOAに用いている楽器

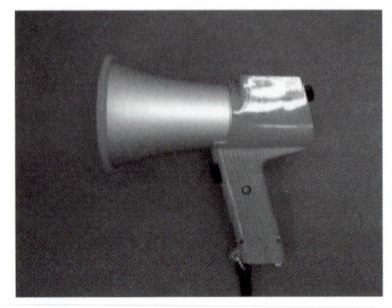

図3 乳児用オージオメータ（ラッパ型）

た場所に座らせた状態で，乳幼児に気づかれないように後方から提示することが多い．前方からの子どもの表情やしぐさ，眼球の動きなどの変化を把握するために，検者の位置の工夫，2人一組で検査にあたり，1人が前方からの表情の変化を観察するなどの工夫が必要とされる．

なお，BOAは音場検査であるため，スピーカからの出力や生の音や声が，乳幼児にどのような音圧で届いているか確認する必要がある．それには，乳幼児の耳の位置で，反応のみられた刺激音圧を騒音計で測定する．測定値は音圧レベル（sound pressure level：SPL）のため，オージオグラム上に閾値を表記するには，聴力レベル（hearing level：HL）への換算が必要である．

7 留意点

1）行動観察と親からの情報を活用

乳幼児では注意集中できる時間が短いため，短時間で検査を終える必要がある．また，検査に十

分応じることがむずかしいため，検査の前後に，乳児の聞こえの反応を観察したり，乳児の聴覚発達チェック項目[7]による家庭での乳幼児の聞こえの観察は，BOAの重要な手掛かりとなる．

2）検査は短時間に済ませ，継続的に繰り返す

乳幼児では刺激音への興味や検査への集中が持続しがたく，すぐに飽きてしまうことが多い．したがって要領よく短時間に検査をすませる工夫が必要である．また，1回のみの検査で評価を終了せずに，継続的に検査を繰り返す中で徐々に閾値の下降が認められ，初期の高度難聴の疑いから，聴力正常レベルに診断が確定される乳幼児もいる[8]．発達障害児や脳損傷児のケースでは，長期にわたる経過観察が大切である．なお，山崎ら[9]は臨床経験が20年以上の熟練検査者のほうが，4か月未満児の乳児では検査結果に有意に高いヒット率を示しており，乳児の反応の引き出し方や刺激音呈示前後の乳児の行動の変化の判断が適切になされていることが示唆されたと報告している．

条件詮索反応聴力検査（COR）

1 原理

条件詮索反応聴力検査（conditioned orientation response audiometry：COR）は鈴木篤郎，荻場芳雄により考案された乳幼児聴力検査法[10]である．音に対する詮索反応，定位反射を光刺激によって強化し，条件づけを行い，音場にて聴力を測定する．条件づけが成立すれば検査結果の精度は，BOAよりも高い．6か月以上～3歳頃までの乳幼児に適応でき，ピープショウテストや遊戯聴力検査が可能な年齢に至るまでの間使用している．

2 検査装置

左右に設置したスピーカと，それに乳幼児が喜びそうな人形などの光源を組み込んだ装置である（図4, 5）．光源は点滅できるようになっており，光源の交点の位置に子どもを座らせる．音刺激にはワーブルトーン（震音）または純音を用い，減衰器で増減できるようになっている．

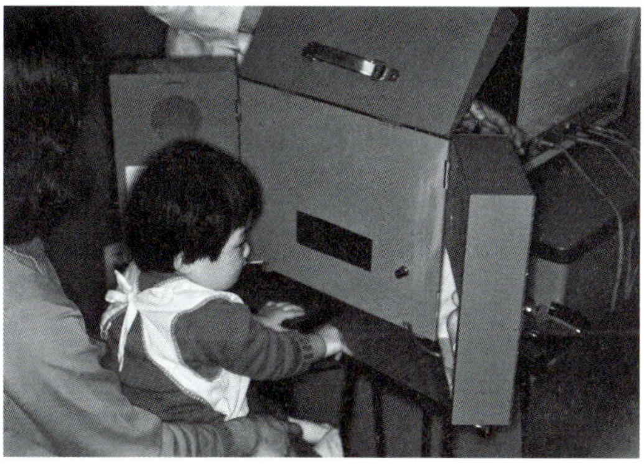

図4 COR & Peep show test
（東京医療センター・感覚器センター 加我君孝先生ご提供）

3 検査方法

乳幼児が十分聞こえると思われる音を一方向から出し，同時または少し遅らせて同側の光源をもった人形などを光らせる．これを数回繰り返すことにより，子どもは音が聞こえると，点滅する光源の方を向くようになる．これで条件づけが形成されたことになる．スピーカ出力音圧を減衰させて閾値を測定する．

なお，条件づけの音圧は，母親への問診や乳幼児の行動観察から推測される聴力程度を参照して，健常～軽度難聴レベルでは40～50 dB，中等度難聴では70～80 dB，高度難聴では90～100 dB程度が必要である．高度難聴では低周波数帯域にのみ残聴がある場合が多く，条件づけを行う際は250～500 Hzの低周波数の検査音が有効である．

4 留意点

1）検査環境への配慮

検査室を明るく，子ども向きの内装にし，母親と一緒に同室させて，落ち着いて検査を受けられる環境を作る．BOAと同様，乳幼児の場合は短時間で検査を切り上げることが必要である．

2）検査に協力してもらうための配慮

検査音は大き目の音で強化し，時には下降法での測定を試みるなど，はっきりとわかる刺激音から順番に行う．なお，乳幼児では興味が持続しないことが多いため，子どもの興味を引きつけるような報酬や強化子を用意し，それでも子どもが飽きたら無理強いをしないことが大切である．ま

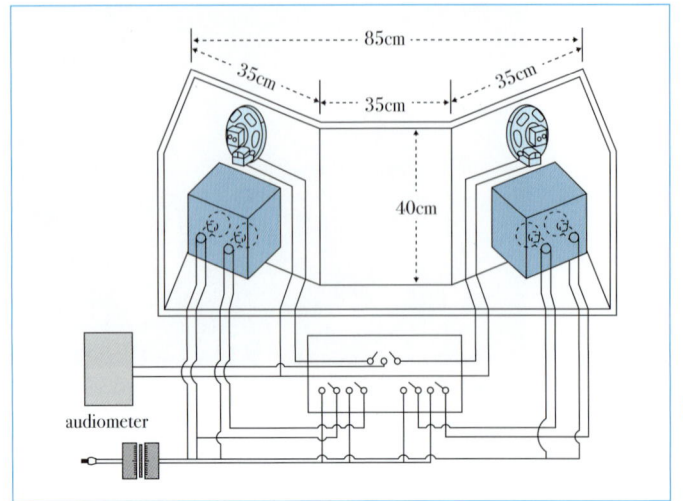

図5 COR検査装置（背面）ブロックダイアグラム
（荻場芳雄：条件詮索反射聴力測定法の検討．日耳鼻 1961；64：855-870）

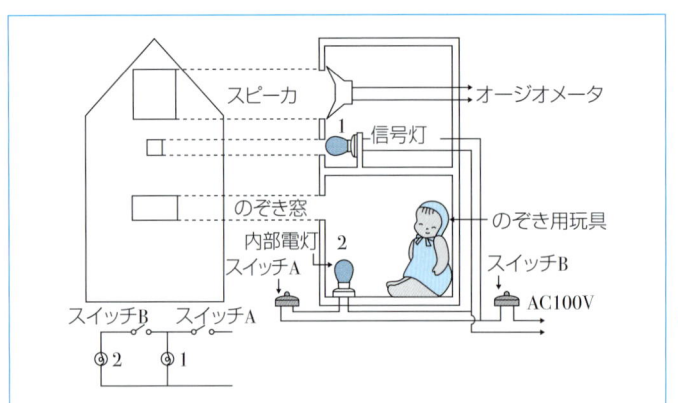

図6 ピープショウテストのブロックダイアグラム
（花岡　葉：Play Audiometryによる幼児の正常聴力について．日耳鼻 1957；60：879-887）

た，発達的にみて，子どもに無理な応答を要求していないかどうかを確認することも必要である．

3）閾値の推定

乳幼児では短時間の測定を繰り返し，閾値を推定していく必要がある．検査結果と親の訴えとの一致・不一致を確認し，閾値推定上の判断を行う．

ピープショウテスト（Peep show test）

1 原理

音が出ている時にだけスイッチを押すと，報酬として，のぞき窓の中の子どもにとって楽しい景色がみられるという原理である．

2 検査装置

子どもの正面に照明がついたときのみ中がみられるのぞき窓があり，その脇にスイッチがある（図6）．これは音の出ている間のみ押すと窓の内部がみられる光源用である．音源はCORテストに準ずる．

3 検査方法

CORテストと同様に装置の前に子どもを位置させ，十分に聞こえるであろう音を与えて，その時にスイッチを押すと窓の内部がみられることを理解させる．それがわかれば条件づけの成功である．

4 適応年齢

一般的に3歳以上の幼児に適応される．条件づけが可能であれば，2歳児でも適用可能である．

おわりに

乳幼児に対する聴力検査では，発達レベルに応

じて検査法を選択し，総合的な判断力が必要である．実際の検査では，測定方法の知識や，検査音や強化子・報酬用の光刺激を出すタイミングなど習得し，子どもの様々な反応様式から閾値を推定する経験を積むことが重要である．乳幼児の聴力検査は，子どもの心身の発達，難聴と鑑別すべきコミュニケーション障害の知識などの習得が必要である．

文献

1) Ballantyne D：Evaluation of hearing in children. Handbook of Audiological Techniques. Butterworth-Heinemann, 1990；86-99
2) 鈴木篤郎，他：幼児難聴．医歯薬出版，1979；120-133
3) 日本聴覚医学会（編）：聴覚検査の実際．南山堂，1999；126-130
4) 中村公枝：小児の聴覚障害．新編言語治療マニュアル．伊藤元信，他（編），医歯薬出版，2002；179-201
5) 加我君孝，他：乳幼児の聴性脳幹反応と行動観察による聴力検査からみた発達的変化．脳と発達1978；10：284-290
6) 小田 恂：聴力検査．言語聴覚士指定講習会テキスト．医歯薬出版，2000；251-256
7) 田中美郷，他：乳児の聴覚発達検査とその応用．Audiology Japan 1978；21：52-71
8) 粕谷 敏：聴性行動反応聴力検査．耳鼻咽喉科診療プラクティス．加我君孝（編），文光堂，2001；46-48
9) 山崎和子，他：聴性行動反応検査（Behavioral Observation Audiometry；BOA）における検査者の技術的差異に関する予備的研究．コミュニケーション障害学2007；24：187-193
10) 鈴木篤郎：幼児難聴—特にその早期発見—．金原出版，1997；1-9

IV. 聴覚検査と言語発達検査

3. 聴覚発達検査

[東京医療センター・感覚器センター]
進藤美津子

Key Points
- 聴覚行動の発達には，乳児の聴覚発達チェックリストが役立つ．
- コミュニケーション行動の発達には，乳幼児コミュニケーション発達質問紙が役立つ．

聴覚行動の発達

人の内耳の構造は胎生25週頃には完成し，28週頃には音刺激に対する驚愕反射が出現し，胎児期から聴覚が存在することが知られている．出生後の新生児・乳児の聴覚は，中枢神経系の成熟や周囲の種々の音刺激に対応して，日ごとに顕著に変化し発達していく．

新生児・乳児の聴覚行動の発達については，乳児の聴覚発達チェックリスト[1]が参考になる．このリストは，健康な児を出産した母親にわが子の日常の音刺激に対する行動（反射・反応も含めて）を，月ごとに生後15か月間継続して観察・記録してもらった結果をまとめたものである．新生児期〜3か月頃まで（表1）は，音刺激に対する驚愕反射，眼瞼反射，覚醒反射などの原始反射が優勢であるが，それ以降は反射が抑制され，音源方向に顔を向ける定位反応や，音源方向に振り向いたり，音源を探す詮索反応がみられるなど新たな反応形態に置き換わる．乳児期後半の7か月以降になると，聴覚によることばの理解の発達がみられるようになる．

なお，進藤ら[2]は，新生児聴覚スクリーニングで要再検となった乳児や，コミュニケーションの発達に遅れがみられる乳幼児の認知・コミュニケーション行動の発達レベルを適切に評価するために，乳幼児（0〜24か月）用の発達質問紙を作成した．本質問紙は，言語・コミュニケーションの発達の基盤となる6領域（①粗大運動，②手の操作・対物関係，③口の動き，④コミュニケーション（聴覚・理解）（表2），⑤コミュニケーション（表出），⑥情動・対人関係）からなる項目を設定した．特に「コミュニケーション（聴覚・理解）」の領域を「音と声への反応」（18項目）と「ことばと概念の理解」（18項目）に分け，「情動・対人関係」の領域を「大人への反応」と「子どもへの反応」の項目に分けるなど，発達状況をみやすく設定した．各領域の発達状況を把握することで，個々の子どもの発達的特徴をより詳細に理解できることが期待される．

文献
1) 田中美郷，他：乳児の聴覚発達検査とその応用．Audiology Japan 1978；21：52-71
2) 進藤美津子，他：乳幼児コミュニケーション発達質問紙．文部科学省科学研究費基盤研究（c）補助金（2008年度〜2011年度），2012

表1 乳児の聴覚発達チェック項目の一部

月齢	番号	項目
0か月	1	突然の音にビクッとする（モロー反射）
	2	突然の音に眼瞼がギュッと閉じる（眼瞼反射）
	3	眠っているときに突然大きな音がすると眼瞼が開く（覚醒反射）
1か月	4	突然の音にビクッとして手足を伸ばす
	5	眠っていて突然の音に眼をさますか，または泣き出す
	6	眼が開いているときに急に大きな音がすると眼瞼が閉じる
	7	泣いているとき，または動いているとき声をかけると，泣きやむまたは動作を止める
	8	近くで声をかける（またはガラガラを鳴らす）とゆっくり顔を向けることがある
2か月	9	眠っていて，急に鋭い音がすると，ピクッと手足を動かしたりまばたきする
	10	眠っていて，子どものさわぐ声やくしゃみ，時計の音，掃除機などの音に眼をさます
	11	話しかけると，アーとかウーとか声を出して喜ぶ（たまにはにこにこする）
3か月	12	眠っていて突然音がすると，眼瞼をピクッとさせたり，指を動かすが，全身がビクッとなることはほとんどない
	13	ラジオの音，テレビのスイッチの音，コマーシャルなどに顔（または眼）を向けることがある
	14	怒った声や，やさしい声，歌，音楽などに不安そうな表情をしたり，喜んだり，またはいやがったりする
4か月	15	日常のいろいろな音（玩具，テレビの音，楽器音，戸の開閉など）に関心を示す（振り向く）
	16	名を呼ぶとゆっくりではあるが顔を向ける
	17	人の声（特に聞き慣れた母親の声）に振り向く
	18	不意の音や聞き慣れない音，珍しい音に，はっきり顔を向ける
5か月	19	耳もとに目覚まし時計を近づけると，コチコチという音に振り向く
	20	父母や人の声，録音された自分の声など，よく聞き分ける
	21	突然の大きな音や声に，びっくりしてしがみついたり，泣き出したりする
6か月	22	話しかけたり歌をうたってやると，じっと顔を見ている
	23	声をかけると意図的にサッと振り向く
	24	テレビやラジオの音に敏感に振り向く
7か月	25	となりの部屋のもの音や，外の動物のなき声などに振り向く
	26	話しかけたり歌をうたってやると，じっと口もとを見つめ，ときに声を出して答える
	27	テレビのコマーシャルや，番組のテーマ音楽の変わり目にパッと向く
8か月	28	叱った声（メッ！ コラッ！ など）や，近くで鳴る突然の音に驚く（または泣き出す）
	29	動物の鳴き声をまねると，キャッキャッといって喜ぶ
	30	機嫌よく声を出しているとき，まねてやると，またそれをまねて声を出す
	31	ダメッ！ コラッ！ などというと，手を引っ込めたり，泣き出したりする
	32	耳もとに小さな音（時計のコチコチ音など）を近づけると振り向く
9か月	33	外のいろいろな音（車の音，雨の音，飛行機の音など）に関心を示す（音のほうにはって行く，または見まわす）
	34	「オイデ」，「バイバイ」など人のことば（身振りを入れずことばだけで命じて）に応じて行動する
	35	となりの部屋でもの音をたてたり，遠くから名を呼ぶとはってくる
	36	音楽や，歌をうたってやると，手足を動かして喜ぶ
	37	ちょっとしたもの音や，ちょっとでも変わった音がするとハッと振り向く
10か月	38	「ママ」，「マンマ」または「ネンネ」など，人のことばをまねていう
	39	気づかれぬようにして，そっと近づいて，ささやき声で名前をよぶと振り向く
11か月	40	音楽のリズムにあわせて身体を動かす
	41	「……チョウダイ」というと，そのものを手渡す
	42	「……どこ？」と聞くと，そちらをみる
	43	となりの部屋でもの音がすると，不思議がって，耳を傾けたり，あるいは合図して教える
12〜15か月	44	簡単なことばによるいいつけや，要求に応じて行動する
	45	目，耳，口，その他の身体部位をたずねると，指をさす

（田中美郷，他：乳児の聴覚発達検査とその応用．Audiology Japan 1978；21：52-71 より）

表2　乳幼児コミュニケーション発達質問紙「コミュニケーション聴覚・理解」の質問項目

				IV　コミュニケーション（聴覚・理解）
IV-1　音と声への反応					
1	○	?	×	大きな音にビクッとしたり，目を覚ます
2	○	?	×	音を聞かせると身動きが止まる
3	○	?	×	泣いている時，お母さんの声がすると泣き止む
4	○	?	×	歌声や音楽が聞こえてくると，喜ぶ，または泣き止む
5	○	?	×	鈴を鳴らすと鈴に注視する
6	○	?	×	音楽や音のする方向に顔を向ける
7	○	?	×	大きな音に恐れを示す
8	○	?	×	紙のがさつきの音に確実に頭や目を向ける
9	○	?	×	音楽が聞こえると，喜んだり，じっと聞き入る
10	○	?	×	お母さんの声がすると，お母さんの方に振り向く
11	○	?	×	話をしているか，歌っている人々の方をみる
12	○	?	×	ガラガラなどを自分でもって，音を出して楽しんでいる
13	○	?	×	名前を呼ぶと振り向く
14	○	?	×	音楽や歌を歌ってあげると，手足を動かして喜ぶ
15	○	?	×	人の話に聞き耳を立てる
16	○	?	×	リズミカルな音楽に体を動かし反応する
17	○	?	×	好きな音楽が聞こえてくると，じっと音楽に聴き入ったり，声を出して反応したりする
18	○	?	×	音楽のリズムにあわせて体を動かす
IV-2　ことばと概念の理解					
19	○	?	×	「バイバイ」に対して，身振りや声で応じる
20	○	?	×	手に何かをもっている時に，「チョウダイ」と要求すると，イヤイヤと首を振る，もしくは手渡す
21	○	?	×	「チョウダイ」というと渡す
22	○	?	×	「イケマセン」というと，手を引っ込めて親の顔をみる
23	○	?	×	「タッテ」「オイデ」「ネンネ」という要求を理解する
24	○	?	×	道具を見ただけで，模倣的に使用する（櫛，ブラシ，鉛筆など）
25	○	?	×	よく知っている場所に来ると教える（自分の家の前に，または，菓子の戸棚の前にくると指さしたり，「アーアー」といって教える）
26	○	?	×	簡単な命令を理解してする（「○○もってきて」など）
27	○	?	×	菓子の袋を開ける音を聞いて，すぐにもらいにくる
28	○	?	×	絵本を見て「○○はドコ？」とたずねると指さしで答えようとする
29	○	?	×	物の名前を聞いてその絵を示す
30	○	?	×	目，耳，口など身体部分の名称が2つ以上わかる
31	○	?	×	品物の用途が3つ以上わかる（[例]「かぶるのどれ？」：くし・帽子・コップ・鉛筆など）
32	○	?	×	少し複雑な指示にしたがう（[例]「椅子の上の帽子をもってきて」）
33	○	?	×	「モウヒトツ」「モウスコシ」がわかる
34	○	?	×	「アカ」「アオ」などの色の名まえがわかり，その正しい色をさす
35	○	?	×	「大きい・小さい」がわかり「オオキイノドッチ」ときくと，さす
36	○	?	×	「多い・少ない」がわかり「オオイ（イッパイ，タクサン）ノハドッチ」ときくと，さす

（進藤美津子，他：乳幼児コミュニケーション発達質問紙．文部科学省科学研究費基盤研究（C）補助金（2008年度～2011年度），2012より）

Ⅳ. 聴覚検査と言語発達検査

4. 言語発達検査

［富士見台聴こえとことばの教室］
内山　勉

Key Points
- 難聴児の「ことばの力」を測る．
- 難聴児を検査するときに気を付けること．
- 難聴児の検査結果の特徴と評価のポイントとは何か．

言語発達程度を測る

1 難聴児の言語発達検査の目的

　難聴児の言語発達は，難聴の程度，認知発達程度，他障害合併の有無，治療教育（療育）開始年齢，療育方法，親の教育力など様々な要因によって影響を受ける．そこで言語発達検査によって難聴児の言語力を調べるとともに，検査結果を様々な要因と関連付けて分析することで，療育方法の検討や進路指導に活用することが検査の目的である．

2 言語発達検査とは

1）発達検査の基本

　言語発達検査の目的は言語発達の程度を測ることである．このためには言語発達を測る尺度が必要となる．このような尺度は，心理学的測定法に基づいて多数の健常児を対象とする標準化により作成され，検査尺度としての信頼性・妥当性が確保されていることが基本である．そして言語発達検査の実施にあたり，検査者は検査の教示に従うことが求められ，検査結果の解釈は，検査の限界と効用を考慮しつつ言語発達に関する専門的な知識をもとに行うことが検査者に求められている[1〜3]．

2）尺度とは何か

　言語発達の程度を測るために使われる心理学的尺度（順位尺度）では，基本的には順序のみが測定される．これは100 m走の順位を決めることと同じで，100 m走の1位と2位の差が0.1秒であろうと1秒であろうと順位は1位と2位で変わらない．ただし，1位と2位の差の程度を明示したいことから，心理検査では標準化を行うことで，尺度上の数値の間隔は一定であるような尺度（距離尺度：10円と20円の間と990円と1000円の間は同じ10円）を作成し，検査に用いている．

3）検査結果の信頼性

　言語発達検査を含めた心理検査では，被検児の心身の状態で検査結果が多少変動することはやむを得ないとされている．このため，A児のWISC-Ⅳ（ウイスクフォー）知能検査全検査IQ（FSIQ）が100としても，検査日を変えればFSIQ94〜105の範囲内で検査結果が変動する可能性（信頼区間：95％水準）がある[4,5]．このため，B児がFSIQ102（信頼区間95〜107），C児がFSIQ120（信頼区間113〜125）とすると，A児とB児ではFSIQに意味ある差（有意差）があるとはいえないが，C児とは有意な差があるといえる．しかしながらその差20は絶対的でなく，最小8である場合（A児FSIQ105，C児FSIQ113）もありえることに留意する必要がある．そして検査結果から判定できる

ことは，言語能力の高い順にA児，B児，C児を左から並べると，C児がA児・B児より左に位置することである（C児＞A児，B児）．

言語発達検査の標準化と信頼性・妥当性の検証

言語発達検査を含めた心理検査の作成過程で重要なことは，健常児集団での妥当な標準化と検査の妥当性（検査が測定対象―言語発達―を正確に測っているか）や信頼性（同じ被検児であれば，3～6か月後でもほぼ同じ検査結果が得られるか）が検証されているか否かである．

本格的な標準化では，最新の人口調査に基づき対象となる年齢範囲の幼児・児童の人口を調べ，全国での人口分布，親の経済的状況，職業的状況，学歴をもとに全国での調査地点を決定し，検査に習熟した検査者が，各地で健常児の検査を行い，データを集積する．そして，標準化で得られたデータをもとに各項目一つ一つの正答率の分析（項目分析），下位検査ごとの一次元性の確認（同じ種類の課題が難易度順に並んでいるか）を行い，年齢ごとに検査得点の分布を調べ，標準得点（評価点）を決定する（図1）．同時に同一の被検児で当該検査と他の信頼できる検査との結果を比較する（基準関連妥当性の検証），しばらく期間を置いて同じ検査を行い一致の程度を検証する（再検査信頼性），検査データの因子分析を行う（収束的・弁別的妥当性の検証）などの作業を行う[1～5]．

妥当な標準化により作成された心理検査では，検査手引きに標準化の過程や標準化で得られたデータ，さらに因子分析をはじめとした各種の信頼性・妥当性の検証結果が示されている[4,5]．標準化の人数が少ない場合でも，妥当な手続きで作成され，信頼性・妥当性の検証を基に検査の効用と限界が明記されている検査ならば，他の本格的な検査と組みあわせることで，検査結果から信頼できる情報を得ることができる．

難聴児の言語発達検査の問題点

一般に使用される言語発達検査は，被検児の視覚・聴覚・手指機能に障害がないことを前提とし

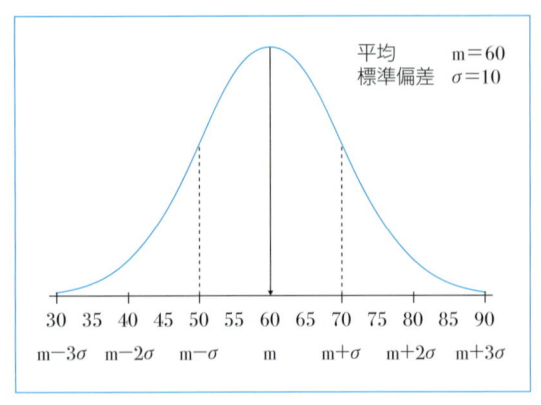

図1 正規分布の1例

心理学的検査の標準化では正規分布をモデルに尺度構成を行うが，実際に収集されたデータは厳密には正規分布に外れる場合があるため，様々な補正を行って尺度を作成する．

て実施される．このため難聴児に言語発達検査を実施する場合，検査方法が問題となる．

言語発達検査の教示を口頭で行う場合，難聴児が正確に聴き取れるように，意味内容が変わらない範囲で教示を簡略化することが必要となる場合がある．そして，検査者は検査時に常に難聴児が正確に教示を聴き取っているか否かを観察する必要がある．また，教示を文字で難聴児に示した場合は，そのことを検査記録に明記すべきである．また，「手話・動作」による教示，ならびに「手話・動作」による返答をした場合には，そのことを検査記録に明記する必要がある．さらに検査結果を判定・解釈する場合には，手話・動作の表現能力と言語発達検査で測定される言語能力とが同一であるとの保証がないことに十分配慮する必要がある．

検査者は被検児が能力を十分に発揮できる条件で検査を行うよう配慮する必要がある．特に被検児の「体調が悪い」もしくは「過度に緊張している」様子などが観察された場合には，検査を中止して別の日に再度検査を行うべきである．

難聴児の言語発達検査結果の基本的特徴

健常児の場合では，言語性知能（言語性IQ）と動作性知能（認知能力＝非言語性知能：動作性IQ）の差はほぼ15～10以内で一致している[4,5]．難聴

児では，適切な療育を行わなければ，動作性知能は年齢とともに向上する一方で言語性知能は遅滞したままとなり，動作性知能と言語性知能とのIQ値の差は著しく大きくなる．そこで，難聴児に動作性知能に応じた言語能力を習得させることが早期療育の目標となるため，難聴児では言語能力（言語発達）を調べるとともに認知能力（認知発達）を調べる必要がある．

難聴児の言語発達検査の実際

わが国で広く使用されている言語発達検査7種類をもとに，検査を難聴児に実施する場合について解説する．

1 乳幼児精神発達質問紙

1961年に津守・稲毛により発刊された質問紙による発達検査[6]で，生後1～12か月の乳児期用の検査用紙と1～3歳用の検査用紙の2種類がある．なお，3～7歳用の発達質問紙は行動観察用チェックリストであり，発達検査としては使用すべきではない．

1）本検査の実施方法

質問紙は運動領域，探索・操作領域，社会領域，食事・生活習慣領域，言語領域に分かれ，領域別・月齢別に項目が配列されている．親が項目一つ一つに被検児ができる（過去にできたか）（○で示す），ときどきできる（△），できない（×）を記入する．親によっては項目の内容を甘く解釈する場合もあるため，検査者が親と面接しながら判定することが望まれる．

なお，項目は40年前の生活環境で作成されているため，現在の生活になじみにくい項目＊があり，被検児が経験できない場合は類似場面で予測して判定する必要がある．1995年増補版では標準化した1959年と再調査時点の1989年での項目通過率が示されており，これらの項目通過率を参考にしながら検査結果を解釈する必要がある．

各領域別得点をすべて加算して総得点を算出し，換算表により発達年齢を求め，発達指数を算出する．ただし，筆者の意向により1995年以降の用紙では発達指数の欄は削除されている．

2）難聴児の検査結果の特徴

難聴児の特徴について，運動領域では難聴乳児の中で平衡機能障害による粗大運動の遅れ（首すわりの遅れ，歩行開始の遅れ）を示す場合がある．探索・操作領域では難聴乳児は「音への反応」項目（3，4），発話が必要とされる項目（50）で不通過（×と記入）となる．社会領域では会話場面での項目で不通過となり，1歳後半から目立つようになる．食事・生活習慣領域では，被検児が「ことば」を聴き取ることを前提とする項目があり，難聴児では不通過となる．

理解・言語領域では，12か月以前でも難聴による不通過項目（3，5，9，10）があり，1歳以降は言語発達が乏しい難聴児では得点は不可能である．すなわち難聴児では，運動，探索・操作領域の得点は年齢相応範囲，食事・生活習慣領域と社会領域の得点はやや低く，理解・言語領域の得点は明らかに低い発達輪郭表が得られる．そこで難聴児の場合，検査用紙にある発達輪郭表から被検児の各領域の発達月齢，すなわち探索・操作領域から認知発達月齢，言語・理解領域から言語発達月齢を推定することに療育上の意味があると思われる．

本検査で精神発達の遅れが疑われる場合には，新版K式発達検査などで発達を検査するとともに，対象児の発達を定期的に追跡する必要がある．

2 新版K式発達検査2001

新版K式発達検査[7]は，適応年齢が3か月～18歳（成人）までを対象としている．本検査では，姿勢・運動領域，認知・適応領域，言語・社会領域の3領域ごとに発達月齢を求められ，さらに3領域の総計得点から発達年齢を求めることができる．

認知・適応領域と言語・社会領域ごとに発達年齢・指数が算定されるため，難聴児の発達評価には有利である．0～6歳範囲課題について，認知・

＊しきいをまたいで歩く⇒いわゆる敷居のある住宅はなくなりつつある．おもちゃの電話のダイヤルをまわす⇒現在では携帯電話が一般的．買い物かごをだすと「イコウ」という⇒現在での買い物かごに代わる物として，エコバッグや自動車のキーがあげられる．

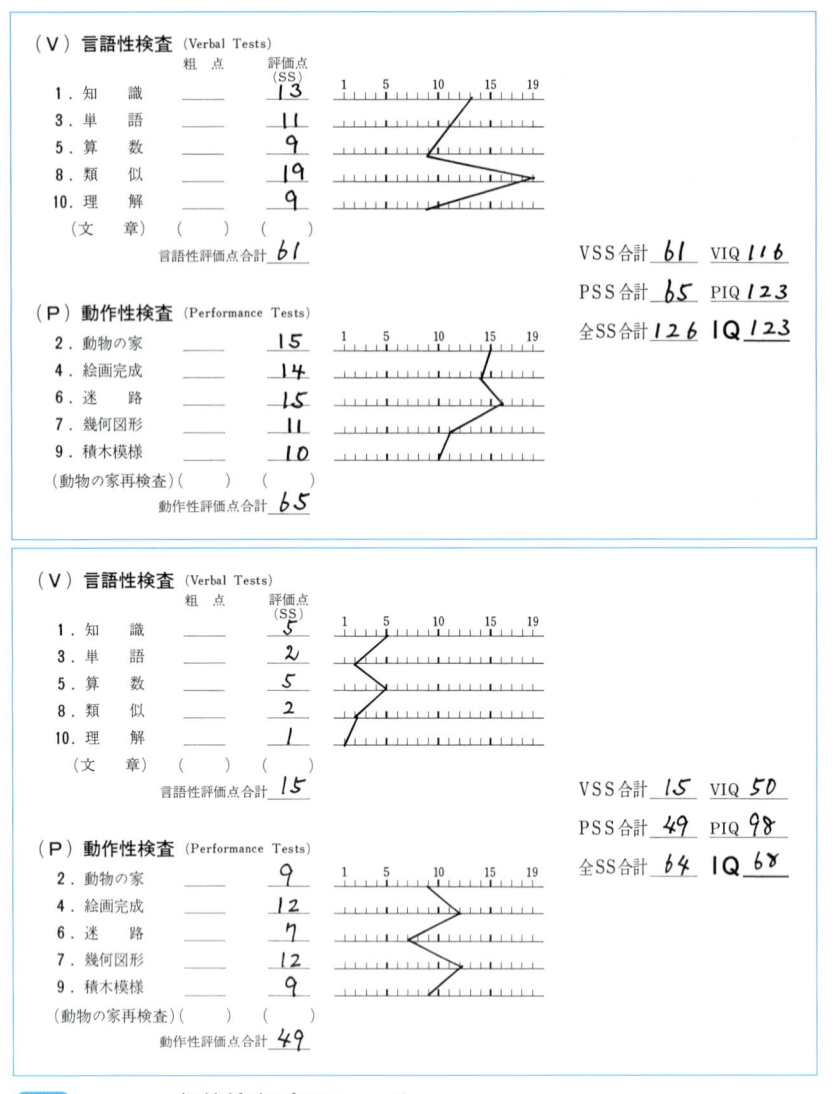

図2 WPPSI知能検査プロフィール
① O. H. 6歳1か月，良聴耳116 dB，人工内耳装用，療育開始4か月
聴覚言語法による療育を受け，年齢相応の言語力・会話力を習得している．
② F. H. 6歳0か月，良聴耳109 dB，人工内耳装用，療育開始1歳7か月
O. H. と同じ療育を受けるものの，言語発達は遅れており，特異的言語障害を合併していると判定できる．
（日本文化科学社の許諾を得て掲載）

適応領域ではほとんどの項目で動作による教示だけで難聴児には課題理解が可能である．しかし3歳レベルの「重さの比較」課題では，難聴児が重い・軽いの言語教示が分からないため，難聴児に不利な課題といえる．また言語領域では，語い課題の「絵の課題 I」・「絵の課題 II」では6語を提示することで，言語発達年齢を判定している．また3歳以降では「数の課題」が増えており，純粋な言語課題はむしろ少なくなっている．このため4歳未満児の難聴児，もしくは発達年齢が4歳未満の発達遅滞を伴う難聴児の発達評価には有用な検査法といえる．

3 ウェクスラー式知能検査(Wechsler Intelligence Scale) シリーズ

ウェクスラー式知能検査は当初は言語性検査と

動作性検査とに下位検査は大別されていたが，近年の最新版では言語理解指標（VCI），知覚推理指標（PRI），ワーキングメモリー指標（WMI）および処理速度指標（PSI）とに分かれ，全検査IQと4つの指標得点を算出する方式になりつつある[4,5,8]．日本版検査は心理学的測定理論・方法に従い標準化がなされており，日本で広く使用されている代表的な知能検査である．

難聴児にとって有利なことは言語能力（言語性IQもしくは指標VCI）と認知能力（動作性IQもしくは指標PRI）とが別々に測定できることであり，言語能力（VIQ，VCI）と認知能力（PIQ，PRI）との差（健常児者の場合，差は±10程度）をもって言語発達遅滞もしくは言語能力の程度の指標とすることができる．言語力が低いため言語能力の指標（VIQ，VCI）が測定できない難聴児・者であっても，動作性検査によって得られる認知能力の指標（PIQ，PRI）は，難聴児・者の言語習得の可能性や職業能力の可能性を検討するうえで大変重要な情報である．

ウェクスラー式知能検査は適応年齢範囲により3種類に分けられる．

1）WPPSI 知能診断検査（図2）

本検査（Wechsler Preschool and Primary Scale of Intelligence，WPPSI：ウィプシー，適応年齢：4歳0か月〜7歳1か月）は5つの下位検査からなる言語性検査（知識，単語，算数，類似，理解）と5つの下位検査からなる動作性検査（動物の家，絵画完成，迷路，幾何図形，積木模様）から構成されており，言語性下位検査の総計点から言語性IQが，動作性下位検査の総計点から動作性IQが算出され，言語性検査と動作性検査の総得点をもとに総IQが算出できる[8]．

言語性検査の教示・応答はすべて口頭で行われるため，聴き取りが困難な難聴児では低い得点となる．一方動作性検査は動作での教示でも実施可能であるため，聴き取りが困難な難聴児であっても認知能力の測定が可能である．

なお，本検査は1960年代後半に標準化されており，現在の生活環境に合わない項目（現在の幼児は，知識課題では「ビン」より"ペットボトル"が理解しやすい，砂糖を買う店としてスーパーと

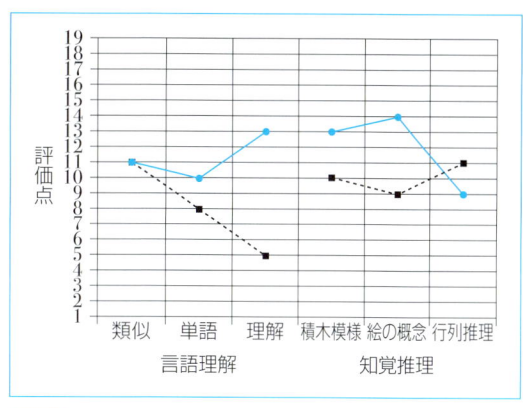

図3　WISC-IV 知能検査プロフィール
・実線：生後4か月から療育を受けた人工内耳装用児 S. R.（10歳，男児）
良聴耳 113 dB，WISC-IV 言語理解 VCI：107，知覚推理 PRI：113
・点線：3歳5か月から療育を受けた補聴器装用児 H. R.（11歳，男児）
良聴耳 68 dB，WISC-IV 言語理解 VCI：88，知覚推理 PRI：100

S. R. および H. R. はともに同じ難聴幼児通園施設で聴覚言語法による療育を受け，現在は小学校普通学級在籍している．S. R. の VCI と PRI の差は健常児の差の範囲であり，難聴児が苦手とする「理解」の得点が高い．一方，H. R. の VCI と PRI との差は12であり，「理解」の得点も低くい．このことから S. R. の0歳からの早期療育効果は明らかである．
（日本文化科学社の許諾を得て掲載）

コンビニ以外の店―食料品店，乾物屋，酒屋…―は思いつかない，単語課題では現在の生活でクギに触れる機会が少ない，理解課題では家庭でマッチを使う機会は少ない―せいぜいケーキのローソクに点火するとき―）が含まれており，被検児に応じて課題の読み替えが必要となる．（例：知識課題「ビンやペットボトルに何を入れるの？」，理解課題「マッチや火で遊んでいけないのはどうして？」）なお，現在新版の WPPSI-III 知能検査の標準化が行われている．

2）WISC-IV 児童用知能検査（図3）

本検査はウェクスラー式知能検査児童用（Wechsler Intelligence Scale for Children：WISC）であり，平成23（2011）年に WISC-IV（適応年齢：5歳0か月〜16歳11か月）が発売された[4,5]．この WISC-IV 検査では下位検査は言語理解指標（VCI），知覚推理指標（PRI），ワーキングメモリー指標（WMI）および処理速度指標（PSI）とに分か

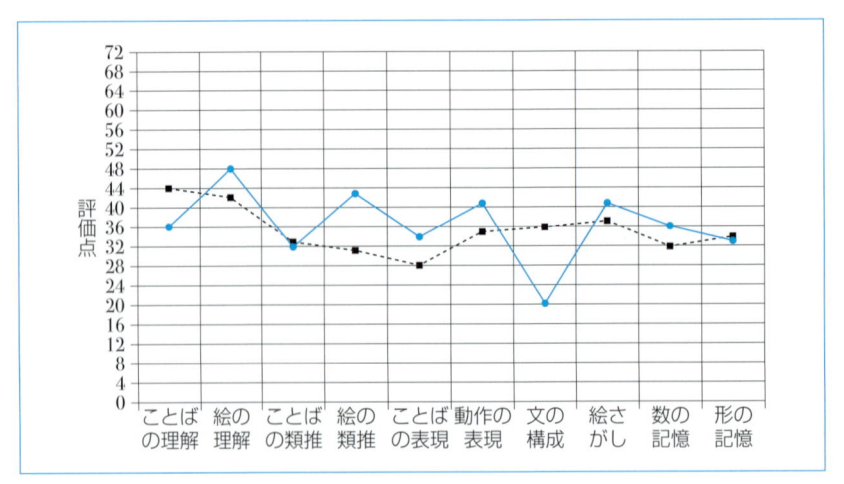

図4 ITPA 言語学習能力診断検査プロフィール
実線：良聴耳 85 dB の難聴児 S. N.（5 歳 0 か月，男児），
点線：健常児 S. T.（難聴児の二卵性双生児，聴力正常，男児）
S. N. は 1 歳 11 か月より難聴幼児通園施設で聴覚言語法による療育を受ける一方，S. T. と同じ保育園で保育を受けている．S. N. と S. T. の 5 歳 0 か月での ITPA 検査結果によると，自動水準の（絵さがし，数の記憶，形の記憶）では二人の得点差はほとんどない．しかし，S. N. は表象水準での視覚回路の課題（絵の理解，絵の類推，動作の表現）の得点は高く，聴覚回路の課題（ことばの理解，ことばの類推，ことばの表現）の得点は低いが，S. T. の得点にはこのような差はない．むしろ総合的な療育を受けている S. N. のほうが得点は高い傾向がある．なお S. N. の「文の構成」の得点は明らかに低く，この課題は難聴児にとって不利な課題といえる．
（日本文化科学社の許諾を得て掲載）

れ，全検査 IQ と 4 つの指標得点を算出する方式になっている．なお WISC-IV で新たに加えられた「語音整列課題」は難聴児では健常児に比べ聴き取りで不利になるため，補助検査である「算数課題」で代替することが望ましい．

なお，WISC-IV と WPPSI と重なり合う年齢範囲（5 歳 0 か月～7 歳 1 か月）では，課題数の多い WPPSI が WISC-IV に比べ検査結果の信頼性は高いと思われる．一方，WISC-IV と WAIS-III との適応年齢が重なり合う 16 歳では，二つの検査結果に高い相関が示されていることから，どちらを用いてもよいといえる．

3) WAIS-III 成人用知能検査

本検査はウェクスラー式知能検査成人用（Wechsler Intelligence Scale for Adult：WAIS）であり，日本での最新版は 2006 年に発行された WAIS-III（ウエイススリー）である[9]．適用年齢は 16 歳～89 歳（16 歳 0 か月～89 歳 11 か月）までであり，16 歳以降の難聴者の言語能力や認知能力の測定ができる．言語性 IQ および動作性 IQ を算出するとともに，群指数として言語指数（VC：言語理解程度の指標），知覚統合指数（PO：流動性推理と視空間問題解決能力の指標），作動記憶指標（WM：WISC-IV のワーキングメモリー指標に対応）および処理速度指標（PS：WISC-IV の処理速度指標に対応し，視覚情報をすばやく処理する能力の指標）を算出できる．なお，WISC-IV および WAIS-III での WM 指標や PS 指標の難聴児・者での意味づけは現段階では不明であり，WM 指標や PS 指標についての解釈は慎重に行う必要がある．

WAIS-III および WISC-IV では，各指標相互の得点差，個々の下位検査間の得点差，下位検査内での課題得点差（例：数唱課題での順唱と逆唱との差）について有意差（ディスクレパンシー），さらに評価点とは別にプロセス得点を算出して相互に比較することで，被検児者の知的能力のより詳細な特性（すぐれている能力と劣っている能力）を明らかにできるとされている．しかし，これらの分析はあくまで健聴児者集団で分析された特徴であるため，難聴児についてはこのような分析に

よって療育上有用な情報が得られるか否かについて，今後検討が必要である．

またWISCおよびWAISのアメリカ原版では，手話をコミュニケーション手段とする難聴の被検児・者への対応が検討されており，下位検査での手話による教示や応答では本来の教示や応答と異なる恐れがあると指摘されている．このため，日本版であっても検査者はこのような被検児・者には慎重に対応することが求められる．

④ ITPA 言語学習能力診断検査（図4）

ITPA（アイティーピーエー）検査[10]は，言語能力を目で見て課題を理解する（受容）能力，視覚的に理解した内容をもとに考える（連合）能力，動作で表現する能力（この一連の視覚的理解，考察，表現を視覚回路と呼ぶ）と，聴いて課題を理解する能力，聴覚的に理解した内容をもとに考える能力，音声言語で表現する能力（この一連の能力を聴覚回路と呼ぶ）とに分け，さらに表象水準と自動水準とに分けて個人内の能力特徴（個人内差）を測定し，言語性学習障害の程度と特徴を判別する目的で作成された．適応年齢は3歳から9歳（3歳0か月～9歳11か月）であり，検査結果から下位検査ごとの言語学習年齢（Psycholinguistic Age：PLA）と総得点をもとにした全検査PLAが求められる．

難聴児で視覚回路と聴覚回路の得点差が大きい場合，全検査PLAは検査結果の指標としては適切ではない．ただし難聴児では視覚回路と聴覚回路の得点差をもとに言語発達程度を判定することは可能である．なお本検査の「文の構成」課題については，スピーカから提示される短文の課題を聴き取って応答することが求められるため，音声を正確に聴き取れない難聴児には不利である．そこで，難聴児にいくつかの視覚回路課題と聴覚回路課題を選んで実施することで，視覚回路課題得点と聴覚回路課題得点の差をもとに難聴児の言語発達程度（得点差が大きいと潜在的な言語能力に比べ検査時点での言語能力が低い状態であることを示す）を推定できる．この方法でWPPSI検査の適用外である2～3歳の難聴児や言語力の低い難聴児の言語発達の評価に本検査を使用することができる．

⑤ PVT-R 絵画語い発達検査

PVT-R（ピーブイティーアール）検査は提示図版のある4つの絵の中から教示にあてはまる絵を選ぶ課題で構成されており，言語理解レベルを測定する検査[11]である．適応年齢は3歳から11歳（3歳0か月～12歳3か月）で，約1,000人の健常児をもとに標準化されており，検査結果より語い年齢（Vocabulary Age：VA）および評価点（SS）が求められる．

本検査は難聴児にも簡便に検査できることから臨床現場では利用しやすい検査である．しかし，本検査はあくまで言語能力の一部（聴覚的な言語理解能力）を測定しているだけで，さらに検査に使用されている語い（89語）も限られているため，本検査結果だけで難聴児の全般的な言語能力を判定することはできない．また，本検査はあくまで絵を見ながら教示を聴き取ることが求められているので，読話併用で教示を行うことは許容されるが，手話，指文字，かな文字で教示を行う場合には本来の教示と全く異なることに注意すべきである．手話，指文字，かな文字で教示する場合には，本来の教示で検査した場合と別に集計すべきであり，検査結果の解釈は慎重に行うべきである．

⑥ 読書力検査・国語学力検査

小学校以降の言語力は文章の読解力や作文による表現力で示される．このため，コミュニケーション手段が手話である児童を含め，難聴児に教示や問題が印刷してある読書力検査や国語学力検査を健常児と同等の条件で実施できる．ただし，検査に聴き取り課題が含まれている場合には，検査者は聴き取り課題の取り扱い（聴き取り課題を行わずに他の課題の得点をもとに総得点を推定する，もしくは検査者が個別に課題を読み聞かせて実施するなど）を決める必要がある．

言語発達検査結果の評価

難聴児の言語発達は療育開始年齢，療育方法，

認知能力レベル（PIQ・PRI）および発達障害の合併の有無などにより影響を受ける．このため，難聴児の言語発達程度を評価するためには，言語発達検査結果とこれらの要因との関連を検討する必要がある．

難聴児に知的障害が合併する場合，知的障害の有無をどの年齢でどのような方法で判定するかが課題となる．健常児の中には0, 1歳での発達は遅れていたものの，6歳までに健常な発達を示す事例が少なからずあり，低年齢では将来の発達状況を確実には予想できない．そこで発達遅滞が疑われた難聴児について，3歳未満では新版K式発達検査の認知発達レベルをもとに発達遅滞と判定して経過を追い，3～4歳での再検査で同じ結果であるならば知的障害を疑い，小学校就学を検討する5～6歳の時点でWPPSI知能検査動作性IQをもとに知的障害と最終的に判定することが妥当と思われる．知的障害を合併する難聴児であっても，適切な早期療育によって知的障害のレベルに応じた言語能力の習得は可能である．

同一の療育を受けている難聴児と比較して明らかに言語発達が遅れている難聴児について，親の教育力不足や知的障害などの要因が考えられない場合に特異的言語障害（Specific Language Impairment：SLI）の合併が想定される[12]．このような事例では，WPPSI検査結果と日常生活や療育場面での行動特徴とを加味し，最終的な特異的言語障害の判定は小学校就学を検討する5～6歳の時点にすべきと思われる．

難聴児に特異的言語障害を合併する事例は少なくないと思われるが，安易に判定することは慎むべきである．また，このような言語発達の遅れた難聴児に対して，療育方法を様々工夫して対応することが療育担当者の責務でもある．

総合評価

言語発達検査の目的は，あくまで難聴児の言語発達程度や言語発達特徴を明らかにすることで，好ましい親子関係の促進や言語発達程度や言語発達特徴に応じた療育プログラムの作成に活用するためである．このためには，親・療育担当者から対象児の日常生活や療育場面の行動について情報を集め，検査結果と日常の行動とが明らかに関連しているかを検討する必要がある．対象児の日常生活での行動が言語発達検査結果から無理なく説明できるならば，検査結果の信頼性は高いといえる．

文献

1) 南風原朝和：量的調査．南風原朝和，他（編），心理学的研究法入門．東京大学出版会，2001；63-91
2) 肥田野直（編）：テストⅠ，心理学研究法7．東京大学出版会，1972
3) 池田央（編）：テストⅡ，心理学研究法8．東京大学出版会，1973
4) Wechsler D：日本版WISC-Ⅳ刊行委員会（訳編），日本版WISC-Ⅳ実施・採点マニュアル．日本文化科学社，2010
5) Wechsler D：日本版WISC-Ⅳ刊行委員会（訳編），日本版WISC-Ⅳ知能検査 理論・解釈マニュアル．日本文化科学社，2010
6) 津守真，他：乳幼児精神発達診断法増補版．大日本図書，1995
7) 松下裕，他：新版K式発達検査法2001年版．ナカニシヤ出版，2012
8) Wechsler D：日本心理適性研究所（訳編），WPPSI知能診断検査手引．日本文化科学社，1969
9) Wechsler D：日本版WAIS-Ⅲ刊行委員会（訳編），日本版WAIS-Ⅲ成人知能検査法．日本文化科学社，2006
10) Kirk SA，他：旭出学園教育研究所，他（訳編），ITPA言語学習能力診断検査手引1993年改訂版．日本文化科学社，1992
11) 上野一彦，他：PVT-R絵画語い発達検査手引．日本文化科学社，2008
12) Schwartz RG：Specific Language Impairment. In：Schwartz RG（ed），Handbook of Child Language Disorders. Psychology Press, New York, 2009；3-43

V. 聴覚支援機器のしくみ

1. 補聴器（気導・骨導）

[東京医療センター・感覚器センター]
竹腰英樹

Key Points

- 両耳 40 dB の難聴に対して補聴器を勧めても問題ない.
- 補聴器は電池, マイク, アンプ, スピーカまたは骨導端子で構成されている.
- 気導補聴器は様々な形態があり, 骨導補聴器は最近埋め込み型が開発されてきた.
- 気導補聴器でも骨導補聴器でも両側難聴に対する両側装用効果はある.
- 小児の電池誤飲は補聴器の電池が最も多いので注意を要する.

はじめに

難聴をもつ小児に補聴器を中心とした聴覚補償を施すことは, 難聴による言語発達や知能発達の遅延を最小限に抑えるために必要であることはいうまでもない. 軽度難聴, 中等度難聴, 片側難聴, Auditory Neuropathy にも聴覚補償を考えなくてはならず, 重度難聴で補聴器装用効果が認められない乳幼児に対し人工内耳埋め込みを考えなくてはならない. 本項では聴覚支援デバイスのなかでも中心的存在である補聴器についてその歴史, 仕組み, 適応について説明したい.

補聴器の適応

Joint Committee on Infant Hearing（JCIH）は, すべての新生児が生後1か月以内に聴覚スクリーニングを受け, 生後6か月までに難聴の種類, 程度を診断し聴覚補償を行うことが望ましいとしている[1]. 6か月を超えれば条件詮索反応聴力検査（conditioned orientation response audiometry : COR）などである程度の正確な聴力図を得ることができるが, それ以前となると ABR, DPOAE, ティンパノメトリー, ASSR などを参考に難聴の程度を調べることになる. 両耳 50 dB の難聴に対して積極的に補聴器装用を勧めることに躊躇はないが, 両耳 40 dB だと迷われる先生も多いと思う.

Blair らは 25～45 dB の両側軽度難聴をもつ学童と健聴な学童とを比較して, 軽度難聴児に語彙力, 読解力, 表現力の低下が認められたと報告している[2]. また, Daud らは 20～39 dB の軽度難聴児に学業成績優秀な児童が少なかったと報告している[3]. これらの報告から両耳 30 dB の軽度難聴児に補聴器装用を積極的に勧めるのかまだ議論の余地はあるが, 40 dB の難聴に対して補聴器を勧めても問題ないと考える. さらに片側が 30 dB 以上の軽度難聴を示しても, 学力低下や言語発達遅滞を認めたとする報告がある[4～6]. 両耳聴覚作用に影響するものと考える.

Auditory Neuropathy Spectrum Disorders（ANSD）も補聴器が効果的であったとの報告がある[7]. ABR の反応がなくても, 聴性行動反応により補聴器の調整が可能であり, 補聴器装用にて言語発達の改善が認められる. 反応がはっきりしない症例でも人工内耳埋め込みを考える前に補聴器装用での反応をみることが勧められている[8]. 人工内耳への適応は他項で述べられている.

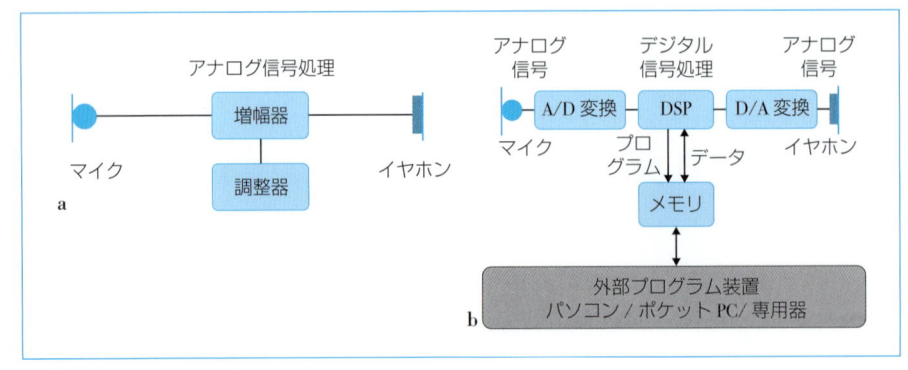

図1 補聴器の構造
a. アナログ補聴器，b. デジタル補聴器（改変が必要）

補聴器の構造

　補聴器は気導，骨導ともその基本構造は4つにまとめられる．動力となる電池，音をマイクで集音し，アンプで増幅し，気導補聴器であればスピーカにて，骨導補聴器であれば骨導端子を介して音を伝えることになる．音の処理の仕方によりアナログ補聴器とデジタル補聴器に分けられる（図1）．

　従来のアナログ補聴器はマイクから入った電気信号を増幅器に介してそのままスピーカに伝えるので，電気信号を調整できるところが少ない．1960年代より開発されて1990年代後半に小型化され市販されるようになったデジタル補聴器は，マイクから入った電気信号をデジタル信号に変換し処理することにより様々な調節が可能となった．音の大きさや音質を細かく調整することができたり，会話以外の雑音を減らしたり，正面からの音を聞き取りやすくしたり，ハウリングを減らしたりなどである．

　しかし，処理量が多くなると入力から出力までに時間がかかる．10 msの遅延があると直接耳に入る音と重なりエコーのかかった音になる．さらに遅延が40 msを超えると口の動きと音に差が生じ，読話がむずかしくなる．

気導補聴器

1 補聴器のはじまり

　耳に手を添えるだけで，音が大きく聞こえる．耳介は1.5 kHz以上の高音域で10～15 dBの集音効果がある．イタリアの医師でもあるGiovanni Battista Della Portaが1588年 Natural Magickに動物の耳に似せた木製の補聴器でよく音が聞こえたことを記したのが補聴器の最初の記載とされている．17～18世紀には様々なトランペット型補聴器が活用されていた．1876年にスコットランド生まれのAlexander Graham Bellが電話を発明し，電気を利用した現在の補聴器に大きく近づく．20世紀初頭に携帯型の電気式（カーボン）補聴器がHutchison Acoustic社（アメリカ），Oticon社（デンマーク），Siemens社（ドイツ）で開発されてきた．1947年にベル研究所のJohn Bardeen，Walter Houser BrattainとWilliam Bradford Shockley Jr. によるトランジスターの発明により電流増幅率が革新的に上がり，真空管を利用した補聴器と比較し小型化，効率性，安価を実現した．

2 気導補聴器の種類

　現在，気導補聴器にはその形態から，ポケット型（Body-type），耳かけ型（Behind the ear：BTE），耳あな型（In the ear：ITE），カナル型（In the canal：ITC），完全外耳道挿入型（Completely in the canal：CIC）と分類できる．形態が小さくなれば目立たなくなるが，操作がむずかしくなりアンプが小さ

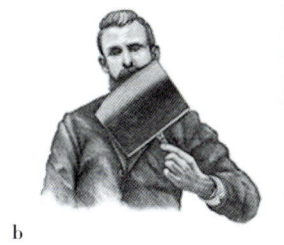

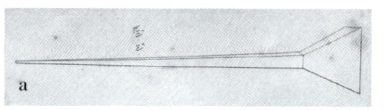

図2 電気式以前の骨導補聴器
a. Itardの桿状骨導デバイス，b. Rhodesの扇型骨導デバイス

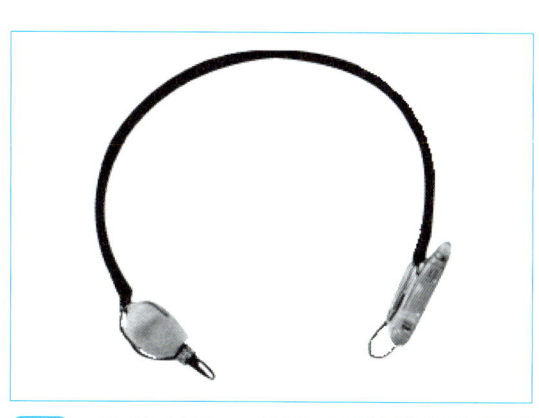

図3 リオン社製ヘッドバンド型片側骨導補聴器

くなるため増幅力も低下する．明らかな外耳奇形を伴っていない乳幼児にはBTE補聴器が第一選択されることが多い．一般的なBTE補聴器はスピーカが本体についており，チューブを通して耳に音を伝える．乳幼児の場合，装用の安定性，装用時の利得周波数レスポンスの改善，ハウリングの抑制の目的からイヤモールドが作成される．

しかし，外耳道を完全に塞ぐことによる違和感，自声の音質への影響などの欠点もある．低音部に約40 dBHL未満の聴力がある場合にイヤモールドにより自分の声にエコーがかかった，こもったように聞こえると訴えることがある．イヤモールドは，頭蓋骨が急激に成長していく幼児期には2～3か月で交換する場合がある．このことは，ITE補聴器が幼児期に選択されない理由でもある．スピーカを本体から離し，外耳道内に配置したRIC型補聴器（Receiver in canal）が2006年より開発，販売されるようになった．これによりBTE補聴器がさらに小型となり，外耳道を密閉させないオープンイヤー型補聴器が身近なものとなった．以前は，このような小型補聴器にテレコイル機能やFMシステムが装備できなかった．最近では受信機から無線で小型補聴器に音声を飛ばすものも販売されている．しかし，オープンイヤー型補聴器は音漏れ，ハウリングなどにより高度難聴には向いていない．特殊な気導補聴器としてCROS（contra lateral routing of signals）補聴器がある．これは，一側難聴を適応としている．難聴耳に補聴器をつけ，その入力信号を対側の良聴耳につけたオープンイヤー型の受信機に無線で音声を飛ばし聞き取る仕組みである．難聴耳側からの音を聞き取ることができる利点がある．

骨導補聴器

1 骨導補聴器の開発と問題点

骨導補聴器の適応は，先天性の外耳奇形のある人や慢性中耳炎や外耳炎にて外耳道狭窄や耳漏がある人で通常の気導補聴器装用が困難な場合にある．骨導聴力は16世紀にVesalius，Fallopius，Eustachiusらによる解剖，実験生理学から示されており，世界で初めての報告は1550年イタリアの生理学者，数学者，哲学者であるGerolamo Cardanoが「ヒトの歯に固定した棒を介して音がどのように耳に伝わるのか」をDe Subtilitateという報告集での記載とされている．1821年にアベロンの野生児で有名なJM Gaspard Itardが桿状棒の骨導デバイスを示し（図2a），1879年にアメリカのRichard Rhodesが扇型の骨導デバイスを作成している（図2b）．1923年セントルイス医科大学の教授であったPohlman AGが初めて電磁式骨導端子を用いて聴力検査を行った．1932年ニューヨークのSonotone InternationalがModel 400というカーボン補聴器に電磁式の骨導端子を付けた骨導補聴器を開発

した．

　1950年代にトランジスターが発明されたことから補聴器の小型化が進み，アメリカのOtarion社により眼鏡型気導補聴器が作成され，その延長に眼鏡型骨導補聴器が作成された．1950年代後半にはBTE補聴器が開発されてきたが，BTE補聴器を用いたカチューシャ型の骨導補聴器は1990年代前半頃より開発されてきた（図3）．

　従来型の骨導補聴器は皮膚を介して頭蓋骨を振動させるため，骨導端子を圧定させる必要がある．そのために，装用者に圧迫感や痛みなど不快感を与えることが多く，同時に装用の安定性も悪かった．カチューシャ型骨導補聴器は頭を圧迫するために，頭蓋骨の発育が著しい幼児期の頭の変形を生じることがあり注意を要する．骨導端子の限界により出力は気導補聴器より弱く，高度難聴者に対応できない．また電磁式骨導端子は高音域の出力が安定しないため，気導補聴器より調整がむずかしく，ことばの聞き取りがやや劣るとされている[9]．

2　埋め込み型骨導補聴器

　1977年にスウェーデンでチタン製の金属の一端を頭蓋骨に埋め込み，もう一端を補聴器に着け振動を直接的に頭蓋骨に伝える半埋め込み型骨導補聴器（Bone anchored hearing aid：Baha®）が初めて人に対して試された[10]．1987年より商品化され，2013年1月1日より日本でも保険適用が認められた（図4）．適用条件は表1に示すが，両側外耳道閉鎖症であっても15歳以上が適応となっている．骨固定型補聴器は振動が皮膚を介さず直接的に骨に伝わるために従来型と比較して利得が大きくなる．また振動子の安定による一定した利得が得られる．Mylanusらは従来型の骨導補聴器と比較して語音弁別能が改善したと報告している[11]．しかし，チタン製接合部が皮膚から露出しているため，感染などの合併症が報告されている[12]．1990年代後半から振動子を完全に埋め込む人工中耳が開発されてきた．人工内耳と同様にマイクを含むプロセッサーが皮膚の外にあり，電磁気で皮膚内の埋め込み部に信号を送るVibrant Soundbridge®，Bonebridge™（MED-EL社），完埋

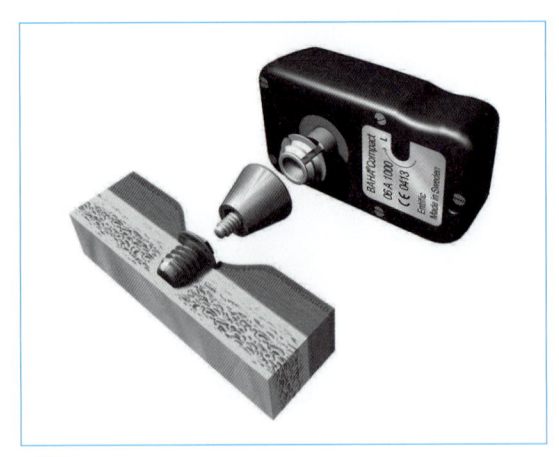

図4　Baha®の原理
耳介後方の頭蓋骨にチタン製金属を埋め込み，接合部が皮膚から出ている．

め込み型としてEsteem®（Envoy Medical社），MET Carina™（Otologics社）などがあり，今後の臨床応用が期待されるところである．

両側補聴の意義

　両耳で聴くことは片耳に比べて様々な利点がある．おもなものは音が大きく聞こえる加重効果，騒音下での聴取能力の改善がある分離現象，音の方向感がわかる音源定位などである．1980年代より成人における補聴器両耳装用の効果について多く報告されている．①両耳加重効果が6～10 dB認められた[13]，②騒音下での語音弁別能の改善が認められた[14]，③音源定位の改善が認められた[15]などである．1984年にSilmanらの報告にて，両側同程度の難聴での補聴器片耳装用者では補聴器装用5年後の検討にて，裸耳における語音弁別能が装用耳より非装用耳のほうが18%低下していた[16]．これは，難聴耳に音の刺激をしていかないと聴覚の剥奪が生じることを意味する．先天性伝音難聴例でも装用耳と非装用耳との明瞭度に30%の差が生じたとの報告もある[17]．このように気導補聴器による両耳装用効果は認められてきたが，骨導補聴器による両耳装用効果があるのかは長年議論されてきた．それは，骨導聴力は音の両耳間の伝達速度が速く音圧減衰が少ないことから時間差や音圧差がわかりにくいと考えられていたからである．

表1　Baha 手術適応選択基準

1. 適応対象年齢は原則 18 歳以上，ただし，両側性外耳道閉鎖症のみ本人のアセント（本品の必要性およびリスク，並びにメンテナンスの重要性を理解し同意）および保護者の同意が得られた概ね 15 歳以上の患者については，その臨床的必要性を考慮して使用を決定する．
2. 少なくとも一側の平均の骨導聴力レベルが 45 dBHL（0.5, 1, 2, 4 kHz）以内の症例．
3. 聴力改善を目的に施行される治療法として，鼓室形成術，気導補聴器，従来の骨導補聴器などについて説明し，本人が，選択すべき治療法を十分に判断する時間的余裕をおいたうえで最終的な決定を行う．
4. 気導補聴器が治療の選択肢となり，その使用経験がない場合は，まずその装用を薦めフィッティングなど可能な限りの援助を行う．
5. 本骨固定型補聴器使用には手術が必要であることから，本人に対して手術の危険性，合併症，後遺症の可能性を十分に説明し，了解のうえで慎重に適応を決定する．
6. 本人に対してメンテナンスの重要性（Baha の接合子と皮膚の接触面の衛生状態を良好な状態に維持しなければならないこと）を十分に説明し，本人が了解し，実行できることを確認のうえで最終的な決定を行う．

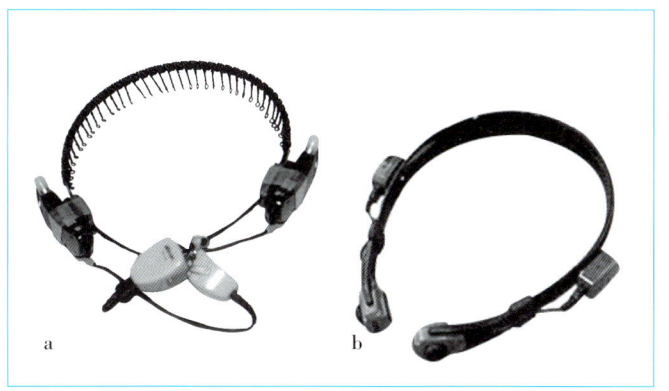

図5　両側骨導補聴器
a. リオン社製，b. スターキー社製

Kaga らは 20 名の両側外耳道閉鎖症例に音像定位検査を行い，時間差も音圧差も成立するとことを報告した[18]．Priwin らは両側 Baha 埋め込み術を行った 12 名で検討し，語音弁別閾値が 5.4 dB 低下し，音源定位も改善したことを報告している[19]．つまり骨導補聴器にも両耳装用効果があり，従来型骨導補聴器にも両耳用が出てきた（図5）．以上より，乳幼児の両側難聴に対する早期補聴器装用は両側装用が原則となる．

わが国における障害者総合支援法による補装具支給に関しては，原則として 1 種目 1 個である．平成 18 年 9 月 29 日付けの厚生労働省社会・援護局障害保健福祉部長通知にて，「身体障害者・児の障害の状況等を勘案し，職業又は教育上特に必要と認めた場合は，2 個とすることができること」としている．これは平成 25 年 3 月 15 日の改正後も変化ない（http://www.nanbyo.jp/news2/130315-3.pdf）．つまり，補聴器両耳装用の申請が可能で あることを意味している．

小児の補聴器装用の注意点

補聴器は精密機器であるため，衝撃や湿気に弱い．投げつけられたり，口に入れられたりすると故障の原因となる．最近は耐水性，防水性をもった補聴器も出てきているが，その性能は様々である．防水に対する保護等級は IEC（国際電気標準会議），JIS（日本工業規格）等で定められている．0～8 等級まであるが，シャワーなど湿気の多い状態でも使用できるのは 4 等級以上である．補聴器の誤飲も気を付けなくてはいけないが，補聴器に入る電池は小児の電池誤飲の最大の原因であるため，注意が必要である[20]．乳幼児が勝手に電池を補聴器から取り出せないようにする，予備の電池を乳幼児の手が触れる場所に置かない，電池の数を常に把握しておくことである．間違って飲み込

んだ場合や誤飲が疑わしい場合には即座に医師の診察を受けなくてはならない．乳幼児の補聴器調整は容易ではない．言語聴覚士による調整された音量以上に大きくすると，高音圧による聴覚障害が生じる可能性がある．地下鉄など環境音が大きな場所では，補聴器をはずすなど騒音曝露予防に心がける必要がある．

おわりに

乳幼児難聴の聴覚補償デバイスとして中心的な存在である気導補聴器，骨導補聴器の構造，適応，歴史的背景，装用における注意点を述べた．

文献

1) American Academy of Pediatrics, Joint Committee on Infant Hearing：Year 2007 position statement：Principles and guidelines for early hearing detection and intervention programs. Pediatrics 2007；120：898-921
2) Blair JC, et al.：The effects of mild sensorineural hearing loss on academic performance of young school-age children. Volta Rev 1985；87：87-93
3) Khairi Md Daud M, et al.：The effect of mild hearing loss on academic performance in primary school children. Int J Pediatr Otorhinolaryngol 2010；74：67-70
4) Bess FH, et al.：Case history data on unilaterally hearing-impaired children. Ear Hear 1986；7：14-19
5) Bovo R, et al.：Auditory and academic performance of children with unilateral hearing loss. Scand Audiol Suppl 1988；30：71-74
6) Dancer J, et al.：Effects of unilateral hearing loss on teacher responses to the SIFTER. Screening Instrument for Targeting Educational Risk. Am Ann Deaf 1995；140：291-294
7) Roush P, et al.：Audiologic management of auditory neuropathy spectrum disorder in children：a systematic review of the literature. Am J Audiol 2011；20：159-170
8) Humphriss R, et al.：Does cochlear implantation improve speech recognition in children with auditory neuropathy spectrum disorder? A systematic review. Int J Audiol 2013；52：442-454
9) Håkansson B, et al.：Acceleration levels at hearing threshold with direct bone conduction versus conventional bone conduction. Acta Otolaryngol 1985；100：240-252
10) Tjellström A, et al.：Osseointegrated titanium implants in the temporal bone. A clinical study on bone-anchored hearing aids. Am J Otol 1981；2：304-310
11) Mylanus EA, et al.：Patients' opinions of bone-anchored vs conventional hearing aids. Arch Otolaryngol Head Neck Surg 1995；121：421-425
12) Fontaine N, et al.：BAHA implant：Implantation technique and complications. Eur Ann Otorhinolaryngol Head Neck Dis. 2013 Jul 5. pii：S1879-7296（13）00045-8. doi：10.1016/j. anorl. 2012.10.006.
13) Hawkins DB, et al.：Binaural loudness summation in the hearing impaired. J Speech Hear Res 1987；30：37-43
14) Festen JM, et al.：Speech-reception threshold in noise with one and two hearing aids. J Acoust Soc Am 1986；79：465-471
15) Punch JL, et al.：Evaluation of three strategies for fitting hearing aids binaurally. Ear Hear 1991；12：205-215
16) Silman S, et al.：Late-onset auditory deprivation：effects of monaural versus binaural hearing aids. J Acoust Soc Am 1984；76：1357-1362
17) Dieroff HG：Late-onset auditory inactivity (deprivation) in persons with bilateral essentially symmetric and conductive hearing impairment. J Am Acad Audiol 1993；4：347-350
18) Kaga K, et al.：Bone-conducted sound lateralization of interaural time difference and interaural intensity difference in children and a young adult with bilateral microtia and atresia of the ears. Acta Otolaryngol 2001；121：274-277
19) Priwin C, et al.：Bilateral bone-anchored hearing aids (BAHAs)：an audiometric evaluation. Laryngoscope 2004；114：77-84
20) Litovitz T, et al.：Ingestion of cylindrical and button batteries：an analysis of 2382 cases. Pediatrics 1992；89：747-757

V. 聴覚支援機器のしくみ

2. 人工内耳

[国際医療福祉大学三田病院耳鼻咽喉科]
岩崎 聡

> **Key Points**
> - 早期に人工内耳手術を行ったほうが言語発達は良好である.
> - 蝸牛への侵襲を最小限にし,残存聴力を温存させる手術が要求される.
> - 最近は様々な難聴に対する人工聴覚器が普及し始めている.

人工内耳の歴史

わが国で人工内耳が行われてから約25年が経過したが,電気刺激で音を聞き取る試みは1800年Voltaにはじまる[1]. Voltaは自身の耳内に針電極を刺して通電させ,沸騰するような音が聞こえたと記載している.その後Lundberg(1950年)は聴神経を直接電気刺激することで音を感受できたことを報告し,DjournoとEyriesら(1957年)は刺激頻度を変化させた電気刺激を聴神経に与え,ピッチ差や簡単な単語の認識が可能であったことを報告している.このような基礎的な研究を経て,1965年Simmonsらが6電極の蝸牛軸埋め込み型の人工内耳を,1970年に入るとHouseらが単チャンネルの蝸牛回転内埋め込み型人工内耳を,1970年後半にClarkらが多チャンネル型人工内耳の開発に成功し,1980年代から本格的な臨床応用がスタートされた.1990年,小児に対する人工内耳がFDA(Food and Drug Administration:アメリカ食品医薬品局)により認可され,その後小児人工内耳手術が普及していった.

わが国においては,1985年舩坂らにより初めて人工内耳が実施され,1991年高度先進医療として承認,1994年保険適応された.手術を行うためには施設基準を満たさなくてはならなかった.1997年小児に対する保険適応も認められ,現在は年間500例以上の人工内耳手術が実施されるようになった.

その間,適応基準も言語習得後失聴者から言語習得前失聴児まで拡大し,音声解析方法と電気刺激方法(コード化法)や人工内耳本体や電極の改良,術式の変化もみられ,人工内耳は成人・小児の高度難聴に対する一般的な治療法となった.今回は人工内耳医療について最新の情報を含めて紹介したい.

人工内耳システム

人工内耳の基本構成は,体外部装置と体内部装置からなり,体外部としてヘッドセットすなわちマイクロホンと送信コイル,そして信号処理装置(スピーチプロセッサー)で構成されている.体内部には側頭部に埋め込まれるインプラントすなわち受信コイルと電子回路と電極から構成されている(図1).ヘッドセットにあるマイクロホンで拾った音はスピーチプロセッサー内の信号処理装置で言語として必要な情報を抽出する.抽出された音声信号はヘッドセットの送信コイルからコード信号として体内の受信コイルに無線で送信される.また同時に体内装置の電源も送信コイルから無線で受信コイルに供給される.電源はスピーチ

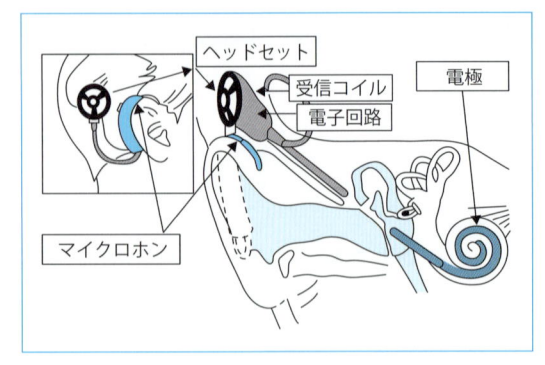

図1 人工内耳のシステム

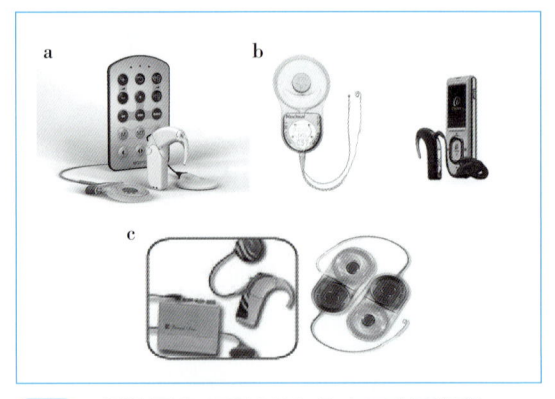

図2 保険医療で受けられる人工内耳機種
a. メドエル社製人工内耳（オーストリア），b. コクレア社製人工内耳（オーストラリア），c. バイオニクス社製人工内耳（アメリカ）の3機種が保険医療で受けられる．

表1 3社の人工内耳電極の特徴

	電極（チャネル）数	電極の特徴	コード化法	電気刺激方法の特徴
メドエル社	12	柔らかく低侵襲	FSP	音信号の細かな情報を含み，ピッチおよび音質を強調
コクレア社	22	渦巻き型，細い	ACE	周波数情報を細かく伝える
バイオニクス社	16	仮想120チャンネル	Hires	高速で音声処理を行う（最大83,000パルス/秒）

FSP：Fine Structure Processing, ACE：Advanced Combination Encoders, Hires：HiResolution Sound

プロセッサー内の電池のみである．ヘッドセットと受信コイルには磁石が設置されているため，ヘッドセットは頭皮に磁力で装着することができる．受信コイルで受けた無線信号は電子回路で電流に変換する．基本的に電極の尖端部（蝸牛頂回転）が刺激されると低い周波数を，電極の基部（蝸牛基底回転）が刺激されると高い周波数の情報が伝わり，電流量が大きいほど音の大きさの認知も大きくなる．わが国ではメドエル社（オーストリア），コクレア社（オーストラリア），バイオニクス社（アメリカ）の3社の人工内耳が認可され，保険医療で実施されている（図2）．電極の形状や数，また音声情報をどのような電気刺激方法で伝えるかのコード化法もそれぞれで異なった特徴をもっている．表1に3社の電極の特徴をまとめてみた．言語聴取成績に明らかな差はみられていないようである．

人工内耳による言語認知

人工内耳の電極数（チャンネル数）は20前後であり，生理的状態と比較して一次聴神経への刺激は極端に制限されることが推測される．しかし，言語習得後失聴者や早期に人工内耳を受けた言語習得前失聴者の脳活動をPET検査で観察すると，人工内耳で語音を聞いているときは聴覚野の血流が増加し，健常聴力者と同じく言語の認知に側頭葉−聴覚連合野の神経回路網を活用していることがわかっている[2]．ただし，言語習得前失聴者の成人で人工内耳を受けた人は聴覚連合野の活動が亢進せず，言語認知機構の可塑性には臨界期が存在する．

人工内耳の適応

わが国の人工内耳の適応基準が一般社団法人日本耳鼻咽喉科学会で制定されている（HP参照

表2　小児人工内耳適応基準（2014）

本適応基準では，言語習得期前および言語習得期の聴覚障害児を対象とする．
I．人工内耳適応条件
　小児の人工内耳では，手術前から術後の療育に至るまで，家族および医療施設内外の専門職種との一貫した協力体制がとれていることを前提条件とする．
　1．医療機関における必要事項
　　A）乳幼児の聴覚障害について熟知し，その聴力検査，補聴器適合について熟練していること．
　　B）地域における療育の状況，特にコミュニケーション指導法などについて把握していること．
　　C）言語発達全般および難聴との鑑別に必要な他疾患に関する知識を有していること．
　2．療育機関に関する必要事項
　　聴覚を主体として療育を行う機関との連携が確保されていること．
　3．家族からの支援
　　幼児期からの人工内耳の装用には長期にわたる支援が必要であり，継続的な家族の協力が見込まれること．
　4．適応に関する見解
　　IIに示す医学的条件を満たし，人工内耳実施の判断について当事者（家族および本人），医師，療育担当者の意見が一致していること．
II．医学的条件
　1．手術年齢
　　A）適応年齢は原則1歳以上（体重8 kg以上）とする．上記適応条件を満たした上で，症例によって適切な手術時期を決定する．
　　B）言語習得期以後の失聴例では，補聴器の効果が十分でない高度難聴であることが確認された後には，獲得した言語を保持し失わないために早期に人工内耳を検討することが望ましい．
　2．聴力，補聴効果と療育
　　A）各種の聴力検査の上，以下のいずれかに該当する場合．
　　　i．裸耳での聴力検査で平均聴力レベルが90 dB以上．
　　　ii．上記の条件が確認できない場合，6か月以上の最適な補聴器装用を行った上で，装用下の平均聴力レベルが45 dBよりも改善しない場合．
　　　iii．上記の条件が確認できない場合，6か月以上の最適な補聴器装用を行った上で，装用下の最高語音明瞭度が50％未満の場合．
　　B）音声を用いてさまざまな学習を行う小児に対する補聴の基本は両耳聴であり，両耳聴の実現のために人工内耳の両耳装用が有用な場合にはこれを否定しない．
　3．例外的適応条件
　　A）手術年齢
　　　i．髄膜炎後の蝸牛骨化の進行が想定される場合．
　　B）聴力，補聴効果と療育
　　　i．既知の，高度難聴を来しうる難聴遺伝子変異を有しており，かつABR等の聴性誘発反応および聴性行動反応検査にて音に対する反応が認められない場合．
　　　ii．低音部に残聴があるが1 kHz～2 kHz以上が聴取不能であるように子音の構音獲得に困難が予想される場合．
　4．禁忌
　　中耳炎などの感染症の活動期
　5．慎重な適応判断が必要なもの
　　A）画像診断で蝸牛に人工内耳が挿入できる部位が確認できない場合．
　　B）反復性の急性中耳炎が存在する場合．
　　C）制御困難な髄液の噴出が見込まれる場合など，高度な内耳奇形を伴う場合．
　　D）重複障害および中枢性聴覚障害では慎重な判断が求められ，人工内耳による聴覚補償が有効であるとする予測がなければならない．

（日本耳鼻咽喉科学会 乳幼児委員会 2014年1月）

http://www.jibika.or.jp/members/about/admission/kijyun.html)．人工内耳の適応は，成人例で聴力レベルが90 dB以上の重度感音難聴，小児は適応年齢の下限が1歳，聴力レベルが90 dB以上の重度感音難聴で，補聴器を装用しても言語発達がみられないか，言語発達はみられるが停滞している場合である．2014年小児人工内耳適応基準が見直され（表2），禁忌は「中耳炎などの感染症活動期」のみとなり適応は拡大された．

しかし，「慎重な適応判断が必要なもの」や医療機関，家族，療育機関3者の見解の一致が求められる旨が追加された．早期に人工内耳手術を行うほうが言語発達は良好であり，海外ではより低年齢化（1歳前後）し[3]，人工内耳の両耳装用も増加

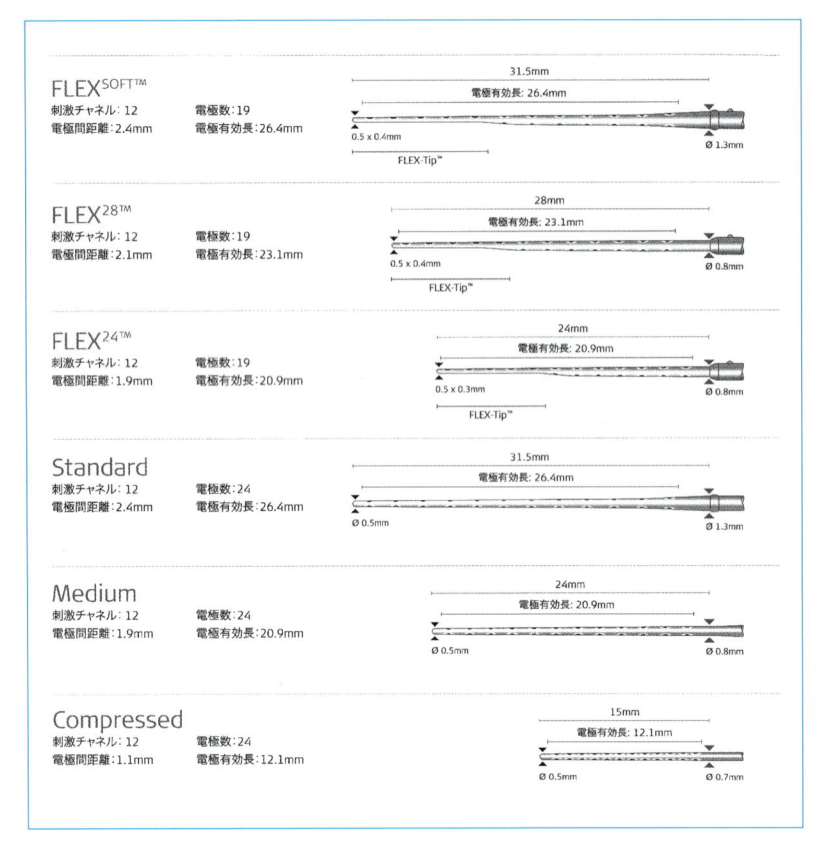

図3 様々なタイプの人工内耳電極

メドエル社製人工内耳は蝸牛の形態，病態により6種類の電極が選択できる．

人工内耳電極の選択

CTとMRI検査は人工内耳術前検査として必須であり，最近の画像技術・診断の進歩により難聴の原因，手術手技における多くの情報が得られるようになった．難聴の原因としてより詳細な内耳奇形の診断が可能となり，内耳奇形例は必ずしも人工内耳の禁忌にはならない．蝸牛低形成に対しては事前に蝸牛回転の距離を測定し，適切な長さの電極を選択することもできる（図3）．また髄膜炎などによる蝸牛骨化例に対しては部分骨化例では圧縮型電極の選択なども可能である．

最近は小児人工内耳症例の増加と低年齢化により，さらに低侵襲な人工内耳手術が要求されている．電極の先端をできるだけ細くしたり，柔らかい電極にすることで電極を蝸牛に挿入しても蝸牛組織への侵襲を最小限にとどめ，術前に残ってい

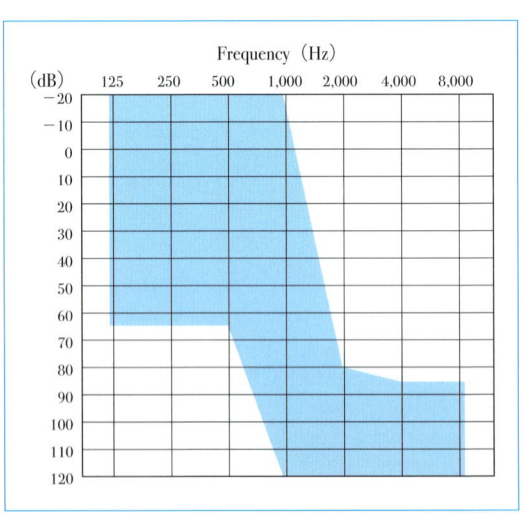

図4 残存聴力活用型人工内耳（EAS）の適応聴力

青色で示した範囲に入る聴力のほうがEASの適応となる．
（岩崎 聡，他：人工聴覚器の将来 人工内耳〜低侵襲，残存聴力温存へ向けた新たな取り組み．日耳鼻会報 2011；114：801-806より）

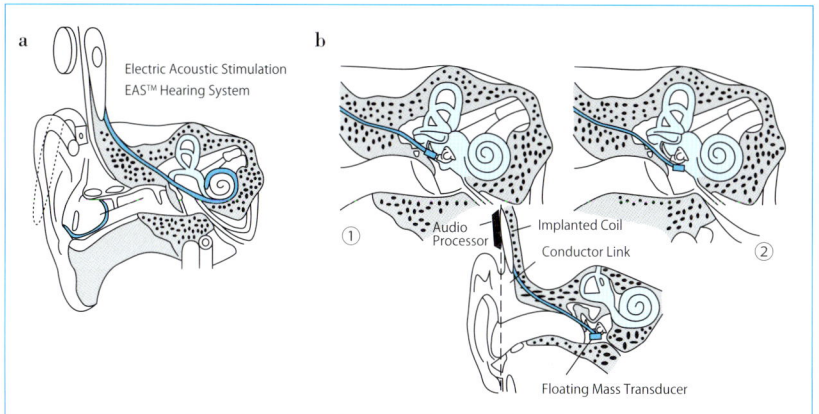

図5　人工聴覚器
a. EASは音響刺激(矢印)＋電気刺激で聞き取るシステム.
b. 人工中耳であるVibrant Soundbridgeは感音難聴に対しては振動子(FMT)を耳小骨に設置(①)し,伝音・混合性難聴に対しては正円窓に設置(②)するシステム.

最近の人工聴覚

　最近,音響刺激と人工内耳の機能を一体化した新たな人工内耳(残存聴力活用型人工内耳:EAS(electric acoustic stimulation))が開発され,高度医療として臨床応用されている.低周波数帯の聴力が軽・中等度感音難聴,高周波数帯の聴力が高度・重度感音難聴の高音急墜型感音難聴が適応となる(図4)[4].低音部を音響刺激で,高音部は人工内耳で聞き取るシステムである(図5a).

　1983年日本で開発されたリオン型人工中耳がきっかけで,様々な人工中耳が開発された.海外では広く行われているVibrant Soundbridgeはオーディオプロセッサーとよばれる外部装置と内部装置として耳後部に埋め込む受信機と受信機から出ている導線の先端にFMT(floating mass transducer)とよばれる振動子から構成されている(図5b).中・高度感音難聴に対してはきぬた骨長脚にクリップで固定する.わが国では正円窓にFMTを設置することで,正円窓膜を振動させ補聴効果を得る方法[5]による伝音・混合性難聴に対する臨床治験が行われた.

　埋め込み型骨導補聴器は音声情報を骨振動として中耳を介さず側頭骨から直接蝸牛に伝播し,聞き取る方法である.今後様々な難聴の治療法に人工聴覚器が選択肢になっていくと思われる[6].

おわりに

　わが国においては1985年から人工内耳がスタートし,現在では小児人工内耳が半数以上を占めている.海外では1歳前後と手術時年齢の低年齢化と両耳人工内耳装用が行われ,良好な結果が報告され,今後わが国においても同様な傾向がみられることが推測される.

　また,人工内耳は外部装置の小型化や機能の向上により信号処理方法の改善がみられ,使いやすさと聞き取りの向上が期待される.蝸牛に挿入する電極もより低侵襲なものとなり,drug delivery system(DDS)も併せもった電極の開発が進められ,さらなる進化がみられるだろう.今後人工内耳の全埋め込みや電池に対する費用負担の軽減に関連する技術発展が望まれる.

文献

1) 舩坂宗太郎,他:人工内耳の歴史－その手術を中心として.JOHNS 1995;11:537-542
2) 内藤　泰:大脳機能画像としてのPET.耳喉頭頸 2011;83:763-771
3) 土井勝美:人工内耳医療の過去・現在・未来.耳鼻臨床 2010;103:973-982
4) 岩崎　聡,他:人工聴覚器の将来　人工内耳～低侵襲,残存聴力温存へ向けた新たな取り組み.日耳鼻会報 2011;114:801-806
5) Iwasaki S, et al.: Experience with the Vibrant Soundbridge RW-Coupler for round window Vibroplasty with round window otosclerosis. Acta Otolaryngol 2012;132:676-682
6) 岩崎　聡:人工聴覚器の最近の話題.日本医事新報 2011;4553:90-91

V. 聴覚支援機器のしくみ

3. FM システム

[関東労災病院感覚器センター耳鼻咽喉科]
杉内智子

Key Points
- 話者の音声を，口元のマイクから補聴器に FM 電波で伝送するシステム．
- 送信機と受信機からなり，SN 比の改善と反響対策として，授業などに有用である．
- 技術革新と小型化が進み，デジタル無線方式も登場し，活用が拡がっている．

はじめに

通常，人の話声は話し手から離れれば離れるほど，そして雑音や残響があるほど，ますます聞き取りにくくなる．この話者との距離や雑音などは，補聴器や人工内耳を装用して日常会話をなんとか聞き取っている聴覚障害者にとって，想像以上に大きなバリアとなっている．そこで，FM システムを用い，音の取り入れ口であるマイクロホンを話者の口元近くに置き，話声を FM 電波にのせて補聴器に送ると，耳元に話者がいるのと同じ状況，つまりバリアフリーになる．このシステムはアナログ補聴器の時代から，特に学校の授業場面に活用されてきた．最近ではテクノロジーの進歩に伴い機器が改善され，幼稚園の教室や会社の会議・会食など，より低年齢の小児から高齢者までライフステージに合わせた活用が広がっている[1]．ここでは FM システムについて，そのしくみを中心に解説する．

聴覚障害の人の聞こえと音環境

聴覚障害者は小さな音が聞こえにくいだけではなく，内耳からの聴覚路の障害によって，聞くべき周波数帯域をそれ以外の帯域から選別して聞き取る能力（周波数弁別能）や断続音の極短い途切れを認知する能力（時間分解能）などが低下して

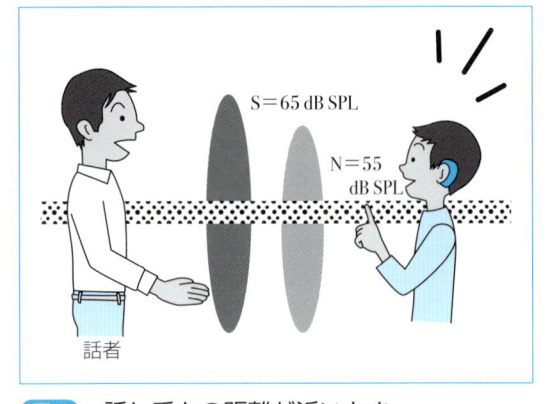

図1 話し手との距離が近いとき

いることが多い．このため，雑音下で自らにとって有意な音の存在に気付き，これを聞き分けて話声を聴取理解することが困難になっている．

この話声と雑音についての音環境の条件は，音声信号（Signal：S）と雑音（Noise：N）の音圧の差，すなわち"SN 比"で表される．話者との距離が近いときは，音声信号（S）が十分に大きく，たとえば 65 dB SPL，周囲雑音（N）が 55 dB SPL の場合，SN 比は（65 dB − 55 dB =）+10 dB となる（図1）．話者との距離が遠いときには，音声信号（S）が距離を経て減衰し，たとえば 45 dB SPL となった場合，周囲雑音（N）は 55 dB SPL のままなので，SN 比は（45 dB − 55 dB =）−10 dB となり，音声は雑音に紛れて聞こえにくい（図2）．聴覚障害

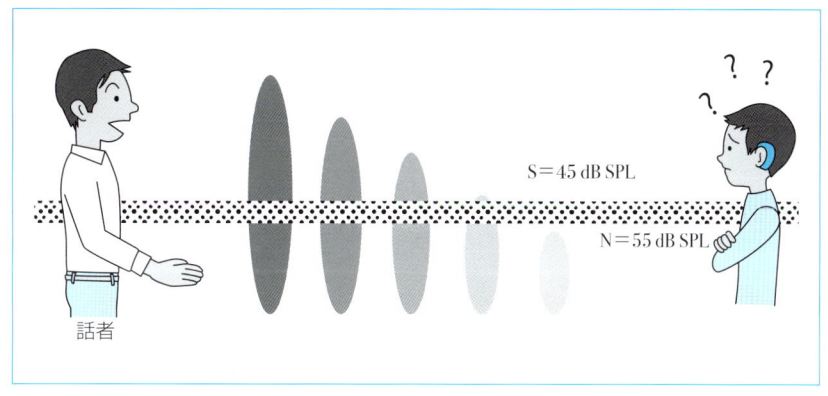

図2 話し手との距離が遠いとき

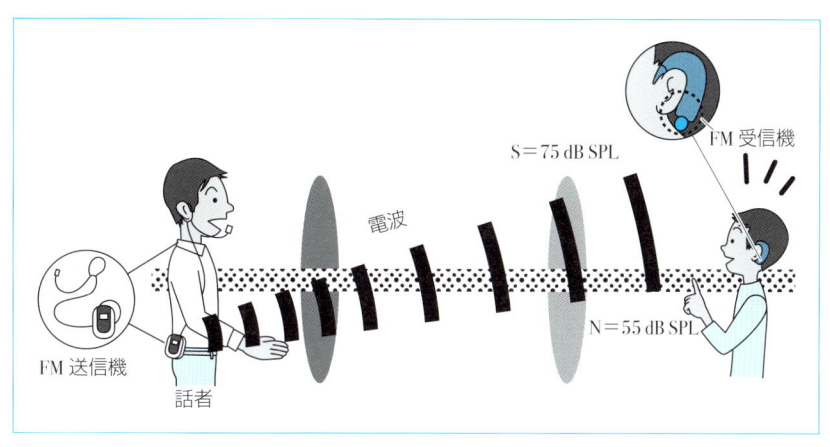

図3 FMシステムの活用時

者は健聴者に比べ15 dB程度大きいSN比が必要とされ[2]，教室の音環境の条件としては雑音レベル35 dB（A）以下，残響時間0.4–0.6秒，そして聴覚障害児には+20 dBのSN比が推奨されている[3,4]．

FMシステム

1 FMシステムの原理

最近，補聴器では周囲の音環境に応じて雑音を抑え，SN比を改善できるような音作りの開発が進んでいる．指向性機能，雑音抑制機能の進化である．しかし，SN比+15～20 dBの状態を常に維持することはむずかしい．

そこでFMシステムを使用すると，話者の音声信号（S）は口元と同じ75 dB SPLのまま補聴器まで伝送される．一方，周囲の雑音（N）は55 dB SPLのまま変わらないため，補聴器でのSN比は

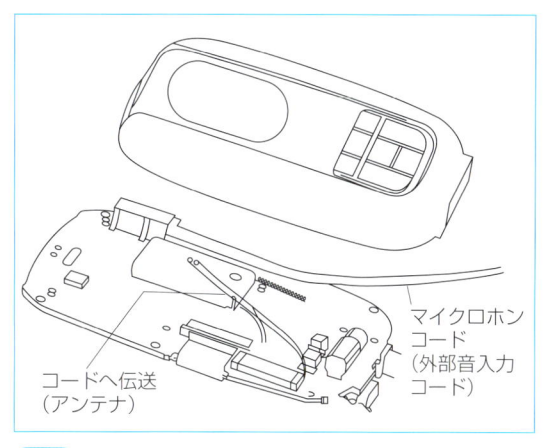

図4 送信機の内部構造

（75 dB − 55 dB =）+20 dBとなり，上記の必要条件を満たして聴覚障害児にも聞き取れるようになる（図3）．同時に，口元からマイクロホンまでの距離が近いため，残響の影響は極最小となる．

図5　FM 送信機のいろいろ
a. 一般的なポケット型，b. 首かけ型，c. 卓上置き

2　FM システムの構造と機種

FM システムの基本構造は，送信機と受信機からなる．以前は両機ともにポケット型であった．受信機は，FM 電波の認可周波数帯の高域移行と機器の進歩によって，補聴器と一体となった耳かけ型を経て，現在の小型モジュール形式となった．

送信機は変わらずポケット型のままで，マイクロホンと送信機本体からなり，マイクコードがアンテナになっている．電池は充電式である（図4）．中には複数のマイクロホンの親機となったり，FM 電波の周波数帯域（チャンネル）を変更できる機種もある．またハンドマイク型，そして首にかけたり，机の上に置いて使用するマイク内臓型の機種もある（図5）．

現在汎用されている受信機は，1 cm^{3}弱ほどの立方体で小さなループアンテナが内蔵されている（図6）．補聴器・人工内耳の各機器に接合して用い，電源は補聴機器から供給される．ただし接合可能な補聴機器は外部入力端子が搭載されているものに限られる．受信機には，器種専用のものと器種専用アダプタを介して補聴器のメーカを問わず使用可能なものとがある（図7）．

また，耳あな型のように外部入力端子がない場合でも，誘導コイルが搭載されていれば，FM システムを使用できる．ポケット型 FM 受信機にタイループを接続してこれを首に掛け，いったん受信機で受けた音声を，今度はタイループの磁気誘導で補聴器に伝送する（図8）．

なお FM システムを用いると，補聴機器にはその機器本来のマイクロホンと FM 送信機のマイク

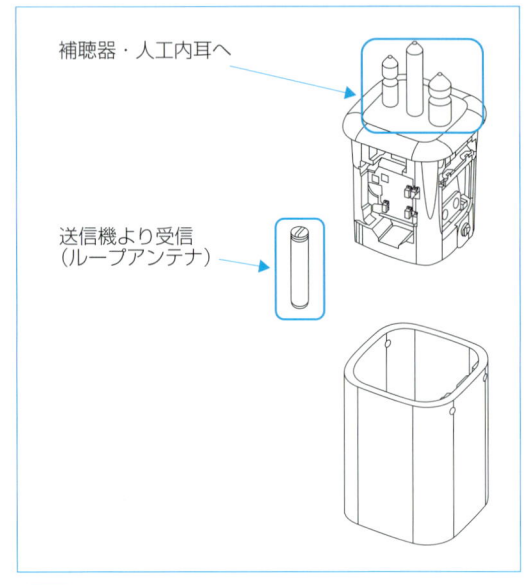

図6　受信機の内部構造

ロホンの2種類の音の取り入れ口があることになる（図9）．聴力レベル，発達状況，環境などによって，補聴器本来のマイク入力を off にするなど，両者の入力バランスを調整しなければならない．また雑音の状態によって自動的にこのバランスを調節する器種もある．

3　FM システムの適応

広義には，聞き取りが困難な場面があり，本人あるいは周囲が十分に装用管理できれば，適応があると考えられる．具体的には，①離れたところの話者の声の聴取（校外学習・授業・講演・会議・会合など），②周囲が騒々しいところでの話者の

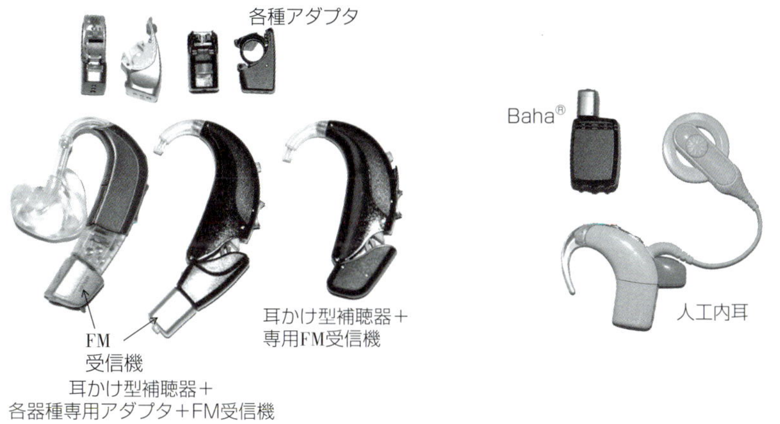

図7　FM受信機のいろいろ（耳かけ型補聴器，各種アダプタ，各種受信機，人工内耳，Baha®）

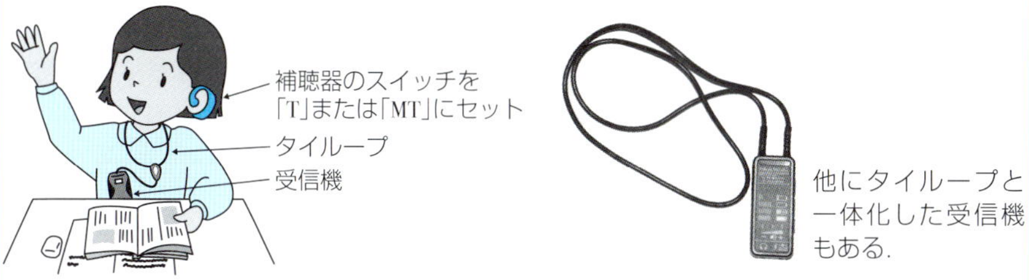

図8　ポケット型FM受信機にタイループを接続し，磁気誘導で補聴器で伝送

声の聴取（授業・講義・講演など），③音が反響するところでの聴取（体育館など），④幼小児の言語学習，などがあげられる．何れの場合も厳重な聴覚管理が必要である．

4　FMシステムの限界から

FMシステムはSN比を改善して聞き取りやすい条件を整えるものである．したがって本体となる補聴器以上の音質改善はむずかしい．そして話者の使い方によっても効果が大きく異なる．口元から10〜15 cmのマイク位置がずれると，音声が強弱したり衣擦れなどの音が伝達されたりする．また送信機を持たない発言者にはマイクを向けることも必要となる．なおFM電波の伝送距離は約30 m程度で，他の周波数帯域（チャンネル）を用いたFMシステムと電波干渉が起こる場合があり，あらかじめチャンネル管理が必要である．

5　FMシステムのいろいろとこれから

受信機には音を増幅せず，FM電波を受信するだけのものもある．極軽度の難聴や聴覚処理障害など，先生の音声を集中して聞かせたい場合に用いられる[5]．また音環境の改善を図るため，送信機から専用の線音源スピーカにも伝送する機器もある．

FM電波以外に音声を伝送する媒体としては，磁気誘導ループと赤外線がある．磁気誘導は利用しやすいが大掛かりな設備を要し感度変化と干渉があり，赤外線は安定性が高く干渉はないが障害物と光（屋外など）に弱い[6]．なお2013年秋からFM電波の替わりに2.4 GHz帯のデジタル無線方式を用いた補聴援助システムが登場した．機器はやや小型となり電波干渉はなく，よりすぐれた伝送能力が期待されている．

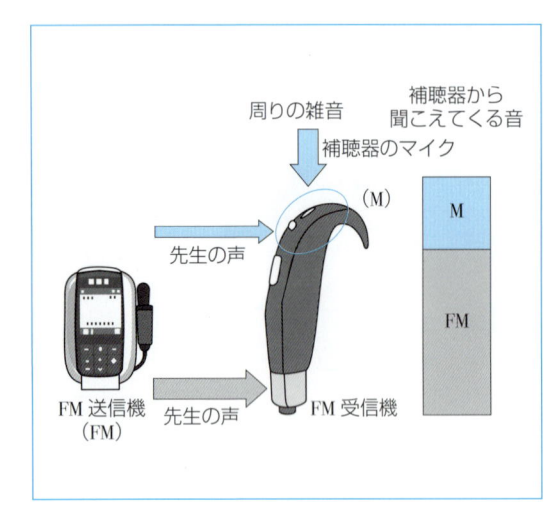

図9 FMシステムでのマイクロホン入力の状況
補聴本来のマイクロホンとFM送信機のマイクロホン

● おわりに

　難聴は見えない障害といわれるように，そのバリアは明確に認識されていない．本システムはこのバリアの周知とその対策に極めて有用であり，特に学校の授業等には必須と考えられる．しかし活用はまだまだ十分とはいいがたい．テクノロジーが如何に進歩しても，機器の活用には周囲の理解と協力が欠かせず，経済的な援助も含めた社会の啓発が望まれる．

● 文献
1) 杉内智子，他：FM補聴器使用の現状に関して．Audiology Japan 2001；44：443-444
2) Ross M：Room Acoustics and Speech Perception. FM Auditory Training Systems Characteristics, Selection, and Use. Timonium, Maryland, 1992；21-44
3) Cradell CC, et al.：Classroom Acoustics for Children With Normal Hearing and With Hearing Impairment. LSHSS 2000；31：362-370
4) Flexer C：Integrating Sound Distribution Systems and Personal FM Technology. ACCESS；2003：121-129
5) 立入　哉, 他：きこえへの配慮　FM補聴システム．日本教育オーディオロジー研究会（編）2008；16-27
6) 武田英彦：4. 補聴器フィッティング現場での対応 Q19 FM補聴器などについて．MB ENT 2012；144：97-101

C

療育・教育・就職

VI. 高度難聴の療育と教育

1. 就学前療育：乳幼児期の補聴器フィッティングと早期療育

[筑波大学大学院人間総合科学研究科]
廣田栄子

Key Points

- 難聴児の療育では幼児の全般的発達に基づいて，聴覚，言語，コミュニケーションなどの専門的な包括的支援を行う．
- 乳幼児の発達特徴を配慮した早期補聴と早期療育によって，音声言語発達を促進することができる．
- 乳児は外耳道容積が成人と比べて小さく，補聴時には鼓膜面上の音圧の増大を換算して適合する必要がある．

はじめに

乳幼児期には，母子のコミュニケーションを基盤に人への信頼関係や，情緒社会・発声発語・言語・認知の発達が促進される．高度に聴覚に障害をもつ乳幼児では，難聴診断後，早期に適切に補聴器を調整して体系的な療育指導を開始し，年齢に応じた発達を促すことが重要[1]である．

最近では，新生児聴覚スクリーニング検査（Newborn hearing screening：NHS）の普及により，聴覚障害児の早期発見・診断が促進され，0～1歳代と早期に療育が開始される例も少なくない．補聴器のデジタル化や人工内耳などの適用は，乳幼児期からの聴覚活用や，言語コミュニケーションと認知社会的発達を促進し，二次的障害の発生を予防できるようになった．しかし，聴覚障害が小児発達に及ぼす影響については依然，個人差が大きく，NHSによる言語発達などの改善についてエビデンスは十分とはいえない[2]．そこで，本項では難聴の診断後の早期補聴のプロトコル，および現状と課題を概括し，乳幼児期の補聴と支援の在り方について検討する．

難聴乳幼児の療育と補聴

難聴児の療育（early intervention）[3,4]とは，地域での難聴児と家族支援に基盤を置き，補聴，聴覚，言語，発声発語，コミュニケーションにかかわる専門的支援と幼児の全般発達支援について，医療・保健・リハビリテーション等領域が連携して行う包括的な支援体制といえる．国内では，難聴幼児の療育はおもに社会福祉児童法により設置された児童福祉施設（難聴幼児通園施設：25施設）において，言語聴覚士や保育士・児童指導員・保健等関連職種により専門的指導が行われている．精密聴力検査機関施設（日本耳鼻咽喉学会指定：159施設）や総合医療施設，大学病院やクリニックなどでは，地域関係施設と連携して療育指導が行われている．1975年より難聴幼児通園施設の制度化に伴い設置が進み，NHSの普及とともに全国的に療育の重要性が推奨されて，早期療育の地域体制の整備が進められている．広義には聴覚特別支援学校の乳幼児相談指導を含めることもある．

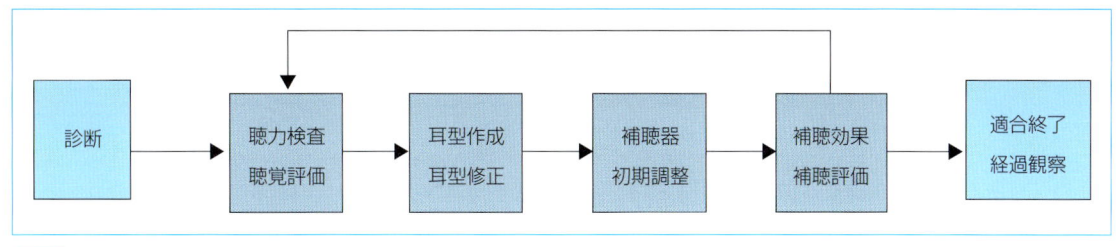

図1 小児の補聴器適合過程

乳幼児難聴の特徴

乳幼児期の難聴児の補聴については，ABRなどの他覚的聴覚検査に基づき初期設定を行い，発達に応じて周波数別聴覚閾値や骨導値，聴力型等の聴覚情報を加えて調整の精度を高める点に特徴がある．さらに，乳幼児の認知・行動発達に注目し聴覚的行動等の観察に基づいて補聴効果と調整について評価し，小児の年齢発達に応じて補聴器の機能や使用上の配慮をした個別支援が必要といえる．そこで，医療・療育施設では耳鼻科医師と小児発達の専門的基盤を有した言語聴覚士等のチーム医療による長期的な聴覚検査と補聴器適合の体制が必要とされる．

乳幼児の補聴器指導

1 補聴器適合時期

乳幼児では，定頸後の4か月以降6か月齢には，補聴器適合の開始が望まれる．乳児期には，母親を選好注視し，母親の声かけに呼応して発声が増加し，原初的コミュニケーションが形成される．また，補聴器装用後には乳児の音への反応が鋭敏になり傾聴態度（listening atitude）がみられ，聴力検査では反応が安定し再現性が高まる．そこで，聴覚検査と補聴器装用と相互補完的に進めることが有効といえる．

2 補聴器の装用耳の選択，両耳聴の検討

初期設定では，良聴耳に装用を始め装用時間の延長をはかる．ついで，交互装用し左右耳の補聴効果を比較し，聴力程度の差を確認することも必要である．片耳の補聴器常用後であれば，円滑に両耳装用に移行できる．両耳装用では，左右両方向からの情報を収集し，音の立体音場感・臨場感の改善や，雑音の影響の軽減などの利点がある．また，高度難聴児の補聴器の装用閾値については，通常会話の聴取は十分でない場合が多い．そこで両耳聴によって聴覚閾値が約3 dB改善（Binaural summation）[5]し，頭部遮蔽効果（Head shadow effects）[6]によって音源知覚が容易になるなどの利点から，小児では教育的観点で両耳装用の適用が多い．両耳装用実施後には定期的な聴覚検査による聴覚管理が必要といえる．

3 補聴器適合の手順

図1に乳幼児の補聴器適合手順[7]について示し，以下に概要を示した．

1）耳型作成

小児では，補聴器の脱落と音漏れ（ハウリング）を防ぐためにイヤモールドを作成し，衝撃による外傷などを避けるためにアクリルまたはシリコン製の軟質材質が用いられる．

高度難聴児では，耳介腔を大きく覆ったスタンダードやシェルタイプが多く，軽・中等度難聴児には，小さく挿入が容易なカナルが用いられる．

乳幼児の装用を妨げる原因として，乳児では耳介軟骨が柔らかく，外耳道が短いので補聴器が脱落したり，増幅音のハウリングが生じやすく（81%），イヤモールドの再採型や修正液での微調整で対応する．イヤモールドにワイヤをつけて耳介部分に固定する方法も有効である．印象剤の注入には，特に乳児ではトラブルも少なくなく耳鼻科医師による耳垢や外耳の炎症の有無などの視診や，外耳道への印象剤ブロック用の綿玉の挿入が望まれる．

表1 乳幼児に用いられる補聴器型

	耳かけ型		ベビー型		ポケット型	
	人数	%	人数	%	人数	%
年齢区分総計	1,157	82.9	235	16.8	4	0.3
1歳未満	547	70.9	220	28.5	4	0.5
1歳以上1歳半未満	270	96.3	10	3.7	0	0
1歳半以上3歳未満	340	98.5	5	1.4	0	0

2）補聴器型の選択

表1に，乳幼児に医療・療育・教育施設（N＝154）で，初期設定で用いられている補聴器型を示した[8]．補聴器の小型軽量化，デジタル化に伴い，以前よりハウリングが生じにくくなったことから乳幼児でもほとんどで耳かけ型が用いられ，ポケット型はわずかである．耳かけ型補聴器を外装イヤホン出力に改造したベビー型（CROS式）は，1歳未満の高度難聴児の28.5％に過ぎない．補聴型による出力性能の差は少なくなり，乳幼児の年齢や聴力レベル，生活状況等を個別に配慮して選択する．

耳かけ型は耳介上部にマイクがあり，衣擦れ音が入りにくく，軽量で装着が容易である．一方で，高度難聴児では高い音響利得で装用するために，1歳未満で母親の胸に頭部を接触すると補聴器のハウリングが生じやすく，ベビー型補聴器の外装イヤホンを用いてハウリングの発生を低減している．

常用には，耳かけ型では脱落防止のために補聴器を耳介部に固定する部品や，本体に紐やテグスを取付け，安全ピンで体につけるなど，紛失を防ぐ工夫が必要である．ベビー型補聴器は，ワッペンのようなホルダーに補聴器をゴム等で固定し，安全ピンで肩部に固定する．乳児期から1～2歳児期に耳かけ型に改造ができる．

挿耳型は，小型で軽量であるが，乳幼児にはハウリングや，舐めたり口に入れたりするなど誤嚥も心配され原則的に適用されない．幼児後期からおもに軽・中度難聴児に，音響利得を十分管理しながら適用が可能になる．

外耳道閉鎖例では骨導補聴器を用い，ベビー型補聴器に骨導振動端子を接続し，ヘッドバンドで頭部に固定する．骨導端子を乳突部に固定する圧力と接触面により，音圧が変動することもあり，ヘッドバンドや接合鋲の固定などのトラブルへの

　先週1週間のお子さんの補聴器の装用状態について伺います．
　1. 1日に何時間位，装用できるようになりましたか．
　2. 補聴器ホルダー，耳型などは嫌がらずにつけましたか．
　3. どちらの耳に装用させましたか．
　　　交互装用の場合は何日ごとに交換しましたか．
　4. 補聴器のボリュームはいくつで使いましたか．
　5. お子さんの耳につける前に親御さんが聞いてみましたか．
　6. 補聴器をつけてから音への反応に変化がありましたか．
　　　どんな音が聞こえたようですか．
　7. 補聴器をつけてから声の出し方に変化がありますか．
　　　どんな発声がみられますか．
　8. 補聴器について，お困りになったことはありますか．

図2 補聴器の装用状態についてのアンケート

対応を配慮して，常用には根気強い調整・指導が必要になる．

3）乳幼児の聴覚器官の形態的特徴

乳幼児では外耳道軟骨が柔らかく，補聴器の固定が困難な点に特徴があり，さらに，外耳道の長さが短く（表2）[9]，外耳道容積が成人と比べて小さい．その結果，鼓膜面上では，補聴器特性測定装置（2 mm^{3}カプラ，密閉形擬似耳）の測定値より大きなレベルでイヤホン出力音圧が達しており，乳幼児では中周波数帯において平均3～8 dB程度大きくなる[10]．特に0～12か月齢では実耳とカプラ差が大きく，7歳頃までに成人の1 SDの範囲に入る[11]と報告されている．そこで，乳幼児期には表3の修正値により出力を小さく設定することが聴覚保護の観点から必要である．

一方，補聴効果の観点からは，その後，4歳以降には外耳道容積が成人に近似することからイヤホン出力を増加する必要がある．

さらに，乳児では外耳道が細いので，イヤモルド音道の径が細く，補聴器の高周波数帯が減衰されて鼓膜面上に出力されている．音穴が1 mm程度では高周波数帯で8 dB減衰していることもあり，補聴器に耳型を接続して個別にカプラ測定が必要となる．0～2歳には外耳道共鳴周波数が高音に位置し（6,000 Hz），3～4歳までには成人（2,600 Hz）との差が減ずること[12]に配慮を必要とする．

4）補聴器の初期設定とフィッティング

補聴器の適合プログラムで，小児用の適合設定が選択されている場合は，各計算式による規定選択法の計算処理が自動的に行われるが，手動によ

表2　外耳道の長さ

月齢	長さ（mm）
1	14.0
3	16.5
6	17.5
12	20.0
24	21.0

表3　実耳－カプラ利得差

月齢	聴力閾値 LOW	MID	HIGH	不快閾値 LOW	MID	HIGH
0～12	10	14	16	5	7	8
13～24	10	12	10	5	6	5
25～48	8	10	8	4	5	4
49～60	6	8	6	3	4	3
>60	0	0	0	0	0	0

表4　成人の音響利得（DSL法）

閾値	250	500	1,000	2,000	4,000	6,000
10	1	3	4	15	18	10
20	3	5	9	20	23	16
30	7	9	15	26	30	23
40	13	15	21	32	37	31
50	20	21	28	40	44	39
60	28	28	36	47	52	47
70	36	36	43	54	59	55
80	44	43	50	61	66	62
90	52	50	57	67	73	69
100	58	57	62	72	79	73
110	—	62	67	77	85	—

表5　成人の最大出力音圧（DSL法）

閾値	250	500	1,000	2,000	4,000	6,000
10	94	102	100	102	100	98
20	95	103	101	104	102	99
30	97	105	104	106	104	101
40	100	107	107	110	108	105
50	104	111	110	114	111	108
60	109	115	114	118	115	113
70	114	119	119	122	120	117
80	120	123	123	126	124	122
90	126	128	127	130	128	125
100	132	131	130	133	132	128
110	—	134	133	135	135	—

る方法としては，補聴器特性装置の測定結果に乳幼児の実耳特性の修正値を減じて調整する．表4，5に，成人の補聴器適合時の音響利得と最大出力音圧レベルの基準資料[7]を示した．幼児では，表3の小児の実耳利得－カプラ差（RECD）を減じた値を目標に用いる．

乳幼児の初期設定では，目標値の5～10 dB低値に調整し，装用状況を検討しながら順次，出力を上げる．2歳以上で幼児聴力検査が可能になったときに，補聴器装用下の聴力閾値または実耳特性を基準として，補聴器調整を行うことが必要である．

補聴器適合のアルゴリズムは，難聴児の聴覚閾値と不快閾値の間に，普通の声の会話情報（スピーチスペクトラム）を入れるように補聴器の挿入利得を算出し，さらに高度難聴児を対象とした修正[11]や補聴器型の違いによる挿入利得[13]の修正を加えるものである．高度難聴幼児では，初期設定として広帯域で平坦な周波数特性や音質N特性（低周波数帯6 dB/oct.）が用いられることが多い．

5）補聴器の常用指導

乳幼児では，補聴器の装用には協力的でない場合も多く，常用は必ずしも容易ではない．常用阻害の原因としてハウリング，補聴器を嫌がる，耳から外れる点があり，故障原因として汗，落下や衝撃，よだれがあげられる．1歳前後の乳児ではイヤモールドをはずしたり，舐めたり口に入れる例も少なくない．

養育者には家庭での補聴器の装用時間を日々延長するよう依頼し，半日以上の常用をめどに補聴器調整を進める．装用時に玩具を用いたり体を動かして遊ばせたり，散歩に行くなど補聴器への意識をそらせながら装着時間を延長する．直ちに常用できる例は少なく，保護者には補聴器装用の必要性を繰り返し説明し，同障児の家族との交流などにより動機付けを高めることが必要である．このような条件では補聴器の装用開始後3～6週目には90％の乳幼児で6時間/日装用が可能になった[14]．

養育者に対しては，補聴器の使用目的，機能や

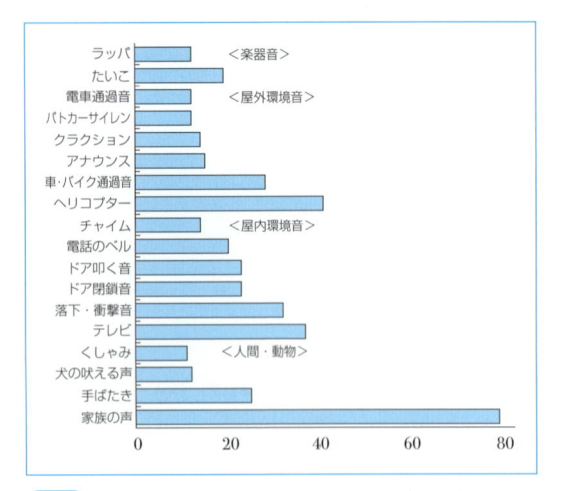

図3 乳幼児の補聴器装用後の聴性行動

構造，取扱いについて具体的に説明して協力を得ることが重要である．再来院時にはアンケート用紙（図2）を用いてa）補聴器装用時間，b）スイッチ操作・ボリューム管理・電池管理，c）ハウリングなど装用時の問題，d）補聴器装用時の発声・聴覚反応の改善などについて問診し，適宜，具体的に問題を解決して日中の常用を可能にするよう指導することが重要といえる．

4 補聴器適合の評価

1）聴性行動や発声行動の観察による評価

乳幼児の補聴効果については，聴性行動や発声行動の問診または観察法により評価する．補聴器装用開始からの経過期間に，典型発達児の生後10か月齢までの，音検知，音源識別，音の意味の理解，非現前音源理解などの聴性行動の発達系列が観察される．また，養育者に聴性行動の記録（音源，距離，反応の様子，補聴器装用耳・状態）を依頼することで補聴効果や故障，聴力変動等を発見する視点の習得を促すことができる．

図3に，0～2歳児の補聴器装用6週後に認めた聴性行動[14]を示した．高度難聴児においても，補聴器装用によって79%に聴性行動を認め，特に呼名など音声への反応は良好である．0～1歳児では衝撃音などへの反応にとどまり，2歳児では室内外の種々の音に反応するなど幼児の外界の認知レベルが反映されている．

2歳未満の乳幼児では，補聴器の装用により直ちに自己の音声をモニターする発声がみられ，各種発声行動（発声量の増加，音韻の種類の増加，抑揚，呼びかけ，連続的発声）を観察して，補聴器の効果を評価することができる．0～1歳児や高度難聴児においても発声行動の変化は発現し，補聴器装用後に音声行動の変容が認められない場合には，重度聴覚障害児であるか，補聴器調整に誤りがないか検討を要する．

2）音場検査による補聴器装用閾値評価

乳幼児の補聴では，日常会話を聞き取れるように，長時間平均会話スペクトラム（long-term average speech spectrum：LTASS）が広帯域に可聴範囲に入るよう，補聴器の挿入利得を調整することを目標とする．そこで，3歳以上では，音場検査法により補聴器装用閾値を測定し，会話平均スペクトラムより上昇している場合には音響利得や周波数特性の再調整を行う．または，個別に実耳挿入利得を測定し，聴力閾値を基準として会話音の聴取音圧レベルを算出して調整する．

3）行動観察や語音を用いた評価

聴覚発達質問紙，IT-MAIS（Infant Toddler Meaningful Auditory Integration Scale）[15]，LiP（Listening progress profile）[16]など聴性行動観察や，MUSS（Meaning Use of Speech Scale）での発声行動指標が用いられる．また，幼児の後方から6種の音声を提示し（/a/, /u/, /i/, /sh/, /s/, /m/：Ling Six Sounds），検知または模倣の可否を検討して，聴取可能な周波数帯域を推定する．3歳以降で言語獲得後であれば，強制選択（closed set）による単語了解度検査（2音節，3音節：TY-89）が用いられ，仮名文字を習得した6～7歳から単音節を用いた語音明瞭度検査（57s，67s）の実施が可能になる．

5 家族指導

乳幼児期の補聴器指導では，補聴器の装用時間の延長や，日常的な管理など家族の協力が欠かせない．診断直後には家族は心理的に混乱し，子どもの障害を受け入れられずリハビリテーションへの協力を得られないために，補聴器の装用やトラブルへの対応が遅れる例も少なくない．家族に対しては聴覚障害やコミュニケーション，言語発達，社会適応への支援の必要性など長期的視点で

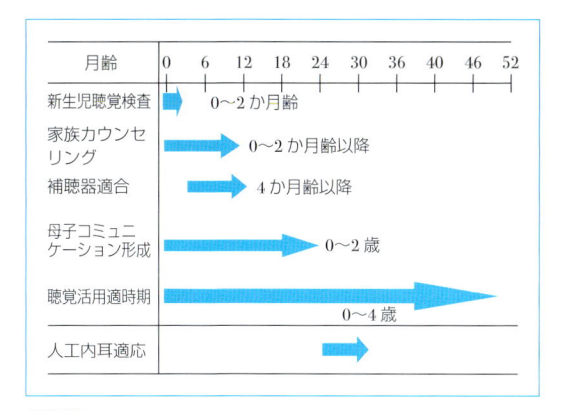

月齢	0 6 12 18 24 30 36 40 46 52
新生児聴覚検査	0〜2か月齢
家族カウンセリング	0〜2か月齢以降
補聴器適合	4か月齢以降
母子コミュニケーション形成	0〜2歳
聴覚活用適時期	0〜4歳
人工内耳適応	

図4 幼児期の家族指導

のオリエンテーション（図4）を行うことが重要である．医学的な治療の可能性と限界，ハビリテーションや教育による子どもの成長の可能性について十分な説明と合意が必要である．

難聴児の養育について，両親は将来を見通せない漠然とした不安や困惑，葛藤を抱くことも少なくない．聴力正常な両親ではその傾向は大きく，家族の心理状態を洞察・サポートするカウンセリングの視点が必要とされる．成人ろう者や同障児の家族との交流やピアカウンセリングでは，普通の子育てをすればよいと了解し緊張がとける例も少なくない．

6 今後の展望

難聴児の補聴器適合の精度は，小児の言語獲得に及ぼす影響が大きく，乳幼児早期からの適切な補聴と早期療育の開始が強く望まれている．以前は2歳未満に診断される小児の84%が80dB以上の高度難聴児であったが，新生児聴覚スクリーニング普及後では，乳児期から軽・中等度難聴の診断例も多く，早期からの聴力閾値に対応した調整と聴覚保護の万全な対策が要請されている．

補聴器のデジタル化に伴い，自動音量調整によって会話音の入力レベルに応じて増幅特性やハウリング制御，指向性の調整ができ，歪みや時間差がなく増幅制御が可能になったことから，発達に応じて必要な機能について検討する必要があるといえる．また，乳幼児期の初期設定後には，定期的に経過を観察し，特に3歳時，および就学前時には個別に補聴効果を評価し補聴器適合の改善が重要といえる．

●文献

1) Matkin N：Assessment of hearing sensitivity during the preschool years. In:F. Bess（ed），Childhood deafness. Grune & Stratton, 1977；136
2) American Academy of Pediatrics, Joint Committee on Infant Hearing：Year 2007 position statement：Principles and guidelines for early hearing detection and intervention programs. Pediatrics 2007；120：898-921
3) 山下祐司,他：難聴児の療育. Audiology Japan 2009；52：139-151
4) 廣田栄子：乳幼児難聴の聴覚医学的問題「早期診断と早期療育の問題点」. Audiology Japan 2013；56：249-257
5) Bess FH, et al.：An introduction to unilateral sensorineural hearing impaired children. Ear Hear 1986；7：14-19
6) Festen JM, et al.：Speech reception threshold in noise with one and two hearing aids. J Acoust Soc Am 1986；79：465-471
7) Seewald RC, et al.：Predictive validity of a procedure for pediatric hearing instrument fitting. Am J Audiol 1999；5：52-56
8) 中市真理子，他：乳幼児期の難聴児における補聴器機能と装用状況に関する検討. Audiology Japan 2014；57：in press
9) Kathryn L Beauchaine：An amplification protocol for infants, A Sound Foundation Through Early Amplification, Prceedings of the second international conference 2001；105-112
10) Feigin J, et al.：Probe-tube microphone measures of ear-canal sound pressure levels in infant and children. Ear Hear 1989；10：254-258
11) Byrne D, et al.：Modified hearing aid selection procedures for severe/profound hearing loss. In Studebaker GA, et al.（eds），The Vanderbilt hearing aid reportⅡ, York Press, 1991
12) Kruger B：An update on the external ear resonance in infants and young children, Ear hear 1987；85：74-81
13) Byrne D, et al.：NAL new procedure for selecting the gain and frequency response of a hearing aid. Ear Hear 1986；7：257-265
14) 廣田栄子：難聴幼小児への補聴器のフィッティングと評価.神崎 仁，他（編），補聴器の選択と評価. メジカルビュー社，1996；112-121
15) Zimmerman-Phillips S, et al.：Assessing cochlear implant benefit in very young children. Ann Otol Rhinol Laryngol 2000；109（suppl 185）：42-43
16) Archbold S：Monitoring progress in children at the pre-verbal stage. In McCormick B, et al.（eds），Cochlear Implants for Young Children. London, Whurr, 1994；197-213

VI. 高度難聴の療育と教育

2. 聴覚障害児に対する補聴器，人工内耳装用と音声言語発達

[筑波大学大学院人間総合科学研究科]
廣田栄子

Key Points

- 難聴児では幼児期の音声・言語（語彙・構文・語用）発達を基盤として，就学以降の教科学習の達成度に影響を及ぼすこともあり，長期的支援の検討を要する．
- 難聴児の言語発達については，聴覚障害の程度や認知発達等の個別条件，家庭・教育環境など複数要因が関与し，各側面の評価に基づいた個別指導が重要になる．
- 人工内耳装用児の語音聴取能は基本的に良好であるが，音声言語発達・心理社会的側面について個人差があり個別状況に応じた支援の検討を要する．

はじめに

幼小児では，乳幼児初期より養育者との密接なコミュニケーションを基盤として言語発達が促進される．そこで生下時または乳幼児期に両側に高度聴覚障害が生じる（prelinguistic deaf）と語音知覚，音声産生，コミュニケーション，言語発達など多岐に影響が及ぶことから，発達の各側面について包括的な療育指導が重要といえる．

言語獲得の適時期（1〜4歳）以降の後天性聴覚障害（postlinfuistic deaf）では，すでに母語の言語基盤を獲得しているので，上記のような多面的問題は生じることが少ない．しかし，それまで音声言語で成立していた会話に支障をきたし，寡黙になったり孤立する様子がみられ，新たなコミュニケーション法を獲得させ失聴以降の発達を保障して学校・家庭等に復帰することが課題となる．

近年，人工内耳は先天性難聴児の聴覚補聴機器として普及し，国内の装用児は2,250名（2010年）と報告されている．装用閾値は30〜40 dBと会話音声の聴取は可能で，多くの場合，聴覚音声による会話が可能になるものの，語音聴取能は多様で，音声言語発達の達成度や発達速度について個人差は大きい．

学童期の聴覚障害児では，学校生活での交流や活動参加に支障が生じたり，聴覚情報の制約によって学習に困難を示したり，言語遅滞によって書記・読解リテラシーの獲得が進まず，教科学習の達成度に問題を呈するなどの問題を示す例は少なくない．

そこで本項では，以下に幼小児期の聴覚障害による音声言語発達と障害について概括し，個別障害状況に対応した支援の在り方について検討する．

乳幼児の音声知覚

1 乳児の音声知覚のメカニズム

乳児の聴覚システムは，出生時には生理学的に完成しているが，行動学的には生後3か月に人間の音声について特に敏感に応じ，6か月に異なる音素間の違いを弁別し，母語の韻律を選好するなど[1]の音声の聴知覚が成立すると報告されている．この時期にはまだ会話音の音響的な差異を正確には認知できず，その後，養育者とのコミュニケーションで経験を積み，母国語音のテンプレートなどの音声知識を蓄えて，知覚的判断に至る．そこで，乳幼児は音声の対比的知覚，音素や語の

認知，選択的傾聴（selective attention），騒音下の語音認知などの音声知覚の技術を高めるようになる．音声知識は，乳幼児の言語理解に重要な要素であり，言語理解と音声知覚の両能力が関連して精緻化していくと考えられる[2]．

そこで，高度聴覚障害児に対して，乳児期早期の難聴診断により早期に補聴を開始し，直ちに密接な母子相互交渉を形成して，十分な音声知覚の経験と音声知識の蓄積，および理解・処理技術を高めることが重要といえる．

2 早期からの聴覚活用の有効性

乳幼児期の聴覚刺激の経験は，聴覚伝達経路と聴皮質において聴感覚の事象を伝搬するための組織化に重要である．また，言語習得前失聴者が人工内耳を介して日常会話の言語音を聴いている時の脳血流のPET計測では，一次聴覚野はある程度活動するが，聴覚連合野はわずかしか活動しない．これは，一次聴覚野は先天的に確保されるが，聴覚連合野の機能的発達は，生後の言語音聴取に依存していることを示唆する．乳幼児が語音を聞くことで語音認知機能が発達し，それは上側頭回の聴皮質における新たな神経回路の形成に対応すると推測される[3]．近年の脳画像による知見は，乳幼児期からの聴覚言語発達支援や新生児聴覚スクリーニング検査による早期補聴の有効性を支持するものといえる．

聴覚障害乳幼児の音声発達

乳児では母親との偶発的な音声のやりとりからコミュニケーションがはじめられる．生後2か月に，乳児の偶発的な発声（喃語）に母親が声をかけて応じているうちに顔を見ながら"原会話的（protoconversations）"な発声のやりとりが観察され，生後6か月頃には，子音ー母音構造をもつ［dada］［baba］と繰り返される規準性喃語（canonical bablling）が"原音節（protosyllables）"として観察でき，徐々に母語の音韻が形成される．

そこで，高度聴覚障害の補聴が遅れた場合には，初期の喃語があっても，その後発声は減少し，規準性喃語の発現が乏しく，むしろ減少したという報告[4]もある．1～2歳児（n＝82）から補聴器を装用した高度聴覚障害幼児について1か月以内に観察された発声行動[5]には，補聴器装用後に過半数の幼児では発声量が増加する様子がみられた．また，聴力80 dB未満児では補聴器装用の効果も高く，半数で音声の抑揚など韻律の変化を認めたものの，100 dB以上の児では発声量の増加以外の変化は少ないなど，発声行動は残存聴力と補聴器・人工内耳等による適切な聴覚補償の影響が大きいことが示されている．人工内耳装用後5か月と20か月期での幼児の喃語についての観察では，規準性喃語までの発達パターンは基本的に聴児と同じであると報告されている．また，人工内耳装用児では規準性喃語を15か月齢で産生しはじめ，装用期間は術後1～4か月間と発現年齢は早いが，喃語産生の頻度は少ないと報告[6]されている．

聴覚障害児の言語獲得

幼児期における基礎的言語能力の獲得について典型発達児では，生後6か月までには，母国語の初期の音韻的知識を獲得し，思春期までその精緻化を進める．語彙の獲得は，1～1.5歳に始まり，2～4歳には著しい速度で発達する．構文（統語）は，1.5～2歳に獲得がみられ，4歳までに急速に発達して6～7歳には完成すると報告されている．

そこで，乳幼児期に高度の聴覚障害があると幼児の言語学的知識の獲得に及ぼす影響は著しく，構文（統語），語彙，言語運用のあらゆる領域に障害が生じ，以下のような言語特徴を示す聴覚障害児がみられている．

1 構文発達

高度聴覚障害児では，幼児期には構文構造の発達は遅滞する傾向にあり，言語表現が稚拙であったり読解ができないなど長期に影響が及ぶ場合が多い．構文表現として①一文の文節数が少なく，文が短い．②単文が多く重文や複文など構文構造の複雑化に乏しい．③症例固有の文法をもつ．④構文規則の語用の特徴が報告されている．

幼児期3歳までに獲得する基礎的構文発達についての体系的指導が基本であるが，学童期に構文

獲得が完成しない場合には，成人期にも構文の誤用を残す例も少なくない．最近では，メール通信が普及し，継続した書記言語への接触が長期的には基礎的な構文の獲得を進める機会が増加したといえる．

2 語彙

就学時には幼児は約3,500語の有意語を獲得するとされ，聴覚障害児の日常的な語彙学習の支援が必要である．聴覚障害児では，語彙量の不足に基づいて，派生的な語彙や機能語，抽象語の遅滞について特徴が指摘されている．語彙の意味については，概念的語義，比喩的語義，多義語の語義について学習の遅れがみられ，語彙分類では形容詞，形容動詞，副詞，動詞，助動詞などの獲得が遅れることが多い．典型発達児2歳時には獲得する助動詞についての遅滞は多数例でみられ，陳述的要素（否定・仮定・可能・断定・推定・確率・受動動・使役他）に関与する重要な語義をもち，体系的な学習を必要とする．幼児期初期には語義と言語シンボルとの明確な対応により語彙学習が進められ，徐々に文脈や領域固有性などの各種の制約を獲得して，類推的語彙学習に発展するようメタ語用的態度の形成も重要になる．成人期までに獲得する語彙は，4万〜6万語とされ，語義は発達や社会的環境や文化，世界的知識を反映し，生涯学習的観点での言語学習の中核的課題となる．

3 言語運用，他

初期言語期にある高度聴覚障害児では要求・依頼・応答のようなコミュニケーション機能の運用（語用論）が遅れるが，コミュニケーションの成立につれて向上する．語彙や構文が遅れている場合にも，ジェスチャー，音声，サインなど視覚的シンボルを駆使してメッセージを伝えることによりコミュニケーション機能の分化を促し，言語発達の向上に伴い，幼児期中後期には典型発達児と同様な発達に至っている．

母親がろう者であれば，手話等による発話機能は非指示的で，子どもは自発的に会話を継続し，自然な相互交渉による言語運用の発達を認めると報告[7]され，母親が聴力正常で，聴覚口話法を用いている場合では指示的になりやすく，コミュニケーション機能の拡大に注目した豊かな会話が行われるよう指導が必要といえる．

幼児期後期において，聴覚障害児は会話の主導性を発揮したり，応答や会話での会話継続の多様なルールの理解や参加等について語用論的側面で遅れが認められる．成人期にもこれらの障害は継続し，叙述的機能について言語発達初期の物語展開のような未熟な論述表現を用いている例[8]もみられる．

また，幼児期後期の連続する談話（ナラティブ）における，物語文法や構成に障害を残す例が多い．書記言語においても簡単な文章の羅列の状態から脱することができずに成人期まで問題が継続する例も少なくない．聴覚音声使用例と手話使用例の両者において同様の傾向が報告されている．

聴覚障害児の言語発達と障害

表1に，聴覚障害程度とよく観察される言語障害の関係について示した．軽度難聴児ではおもに会話の聞き落とし，中等度難聴児で構文・語彙発達，重高度難聴児でコミュニケーションと全般的言語発達指導が必要になる．最近では新生児聴覚スクリーニング検査の普及により，0歳の超早期の補聴と体系的ハビリテーションが実施されて，固有の言語特徴がみられない例も少なくない．特に軽・中等度例では早期補聴により典型発達児の発達に早期にキャッチアップし，言語指導が不要になったり短縮する例もみられる．

1 言語発達の系列性

幼児期早期から小学校就学前までの期間に聴覚口話法により，言語リハビリテーションを実施した高度聴覚障害児7例の言語発達経過を検討すると，1〜2年の遅滞の範囲で，言語発達の各側面（構文・会話等）で聴力正常児の発達の系列性を追従する様子を観察することができる[9]．

図1には，同症例の累積語彙の発達（表出語彙数）経過を重ねて示し，点線は聴力正常児の発達経過を示した．聴覚障害児では，難聴診断・リハビリテーション開始後の2〜2歳8か月に始語がみ

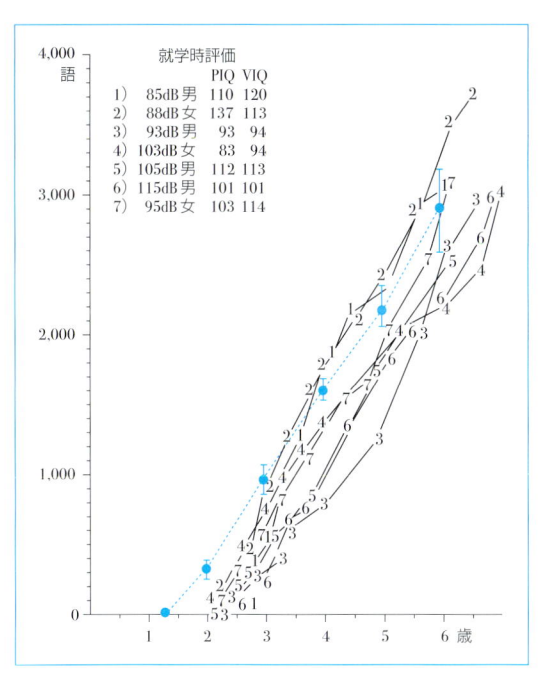

図1 高度聴覚障害児7例の表出語彙の発達経過

られたが，5～6歳には3000語程度と典型発達相当の語彙の獲得に至っている[9]．そこで聴覚障害児では，聴力正常幼児の言語発達を指標として，系列性に注目した評価と言語発達指導が有用といえる．

2 学童期の書記言語

聴覚障害児では幼児期の基礎的言語発達を基盤として，書記・読解技能を習熟し，教科学習の達成度に反映される．学童期・青年期の学習達成度や書記・読解能力は，その後の職業選択や就労にも影響を及ぼし発達上の重要な課題といえる．

近年においても，高度聴覚障害成人例の読解能力が平均小学3～4年生に相当すると，書記言語の著しい障害について報告されている[10]．一方では，聴覚音声を使用する聴覚障害高校生で地域校に統合した例では，同学齢の聴力正常児と同等の読解能力レベルを示し，同達成度を維持するには，少なくとも①平均な非言語性知能，②聴覚の活用，③早期補聴・介入，④音声言語能力（語彙，統語，談話技法）について良好であり，一定水準に達していることが必要条件であると報告されている．

図2に，難聴学級在籍学童（N=57）の読解能力[9]の発達の経過を示した．個人差があるものの概ね年次の向上がみられた．特に小学校就学段階ですでに読書力1年2学期以上と，音声言語から書記言語へ移行した例では，小学校在籍中に正常児とほぼ同じ学習速度で読解技能の向上を示している．一方，就学時に上記の段階に至っていない例では，聴力正常児と比べて数年遅れたまま，卒業時に2年程度の遅れを示していた．したがって，幼児期の音声言語能力と書記プレリテラシーの形成を基盤に，小学校就学後に読書習慣を形成しながら，根気よく学齢相当の読解の学習を継続することが重要と考えられた．

人工内耳装用児における言語発達

高度聴覚障害児では，人工内耳（cochlear implant：CI）装用児は補聴器装用児と比べ，より早く高いレベルの音声知覚・産生，言語発達が観察され，最近の発達速度は聴児に対応するという報告もあるが，多くは軽・中等度難聴児と同等の言語発達レベルを示すとされている．言語発達には，術前の聞こえの経験，発症時期や術前補聴，手術時年齢，人工内耳の使用期間，CIの処理特性，聴覚神経システムの残存，非言語性知能，人工内耳装用開始年齢，言語アプローチ，家庭や教育プログラムでの言語モダリティなどが関与しており，以下のような報告がある．

1 人工内耳による言語発達

人工内耳装用児の語音聴取能については，平均71.5%（6～100%：手術時平均年齢5歳，装用期間7年，N=24名）で半数は85%以上と良好であるが，個人差が大きく手術時年齢が遅れると1年につき5.5%低下したと報告されている[10]．

そこで，音声言語発達は，補聴器装用の高度聴覚障害児より良好で，4歳児に約78 dBの補聴器装用児に相当し（N=47）[11]，語彙発達年齢は難聴児の1年発達率の85%と報告（手術時平均年齢2.5歳；1歳未満～5歳）され，個人差が大きいことは語音聴取能と同様であった．手術時年齢については，12か月齢まで，または2歳まで[12]に人工

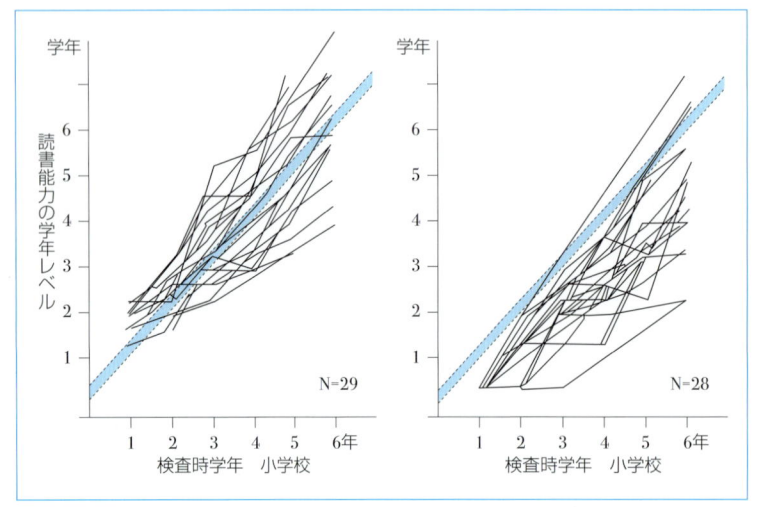

図2 聴覚障害学童の読書力検査結果の経過
部分は正常発達を示す

表1 聴力程度と聴覚言語障害

難聴の程度*	聞こえとことばへの影響
正常/難聴境界 16～25 dB HL	小声の会話や離れた所の会話聴取困難．教師が離れていて，音声言語により指導する小学校教室で会話の10%程度を聞き落とす．
軽度難聴 26～40 dB HL	会話の25～40%を聞き落とすことがある．小学校教室内騒音レベル，教師との距離，聴力型の要因で困難さが左右される．35～40 dBでは学級討論で50%を聞き落とすことがある． 特に，小さい声や話者が見えないときに聴取困難．高周波帯低下例で子音を聞き逃す．
中等度難聴 41～55 dB HL	児の既知な構文と語彙で話した際に，1～1.5 mで対面した会話理解可能．補聴器非装用では聴力 40 dBで50～70%，50 dB難聴児で80～100%程度会話を聞き落とすことがある． 構文・語彙などの言語発達の遅れと，構音や音質の歪みが生じやすい．
中・重度難聴 56～70 dB HL	補聴なしには，大きな音声でなければ理解ができない．55 dBでは会話情報を必ず誤り，学校環境では1対1や複数状況の双方の音声会話に困難を生じる． 言語発達や統語が遅れ，発話語音の明瞭性や音質についても低下がみられる．
重度難聴 71～90 dB HL	補聴器なしで耳から30 cm位の大声が聴こえる．補聴器最適に調整下で環境音や会話音を聴取可能． 言語習得前難聴児では，放置すると音声言語と構音の自然発達はなく，著しい遅れを呈することがある． 難聴発症後に構音は歪み，音声は調子はずれになりやすい．
最重度難聴 91 dB以上	適切な補聴器調整下に，音声の韻律情報や母音を聞き取ることができる．音声パターンより振動を利用する難聴児では，コミュニケーションや学習手段に聴覚より視覚を用いる． 言語習得前難聴児で，教育・指導が放置された場合には，音声言語能力は発達せず，後天的に難聴が発症した例では急速に音声が劣化する可能性がある．
恒常的な片側難聴（軽度以上，対側正常）	小声の会話や離れた所での会話聴取が難しい．通常，音や声の音源方向が判断できない．周囲の騒音下や反響下であると，会話理解がいっそう困難になる．特に複数話者の討論で難聴耳側からの発言の理解や，小声の会話聴取に困難が生じる（良聴耳正常であれば，通常，小児期の言語発達への影響は少ない）．

＊聴力レベル；500～4,000 Hzの平均閾値

(Anderson KL, et al.：Hearing conservation in the public schools revisited. Seminars in Hearing 1991；12：340-364 より一部改変)

内耳を埋め込んだ小児では，小学校就学までに年齢相応に音声言語を獲得し，手術時年齢が遅れると言語発達が低下した．構文力についても同様の傾向が得られている．認知，社会，言語学習条件が適切であれば，長期間，人工内耳を装用すると，高年齢の手術児でも言語発達の向上を示すが，最終的には若年装用児より達成度は低い．

術後の言語モダリティについては，音声言語とキュードスピーチの使用例では音声言語発達が良好で，音声言語の使用は手話の使用と比べて良好で統計的に有意であったが，手話は音声言語発達を支援するという結論もある．しかし，手話言語を強調して音声が二次的であれば，音声言語の進歩は少なく，人工内耳装用児は音声言語に日常的

に継続的にさらされていなければ発現しないといえる．しかし，実施上の課題や複数要因の関与もあり手話言語は言語発達に干渉すると言及すべきではないとしている．また，非言語性知能が平均か高い水準であれば，低値な児より術後の言語成果が良好である[13]との報告もある一方で，関連は不明[14]との報告もあり結論を得ていない．記憶や語いアクセスのパターン情報処理力などが，術後の進歩へ及ぼす影響も検討されている[15]．

2 人工内耳装用児の言語発達に関連する要因

家族の協力，両親の語彙知識量，情報獲得スタイルは，人工内耳装用児の術後の言語発達や心理社会的発達に影響し，両親―子どもの相互交渉の特徴と，術前の幼児の前言語コミュニケーション能力[16]は，術後の音声・言語に関連することが報告され，これらは従来の難聴児指導で注目している点と共通している．人工内耳装用児の発達については，個人差の把握が重要であるが，複数要因が複合的に関与していることから，予後予測は困難な状況にある．従来の聴覚障害児に対する体系的な療育・教育体制において，適宜個別評価を行い必要な支援について柔軟に対応することが必要といえる．

難聴児における言語発達と今後の展望

2006年，第61回国連総会において採択された障害者権利条約の批准（2013年12月）に向けて，国内法の整備が進み，インクルーシブ教育に向けた支援体制が検討されている．補聴器装用難聴児や人工内耳装用児に対する通常校や聴覚特別支援学級（難聴学級）での情報保障等合理的配慮や，聴覚特別支援学校（ろう学校）での地域支援の推進が期待される．特に軽度難聴児では，言語指導を受けずに言語獲得が可能な症例がいる一方で，言語学習環境・条件を整備しなければ言語発達や，就学後の学校適応，および書記・読解能力に及ぼす影響を看過できない例も認め，語彙・構文・運用・談話の側面から個別に支援を検討することが必要である．

新生児聴覚スクリーニング検査後の補聴と療育によって，乳児期からの母子コミュニケーションに基盤をおいた指導体制など，言語発達向上の可能性が高まり，従来の教育指導によっても残存する言語発達等の課題を克服できるよう指導法を精選していく必要がある．聴覚障害児における言語障害は，難聴の発症の時期や聴覚障害の程度を基本として，認知，社会経済，教育環境等の要因により多様な状況が示され，個々の障害状況と要因分析に基づいた指導法の検討が必要といえる．

一方で，人工内耳装用児を含めて，聴覚障害による長期間にわたる言語障害・コミュニケーション障害の継続は，場面・集団への参加意識や帰属意識を低下させ，孤立感や自己の存在を問う精神的危機に陥ることもある．自身の障害について考える力を蓄え，手話，同障者仲間，成人ろう者との交流などアイデンティティーの形成の機会を整備し，人格形成の基盤となる自己有効性（self efficiency）の獲得や情緒・社会的側面への配慮の体制化が要請されている．

文献

1) Nazzi T, et al.：Perception and acquisition of linguistic rhythm by infants. Speech Communication 2003；41：233-243
2) Boothroyd A：Auditory development of the hearing child. Scand Audiol Suppl 1997；46：9-16
3) 内藤 泰：耳鼻咽喉科疾患診断の最近の進歩：耳鼻咽喉科診断における能機能画像の応用．日耳鼻 2006；109：75-83
4) Oller DK, et al.：The role of audition in infant babbling. Child Dev 1988；59：441-449
5) 廣田栄子：難聴幼小児への補聴器のフィッティングと評価．小寺一興（編），補聴器の選択と評価．メジカルビュー社，1996；112-121
6) Schauwers K, et al.：The characteristics of prelexical babbling after cochlear implantation between 5 and 20 months of age. Ear Hear 2008；29：627-637
7) Meadow KP, et al.：Interactions of deaf mothers and deaf preschool children：Comparisons with three other groups of deaf and hearing dyads. Am Ann Deaf 1981；126：454-468
8) Sarachan-Deily AB：Written narratives of deaf and hearing students：Story recall and inference. J Speech Hear Res 1985；28：151-159
9) 廣田栄子：言語聴覚士のための聴覚障害学．喜多村健（編），第4章小児聴覚障害学．医歯薬出版，2000；130
10) Peng SC, et al.：Speech intelligibility of pediatric cochlear

implant recipients with 7 years of device experience. J Speech Lang Hear Res 2004 ; 47 : 1227-1236
11) Blamey P, et al. : Relationships among speech perception, production, language, hearing loss, and age in children with impaired hearing. J Speech Lang Hear Res 2004 ; 44 : 264-285
12) Nicholas JG, et al. : Will they catch up? The role of age at cochlear implantation in the spoken language development of children with severe to profound hearing loss. J Speech Lang Hear Res 2007 ; 50 : 1048-1062
13) Spencer P, et al. : Evidence-based practice in educating deaf and hard-of-hearing students. New York : Oxford University Press. 2010
14) Spencer P : Language development of children with cochlear implants. In : J Christiansen, et al.(eds.), Cochlear implants in children : Ethics and choices. Washington, DC, Gallaudet University Press, 2002 ; 222-249
15) Pisoni DB : Cognitive factors and cochlear implants : some thoughts on perception, learning, and memory in speech perception. Ear Hear 2000 ; 21 : 70-78
16) Tait M, et al. : Preimplant measures of preverbal communicative behavior as predictors of cochlear implant outcomes in children. Ear Hear 2001 ; 21 : 18-24

VI. 高度難聴の療育と教育

3. 普通学校（メインストリーム）における教育

[岡山大学医学部耳鼻咽喉・頭頸部外科]
菅谷明子，福島邦博

Key Points
- 人工内耳装用児の増加により，メインストリームに在籍する難聴児が増えている．
- 難聴児のメインストリーム教育では「環境調整」「補聴」「情報保障」に配慮すべきである．
- このため教育機関，保護者，および医療・療育機関との連携が欠かせない．

はじめに

　現在，Oliverら[1]の報告によれば，わが国で人工内耳を装用している18歳未満の児童（学童）数は，推計でおよそ2,500名であるとされる．文部科学省の検討では現在1,200名ほどがろう学校（学校教育法改正後の聴覚特別支援学校，本項ではろう学校と呼称を統一）に在籍しているとされるため，残りの1,300名は地域の学校（『普通』学校という呼称については議論が多いところであり，本項ではメインストリームと呼称を統一）に在籍していると推定される．もちろんその一部は難聴学級（難聴特別支援学級，本項では難聴学級と統一）や通級による指導を受けているとも考えられるが[2]，実に人工内耳装用児の半数以上が基本的にはメインストリームに在籍している．「人工内耳以前」には，90dBを超えるような最重度難聴児の多くがろう学校に在籍していたと推定されることと比較すれば，隔世の感がある．
　しかし，高度難聴児がメインストリームにて教育を受ける際には，学校側の聴覚障害に対する理解が不可欠であり，教育機関と保護者や医療・療育機関との連携を密にしたうえで，様々な支援体制をとる必要がある．本項では，高度難聴児のなかでも人工内耳装用の適応となるような最重度難聴児を中心に，メインストリームでの教育について論じたい．

難聴児の教育体制と在籍数

1 ろう学校とメインストリーム

　ろう学校では，難聴のある児童に対し個別の支援を行うことが大きな特徴であるが，これらろう学校で教育を受けている難聴児（幼稚部から高等部まで）は近年減少傾向であり，この5年間では6,300〜6,500人で推移している[2]．ろう学校での難聴児の教育の詳細については他項に譲るが，ろう学校幼稚部に在籍している難聴児が小学校入学時にメインストリームに入学（インテグレート）する例が一定の割合でみられており，現在その人数は約2割程度とされる[2]．
　一方で，メインストリームに在籍し，難聴学級での教育を受けている難聴児は小学校に944人，中学校に385人（平成24年度）在籍しており[2]，近年増加傾向である．

2 難聴学級と通級

　難聴学級には，①ある程度まとまった人数の難聴児で構成され，教科指導やその他の多くの教育活動が児の状況に応じて進められる場合と，②主要教科は難聴学級で学習し，その他は通常学級で授業を受ける場合，とがある．
　さらに通級での指導を受けている難聴児は

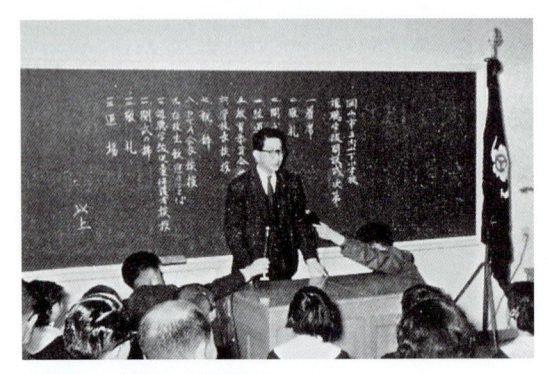

図1 難聴学級開設式の様子

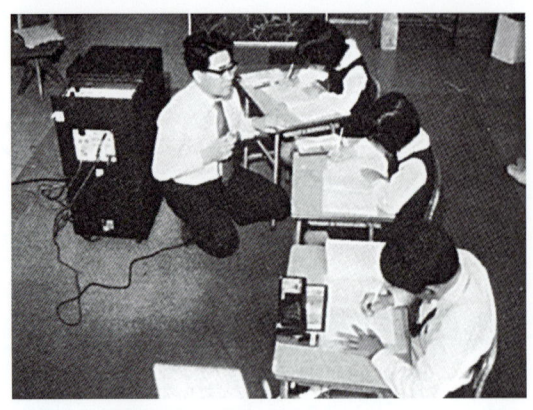

図2 難聴学級での集団型補聴器を用いた教科学習の様子

2,051人（平成24年度）存在するとされる[2]．通級とは，小・中学校の難聴学級ではない学級に在籍している児童が，ほとんどの授業をその学級で受けながら，補聴器の活用方法，発音や発語の指導，教科の補充指導，カウンセリングなどを特別な場（通級指導教室）で受ける指導形態である．

また，メインストリームのみで教育を受け，難聴学級や通級を利用していない難聴児も比較的多く存在するが，彼らに対しても難聴に関する支援が求められている．

日本での人工内耳装用児の現状

メインストリームで教育を受ける難聴児が増えている要因の一つとして，人工内耳装用児の増加があげられる．近年，わが国では人工内耳手術の低年齢化が進んでおり，人工内耳装用者の約55%が18歳未満であり，その割合は過去10年間で約20%程度増加している[1]．人工内耳の普及および低年齢化により，高度難聴児も幼少時より音声言語を活用することが可能となり，その結果メインストリームを選択する児が増えていると考えられ，わが国の6～11歳の人工内耳装用者の約67%がメインストリームに在籍しているとされる[1]．

しかし，難聴児の教育については地域によって療育・教育機関の体制が異なっているのが現状であり，全国一律で論じるのは困難である．次項では，1例として岡山県の難聴児教育について述べる．

岡山県での難聴児教育の歴史および現状

1 難聴学級の開設とその変遷

岡山県の難聴学級の歴史は古く，昭和35年に全国で最初の難聴学級が岡山市立内山下小学校（現：岡山市立中央小学校）に開設され，すでにその歴史は50年を超えている．図1は，難聴学級の開設式の様子を撮影したもので，開設に尽力した故高原滋夫氏（元岡山大学耳鼻咽喉科教授）の式辞の場面である．当時の難聴学級では，騒音を低減してSN比を改善するため教室の窓を二重窓にしたり，床にはカーペットを敷いたりなどの工夫がなされた．図2は難聴学級での集団型補聴器を用いた授業風景である．その後岡山県内の小・中学校に次々と難聴学級が開設され，時代とともに在籍者が変遷しているが，その様子をろう学校小学部の在籍者とあわせて図3に示す．この図で顕著なのが，ろう学校小学部在籍者は昭和40年代に次第に減少しており，それとともに県内の小学校の難聴学級の在籍者が増加していることである．昭和50年代には難聴学級の児童数がろう学校在籍者を上回っているが，昭和60年代にかけてこれも急激に減少している．この間，すなわち昭和40年代から60年代までには，義務教育人口の推移はそれほど大きな変化はきたしていないため，こうした在籍人口の推移はろう学校（昭和40年代）→難聴学級（昭和50年代）→メインストリーム（昭和60年代以降）という教育環境の変化を間接的に

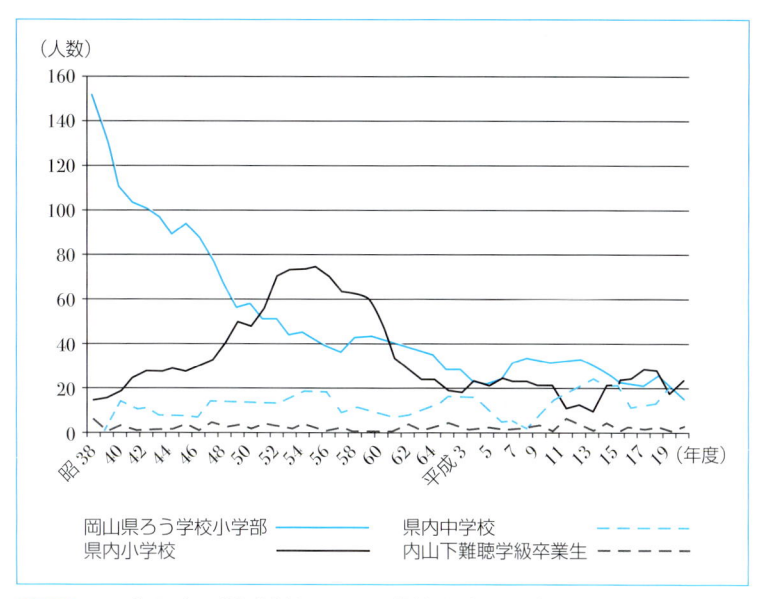

図3 岡山県内の難聴学級・ろう学校小学部の在籍者の推移

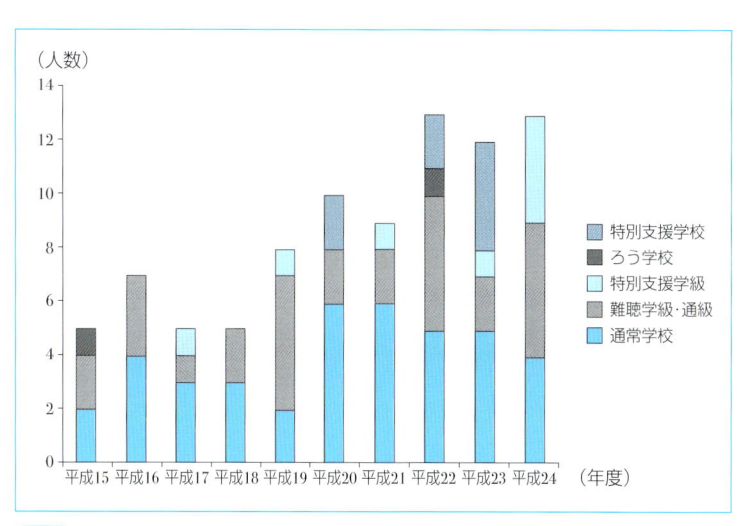

図4 岡山かなりや学園卒園児の進路（1）

反映している可能性が示唆される．平成年代に入ってからは，児童総数全体が減少しているにもかかわらず，むしろ県内の小学校のろう学校・難聴学級在籍者はほぼ一定の割合で推移しており，専門性の高い特別支援教育が復権している様子もうかがえる．年代的な変遷を概観すると，ろう学校から難聴学級へと難聴児が移行した時期を経て，現在は地域の難聴学級の中での選択，さらに難聴学級と通常学級での選択が地域に浸透している様子を垣間みることができる．

2 岡山かなりや学園の卒園児の動向

岡山県では平成13年度に新生児聴覚スクリーニングのモデル事業が開始され[3]，難聴の早期発見および早期療育のシステムが確立されてきた．難聴診断後の療育は，就学前難聴児は難聴幼児通園施設（現・児童発達支援センター）の岡山かなりや学園に集約するシステムとなっている．

平成15年度から24年度の過去10年間に同学園を卒園し，県内の小学校に進学した難聴児の進路調査を行ったところ，図4のような結果であった．

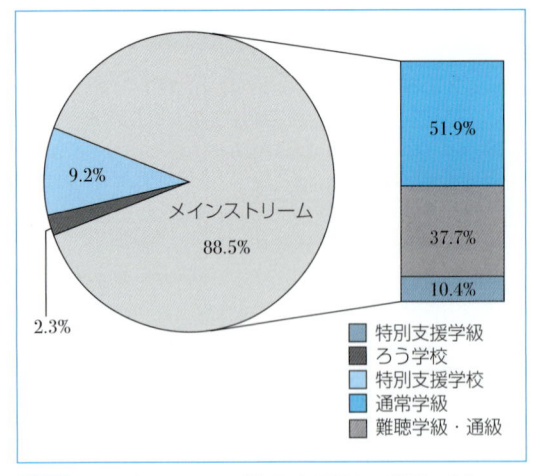

図5 岡山かなりや学園卒園児の進路（2）

この調査によると，過去10年間に同学園を卒園した児97名のうち，県内の小学校に進学した児は87名（男性52名，女性35名）であり，そのうち77名（88.5％）がメインストリームに進学していた．その内訳は，通常学級40名（51.9％），難聴学級および通級29名（37.7％），特別支援学級8名（10.4％）であった．また，ろう学校に進学した児は87名中2名（2.3％）と少なく，重複障害のために特別支援学校に進学した児は8名（9.2％）であった（図5）．

同学園に在籍する難聴児のうち，3歳時点でろう学校幼稚部に転出する児童が毎年数名いるが，これらを考慮しても，少なくとも過去10年にわたっては岡山県の難聴児の多くは基本的にメインストリームに進学していることがわかり，これは前段までの難聴学級を中心とした調査と矛盾しない．

高度難聴児の言語発達

では，メインストリームに進学する高度難聴児が増えている現状の中で，人工内耳を装用した児の言語発達はどのような状況であろうか．Geersら[4]は，アメリカおよびカナダで5歳以前に人工内耳手術を施行された8～9歳児181名の言語理解や表出，談話についての検討を行っている．その結果，半数近くの人工内耳装用児の言語能力は，正常聴力児と同等であったと報告している．また，様々な背景因子を調整した後に，良好な言語発達に影響する因子としては，メインストリームでの教育および音声言語に特化した教育だと述べている．しかし，これは，人工内耳装用児で音声言語による良好なコミュニケーションを獲得した児が，メインストリームに通学している割合が多いという実態を反映しての結果と考えられる．

欧米と比較すると，わが国ではメインストリームに進学する難聴児の割合は低いが，人工内耳の普及および低年齢化に伴い，今後はさらに増加すると考えられる．こうした難聴児の言語発達のみならず，学力や将来の就学および就職についても，長期的に支援を継続する必要がある．

難聴児がメインストリームで教育を受ける際に必要な配慮

難聴児がメインストリーム教育を受ける際に必要な配慮の三本柱は，「環境調整」「補聴」「情報保障」である．今回はこの3つの点について解説する．

1 環境調整

補聴器や人工内耳を使用している場合，環境調整の基本となるのは騒音対策である．環境調整で行える騒音対策としては，一般的に①音源対策，②反響対策，③遮音などが含まれる．

音源対策とは騒音の音源そのものを排除ないしは低減することによって騒音を減らすことで，たとえば，教室の机や椅子の下に消音材（テニスボール）を装着することなどが代表的な手段である．反響対策としては，壁材を調整して反響しにくい素材を使ったり，反響空間との間にカーテンや衝立などを用いたりする方法がある．遮音としては，サッシを二重窓にして外部からの音の侵入を防ぐことなどがある．教室を静かな音環境で作る，という考え方自体は，ユニバーサルデザインの観点からも重要である．すなわち，難聴児の騒音対策を考慮することが，障害のない他の児童にとっても学習しやすい，落ち着いた環境を作り出すきっかけとなるであろうことは考慮されるべきである．SN比を改善するという点では，シグナルレベルを上げる，すなわち座席の配慮（先生の顔が見えやすい位置，良聴耳から声が入る位置）をしたうえで，教師が大きめの声で明瞭に話す工夫

も必要である．ただし，これにも視覚情報が重視されるべき児童の場合には周囲の別の児童の状況を確認できるポジション（安易に最前席にしない．2〜3列目のほうが教師の口元を確認しつつ，周囲の他の児の動きをみることもできる）ことも重要な場合があるので注意が必要である．

学校での音環境の問題はまた，①体育館・ホールなどのような反響音の多い場所，②運動場，③掃除当番・給食当番の際の動線，④遠足・社会見学などの校外学習など様々に異なる音環境で繊細な配慮が必要である．特にホールなど反響音が強い場所では，環境調整にも限界があるため，後述する別の補助手段の併用が考慮されるべきである．

2 補聴システム

FM補聴システムとは，送信機と受信機の間でFM電波を介し，教師などの声を難聴児の補聴器や人工内耳へ直接届けるシステムである．教師と生徒の間に一定の距離があっても，すぐ近くで話しているように音声を届けることが可能で，騒音下での聞き取りにも非常に有効である．最近の機器では，送信周波数を自動で変換することで安定な情報伝達を可能とし，またマイク側のデジタル情報処理がより高度になることによって，騒音下での語音聴取は格段に進歩してきている．詳細は他項に譲るが，体育館，多目的ホール，屋上など教室以外の多くの場面で使用できる．

その他のシステムとして，磁気ループがある．これは床に敷設した磁気ループ（フラットループ）に音声信号を流すことにより，ループ内に信号磁界を発生させ，補聴器や人工内耳に内蔵されている誘導コイルを駆動して音声信号を届けるものである．新設の建物だけでなく，既存の会場，あるいは個人用のシートにも設営が可能で，教室，会議室，講堂，さらには大ホールまで対応可能である．

さらに，マイクなどからの入力信号を赤外線に変換して放射し，赤外線レシーバで受信する赤外線補聴システムがある．周囲の騒音に影響されずに音声が明瞭に聞き取れるが，遮蔽物があるとそこで遮断されてしまう欠点も有する．これはテレビなどの音声受信装置としてよく用いられている．

このように各種の集団補聴システムがあるが，実際の学校生活の中で適切に運用するためには教師自体がFM機器を用いるうえでの知識が必要である．1例をあげると①FMマイクにしゃべった内容は機種によっては話者その人には聞こえないため，最初にきちんと稼働していることを確認するためのサイン，②個別に他の児へ語りかけるときなどにはマイクを手で覆うなど，必要な時に音をカットする手段，③DVDなどの視聴覚機材を授業で用いる場合，あるいは校庭での朝礼におけるアンプ機器との接続方法，④班活動など少人数でのランダムな会議場面でのFM機器の使用方法，などがある．特に不用意なマイクの使い方やケーブル接続によって大きすぎる雑音が入らないように注意する必要がある．

3 情報保障

小学校高学年以上では手話通訳やノートテイクなどによる情報保障の導入も考慮する．特にメインストリームに通う児童の場合，こうした手段についての情報すら持ちあわせていない場合も多いので，学校のみならず，保護者や本人に対しても情報保障のあり方からの説明が必要になることも多い．情報保障では，教室で飛び交っているすべての情報を提供することがその基本である．ただし，この場合も，①児の主たるコミュニケーションモードが何で，追加情報としてはどんな手段による情報提示を必要とするか，②学校教育のどの場面で特に情報保障が必要か（運動場での活動か，教室か，体育館か）などの違い，について理解したうえで個別の対策をたてる必要がある．

4 いじめ問題・友人関係

「いじめ」とは，「当該児童生徒が，一定の人間関係のある者から，心理的・物理的な攻撃を受けたことにより，精神的な苦痛を感じているもの」とされる[5]．文部科学省と，そして多くの自治体教育委員会で「いじめ対策マニュアル」が作成され，しかしいまだに（難聴児がターゲットとなっているものではない）いじめが根絶されることがないという事実からは，この問題を扱う際のむずかしさが浮き彫りになっている．逆に，われわれの調査でも，「よい友人（難聴者でも聴者でも）が

多い難聴児は自己肯定感が強い」ので，よい友人を多く作ることは人生に大きなインパクトをもつ．いじめの問題は原則「早期発見・早期治療」が最も有効とされるので，「いじめに対する特効薬」がない現状では適切な環境を整えたうえで，「目を光らせる」ことが対策の基本である．補聴器を装用することによって外見的な異質性を示すことがいじめの導火線になることはないだろうか？と子どもがメインストリームで学ぶときに補聴器装用を躊躇する両親は多い．しかし，スムーズにいかないコミュニケーションや，特徴のある構音の様相は別の意味でのいじめの発端となるため，「補聴器をつけないこと」が「いじめられない」ことの保障となるわけではないことの理解が必要である．

おわりに

従来，ろう学校に進学していた高度難聴児も，人工内耳や補聴器の進歩によりメインストリームで教育を受ける機会が増加している．また，岡山県の難聴学級も50年以上の歴史を迎えており，難聴児と正常聴力児がともに学ぶシステムは定着してきている．しかし，学校でのコミュニケーション，学習，その後の進学や就職などに際して，各児の状態に応じた継続した支援が重要であることは過去・未来を問わず不変であり，学校と医療・療育機関が密に連携を図ることが求められる．

文献

1) Oliver J : New expectations : pediatric cochlear implantation in Japan. Cochlear Implants Int 2013 ; 14 : S13-17
2) 大西孝志：聴覚障害教育の現状と子どもの力を伸ばすために．べる 2013 ; 161 : 4-9
3) Fukushima K, et al. : Pilot study of universal newborn hearing screening in Japan : district-based screening program in Okayama. Ann Otol Rhinol Laryngol. 2008 ; 117 : 166-171
4) Geers AE, et al. : Language skills of children with early cochlear implantation. Ear Hear 2003 ; 24 (1 Suppl) : 46S-58S
5) 文部科学省「児童生徒の問題行動等生徒指導上の諸問題に関する調査」平成24年度

VI. 高度難聴の療育と教育

4. ろう学校における教育

[国立特別支援教育総合研究所企画部]
原田公人

Key Points
- 日本の聴覚障害教育は140年近い歴史があり，多くの指導内容・方法を考案してきた．
- 聴覚障害児の教育は個々の発達段階を踏まえた指導が重要である．
- 人工内耳装用児の指導は医療機関等との連携が不可欠である．
- 日本のろう学校の今日的教育課題は，将来を見通した指導と専門性の維持・向上である．

はじめに

学校教育法72条には『聴覚障害者に対して，幼稚園，小学校，中学校または高等学校に準ずる教育を施すとともに，障害による学習上又は生活上の困難を克服し自立を図るために必要な知識技能を授けることを目的とする』と示されている．ここでは，日本の聴覚障害教育制度，指導内容・方法の変遷を概観し，ろう学校*におけるコミュニケーション手段，教育課題について述べる．

日本の聴覚障害教育制度の変遷

日本の聴覚障害教育は，明治11（1878）年古川太四郎が京都盲唖院を設立したときより開始された．聴覚障害者が学校に集まったことにより，ろう者同士のコミュニケーションとして，手話が次第に広がっていった．当時は，年齢が上の聴覚障害者も在籍しており，生徒の自立のために職業訓練も行われた．

当初は私塾ではじまった聴覚障害教育であったが，その後，政府により教員養成が開始されるなど，制度改革が進められた．戦後，ろう学校が義務化され，在籍者数が増加していった．また，聴覚障害児の教育の場は通常の学校へも広がり，難聴学級や通級による指導も開始された．昭和62（1987）年には高等教育機関として筑波技術短期大学が創設された．平成19（2007）年の特別支援教育制度の開始以降は，より個に応じた教育を推進する状況がある（表1）．

表1 日本の聴覚障害教育のおもな出来事

年代	出来事
明治11（1878）年	古河太四郎　京都盲唖院設立
明治36（1903）年	盲・聾学校教員養成開始（教員練習科）
明治41（1908）年	東京高師附属小に補助学級設置
明治43（1910）年	盲・聾分離（東京盲学校，東京聾唖学校）
大正12（1923）年	盲学校および聾唖学校令
昭和23～31（1948～56）年	盲学校，聾学校教育の義務化
昭和40（1965）年代～	小・中学校の難聴学級増加
昭和62（1987）年	筑波技術短期大学創設
平成5（1993）年	小・中学校における通級による指導の開始
平成15（2003）年	「今後の特別支援教育の在り方について」
平成17（2005）年	筑波技術大学（4年制）
平成17（2005）年	中央教育審議会答申「特別支援教育を推進するための制度の在り方について」
平成19（2007）年	特別支援教育制度施行

---

*本項では聴覚障害を有する子どもの教育を専ら行う学校という意味で用いる．

表2　平成25年度幼児・児童生徒数状況内訳（早期〜小学部）

	早期				幼稚部				小学部						
	0	1	2	小計	1	2	3	小計	1	2	3	4	5	6	小計
総数	121	322	403	846	376	432	379	1,187	311	324	347	327	345	348	2,002
人工内耳数	1	26	57	84	111	123	125	359	93	88	103	72	84	77	517
重複内数	0	0	0	0	19	25	24	68	63	71	63	80	71	87	435

表3　平成25年度幼児・児童生徒数状況内訳（中学部〜高等部専攻科）

	中学部				高等部				専攻科				合計
	1	2	3	小計	1	2	3	小計	1	2	3	小計	
総数	393	445	430	1,268	554	478	445	1,477	117	118	8	243	6,177
人工内耳数	76	100	52	228	72	59	33	164	13	8	1	22	1,374
重複内数	73	91	75	239	85	70	72	227	0	0	0	0	969

註）全国ろう学校長会（編）：聴覚障害教育の現状と課題（平成25年）より

聴覚障害教育の内容と方法の変遷

　明治期から今日までの聴覚障害教育の内容と方法の変遷をみると，明治期から大正期は，文字による日本語学習，基本的な学習，職業教育が手話と筆談により行われた．大正末期から昭和30年代は，読話と発語による口話法が普及し，話しことばと文字による日本語学習が行われた．昭和40年代からは，医療や電子技術の進展に伴い，早期発見と聴覚活用に基づく早期教育や難聴教育，高等教育が開始された．
　今日では，聴覚活用による聴覚口話法だけなく，手話の社会的認知が広まり，視覚的コミュニケーション手段を併用した指導が行われている．

ろう学校の在籍者数

　平成25年度のろう学校の在籍者数は6,177名と，例年6,000名程度の在籍となっている．近年の特徴として，重複障害者数は在籍数全体の15〜20%程度とほぼ横ばいである．一方，人工内耳装用者数は毎年増加し，在籍数全体の20%を超えている．特に幼稚部や小学部での在籍率が25〜30%となっており，学級の幼児・児童がすべて人工内耳を装用している事例もある（表中，早期の846名は，学校在籍ではないために合計から除いた）（**表**2，3）．

ろう学校における教育

1 コミュニケーション方法

　現在，ろう学校において用いられているおもなコミュニケーション方法としては，読話，発音・発語，補聴器などの機器による聴覚活用を行う聴覚口話法，指文字や手話による手話法，手指によるキューを与えて読話の成立を容易にしようとするキュードスピーチ，これらを総じて用いるトータル・コミュニケーションがある．
　指導者は，これらのコミュニケーション手段を子どもの状態に応じて駆使することにより，子どものコミュニケーション欲求を助長しつつ，ことばの素地を養ったり，認知と思考を結合させ言語の獲得を図ったり，読み書きと結びつけて学力向上のための指導を行っている．
　また，現在，ほとんどのろう学校では，チャイムをフラッシュランプや積層表示灯にしたり，放送は字幕に変換し見えるようにするなど，目で見てわかる教室環境にしたり，FMや赤外補聴システム，ループシステム，集団補聴システムなど，聴覚が活用できるための施設や環境を整備している．

2 早期教育

　早期療育の場として，0歳からの教育相談や乳幼児相談室を開設している．ここでは聴覚障害乳幼児の個別指導やグループ指導による発達支援，

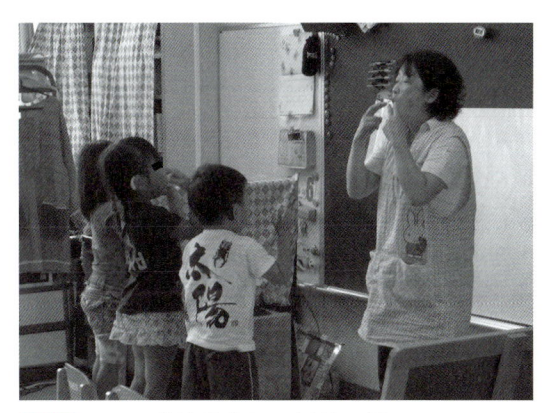

図1 ろう学校幼稚部の授業の様子

保護者に対する養育支援，保護者学習会の他，医療や福祉などの関係機関との連携を行っている．

乳幼児相談室に通うほとんどの聴覚障害乳幼児は，3歳児から幼稚部に入学する．幼稚部では，1学級5人程度の教室で，話し合い，絵本，えにっき，遊び，発音，文字などの指導を受けている．また，多くのろう学校では保護者が子どもに付き添い，教室での子どもの活動を直接参観し，指導者との情報交換を図っている（図1）．

3 発達段階を踏まえた指導

聴覚に障害がある場合，言語力（日本語力）の獲得が大きな課題である．幼稚部段階では主として生活言語の習熟を図り，感じる気持ちや考える力を育成している．小学校に入学すると教科学習が開始され，それまでの生活言語から学習言語へ移行し，思考も抽象的なものが求められる．しかし，聴覚障害児には，小学生の高学年にさしかかる頃になると具体的思考に止まり，教科指導に遅れが生ずるなど「9歳の壁」という課題に当たる．このため，教科指導を進めるためには，精密な読解力や知識と結びついた柔軟な言語力を育成する必要がある（表4）．

4 高度難聴児の指導

聴覚障害の教育課題の一つに言語獲得の困難さがある．聴覚障害の原因，失聴時期，聴力の活用の時期や方法，教育的環境などの違いによって言語発達の様相も著しく異なってくる．

授業に際しては，聴覚的にすべての音声情報の受容が困難であることを踏まえ，視覚教材や補助教材を駆使したり，コミュニケーション手段の適正な選択を図っている．また，教師は，口形や話し方，話す速さ，話す量，子どもが読話しやすい位置どり（話し手との距離が遠くないこと，話し手が光を背にしないなど）に配慮している．また，板書したり，文脈から正しい意味を推察させたりするなど，適宜子どもの理解や思考の状況を確認しながら授業を展開している．さらに，高度難聴というきこえの状態を把握し，ことばだけではなく，行動面（年齢に即した学習態度を身に付けさせる）からの指導も重要視している．

5 軽度・中等度難聴児の指導

これまでのろう学校の在籍幼児・児童生徒をみると，高度難聴との診断を受けているケースが大多数を占めていたが，近年は，在籍数の40％近くが軽度・中等度難聴となっている．

軽度・中等度難聴は，ある程度のきこえが確保されているために，障害発見の時期が遅れ，それに伴い言語獲得やコミュニケーション，学力の面で遅れを示し，発達に影響を及ぼす可能性が指摘されている．きこえが十分でないため，生活や学習面において，曖昧な理解に止まり，周囲は「きこえている」という認識で接するため，子どもに対する課題意識をもたなくなってしまうという傾向がある．このため，軽度・中等度難聴児に対する指導としては，聴覚活用を基盤として語彙力の向上，基礎的言語力，発音指導，書きことばの理解や表現，他の児童・生徒とのコミュニケーション指導，児童・生徒本人の障害認識にかかわる指導，周囲の人々の障害理解に関する指導，学力に関する指導を行っている．

6 人工内耳装用児の指導

上述したように，近年，ろう学校において増加傾向にあるのが人工内耳装用児である．人工内耳装用児のコミュニケーション手段として，手話との併用指導を行っている学校が多い．今後は人工内耳装用児に対して発達段階を踏まえたコミュニケーション方法および評価について検討していく必要がある．また，人工内耳に関する学校の課題

表4 言語力（日本語力）習得の段階

段階		内容
I	様々な手段によるコミュニケーション関係の確立	
II	生活言語としての言語力の獲得	親しい人との対話によって展開 子ども自身の活動や経験を題材として生活の言語化 ことば＋状況の助けを借りて理解（シンボルとしての文字使用〜話しことばを支える文字使用）
III	生活言語のレベルアップ	自分の経験＋間接経験，疑似経験を題材としての言語使用 ことばの文脈での理解が増えていく（話しことばを支える文字使用）
IV	「読む力」「書く力」の基礎の獲得	生活言語の拡大，定着（ことばの文脈で理解） かな文字学習と音韻意識形成の相互作用促進 話しことばと書きことばのすり合わせ・敷き写し
V	学習言語としての言語力の獲得	経験事項＋非経験事項をことばの文脈で理解 対話活動＋「読む・書く」活動による学習展開 学習言語の生活言語化，文字情報の活用，確かな文章力の形成

（齋藤佐和：国立特別支援教育総合研究所　平成24年度専門研修講義資料より）

として，医療機関との連携，校内における情報保有，進路選択，個別指導の内容などがある．

人工内耳は，すべてのきこえをカバーしておらず，軽度あるいは中等度の難聴を有していることを念頭に置いて指導を行うことが重要であり，人工内耳は，施術時期や（リ）ハビリテーションにより，効果が個々に異なるということを踏まえる必要がある．

7 他の障害を併せ有する子どもの指導

ろう学校においては，他の障害を併せ有する子どもが在籍する割合が20％程度で推移している．特別支援教育体制の移行に伴い，この割合が増加することが予想される．また，近年は聴覚障害とADHD，LDなどの発達障害を併せ有する子どもの在籍が認められている．

このため，個々の実態に対応したコミュニケーション方法を導き出すことを目的として，音声と手話，指文字，写真や絵カード，身振りサイン，具体物などを活用した指導を行っている．また，可能な限り聴覚の活用を促し，全感覚を活用するように環境整備に努めている．

8 ろう学校の今日的教育課題

平成19年度から開始された特別支援教育体制の移行により，個に応じた適切な指導をいっそう推進するという観点から，ろう学校では，聴覚障害に配慮した指導はもとより，個に応じたコミュニケーション手段の選択，障害の多様化，学力の向上，社会性や自己認識（障害認識）の育成などを課題としてあげている．さらに，幼小中高の一貫した教育の観点からは，高等教育機関への進学希望者に対する進路指導や就職希望者に対する学校卒業後の支援も重要な課題と捉えている．

他方，都道府県教育委員会による広域人事異動施策により，人事異動が激しく，同一校に勤務することがむずかしく，ろう学校に長く実践経験のある教師が減少しつつある．

今日まで約140年にわたり，聴覚障害教育が培ってきた専門性は，子どもの可能性を最大限伸ばすことを目指して，乳幼児から青年期までの聴覚障害児の障害による学習上や生活上の困難を正しく理解し，それらの困難に教育的に適切に対応することである．そのため，個々の子どもが保有する聴覚を最大限活用すること，多様なコミュニケーション手段を活用すること，日本語の獲得を助けること，適切な方法で教科などの学習を進めること，生涯にわたって自信をもって生きる力を育てる指導に努めている．

●参考文献
・中野善達：聴覚障害児の早期教育．福村出版，1993
・草薙進郎，他：聴覚障害児の教育と方法．コレール社，1996

- 中野善達, 他：聴覚障害児の教育. 福村出版, 1996
- 我妻敏博：聴覚障害児の言語指導―実践のための基礎知識. 田研出版, 2003
- 若林茂則, 他：第二言語習得研究入門―生成文法からのアプローチ. 新曜社, 2006
- 課題別研究報告書（平成18年度～19年度）ろう学校におけるコミュニケーション手段に関する研究. 国立特別支援教育総合研究所, 2008
- 脇中起余子：「9歳の壁」を越えるために：生活言語から学習言語への移行を考える. 北大路書房, 2013
- ドナルド・F・ムーアズ, 他：聴覚障害児の学力を伸ばす教育. 明石書店, 2010
- 特別支援教育資料（平成24年度）, 文部科学省初等中等教育局特別支援教育課, 2013
- 全国ろう学校長会（編）：聴覚障害教育の現状と課題. 2013

VI. 高度難聴の療育と教育

5．人工内耳装用児と音楽

[国際医療福祉大学保健医療学部言語聴覚学科]
城間将江

● Key Points ●
- 人工内耳装用者にとって，語音知覚に比べ音楽の知覚は現在のところむずかしい．
- 旋律や和音知覚，独唱などは難渋するが，リズム知覚は容易でダンスなども得意とする．
- 1歳代での人工内耳手術児の音楽知覚能力の可能性は未解明で，その可能性に期待する．

人工内耳装用による音楽知覚への期待

　日本における人工内耳（cochlear implant：CI）装用者数は2013年12月現在約8,000人で，その半数以上は小児期に手術している．日本耳鼻咽喉科学会福祉医療委員会・重要時理療担当委員会報告[1]によると，平成23年1年間の人工内耳手術数は725名で，そのうち7歳未満は321（44.3％）である．年齢層の最多は2〜3歳，3歳以下での手術が58.6％となり，保育園や幼稚園で療育・教育を必要とする年齢層の占める割合が高いことがわかる．

　低年齢児に対する人工内耳手術の有用性は言語発達，特に音声言語の発達において顕著で，個人差はあるものの，定型発達の構音完成時期である6〜7歳までには，CI児が追いつくことがある[2]．また，正常聴力児に比肩するイントネーション（プロソディー）で発話するCI児も珍しくない．

　当然のことながら，このようなCI児は正常聴力児と同様に音楽的能力を修得できるのではないかという期待が膨らむ．実際に，ピアノやバイオリンを習う，音楽にあわせて踊る，テレビアニメーションの歌を歌う，スピーチプロセッサ（サウンドプロセッサ）に様々な音響再生機器を接続して音楽を聴く（図1），カラオケを楽しむ，などの声を臨床現場で見聞する機会が増えた．果たして，

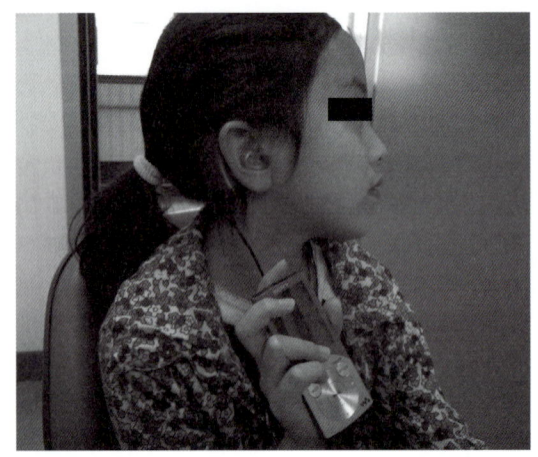

図1　スピーチプロセッサにオージオ機器を接続して，音楽を聴く人工内耳装用児

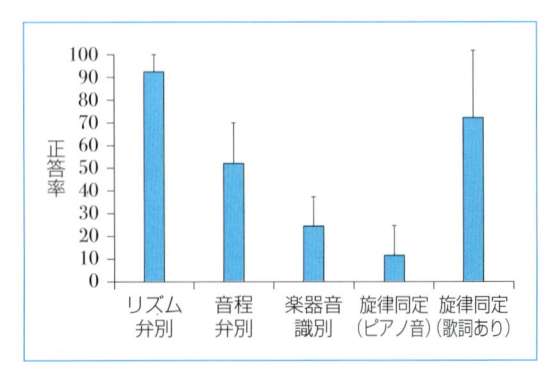

図2　音楽の知覚
（城間将江，他：人工内耳装用者による音楽の知覚（第一報）．Audiology Japan 1998；49：755-764/城間将江：人工内耳による音楽の知覚．神経心理学 2012；28：92-102 より）

客観的に評価した音楽知覚の現実はどのような状況であろうか？

人工内耳装用による音楽知覚の現実

1 音楽知覚

音楽の三要素として，リズム，和音，旋律がある．リズム知覚には強度や長短感が，和音には音色感や音高感が，旋律には音高感，音色感，音の記憶などの要素が重要な関わりをもつ．音楽的能力は研究者によって定義が異なるが，有名なシーショア音楽才能尺度テストでは，①音高感，②強度感，③リズム感，④長短感，⑤音色感，⑥音の記憶について検査が実施されている．

1990年代までの小児人工内耳関連の研究は言語発達に関する内容が圧倒的であったが，2000年以降は，人工内耳機器の改良や音声コード化法の精緻化により，音楽的要素の知覚やトレーニング効果に関する研究が散見されるようになった．

図2[3]は成人を対象とした音楽知覚の結果であるが，他者の知見も含め，これまでの人工内耳装用者の音楽知覚に関する研究をまとめると下記のようになる[4〜6]．

1）リズム弁別能力は極めて高い

リズムは音のON/OFF，強弱，長短，速度などの要素で構成されている．人工内耳システムにおいては，これらの情報は蝸牛内に埋め込まれた電極の刺激速度や電荷量が関与し，少しのアドバイスで知覚可能となる．また，小児においては指導効果が表れやすい．

2）和音の知覚は困難である

和音の弁別には音高感や音色感が重要である．通常，半音階の音の高さの違いは6〜7歳までに弁別できるようになる．しかし，人工内耳では1オクターブの音高差であっても弁別に難渋する人もいる．音高差が5〜6度ある2音感の弁別でさえ曖昧なので，和音のように複雑に音が重なると困難さが増し，音色弁別においては強度差や長短感に頼らざるを得ない．訓練によって一時的に改善することもあるが，汎化は厳しい．しかし，親密度の高い楽器の識別は高い傾向にあり，意識して楽音を聴くことによって一定の学習効果は期待できる．

3）楽器音の音色の識別はむずかしいが，楽器の演奏を嗜むことはできる

楽器音の知覚については図3に示すように異聴傾向の多様さがうかがえる．ただし，ピアノや木琴，ハンドベルなどの楽器の知覚正答率は高い．これは，打つ・叩くなどの瞬間は振幅が大きく，時間とともに減衰していくような音響的特徴があると振幅変化を手掛かりに他楽器と識別していると考えられる．また，ピアノ音は他楽器に比べ親密度の高さも識別を容易にしているのではないかと思われる．

ハミング歌唱はクラリネットや尺八と異聴する傾向にあるが，これは人間の声道が管楽器状の構造をしていることによるものと考えられる．因みにハミング歌唱では識別できないメロディーでも，歌詞があると知覚が劇的に向上する．

さて，知覚は困難であっても演奏を楽しめる楽器は少なくない．多くのCI児者がピアノやマリンバ，ドラムなどを習っている．先述のように音響特徴を捉えやすく，かつ視覚的情報の併用ができる楽器のほうが，バイオリンのような弦楽器，またクラリネットやトランペットのような管楽器よりも人工内耳システムによっては情報量が多く，知覚の手がかりを得やすい．

4）旋律（メロディー）の知覚は困難である

和音同様，メロディーの知覚には音高弁別能力のみならず，音の記憶が関与する．先述のように現在の人工内耳システムではピッチ情報伝達が十分とはいえず，リズム情報無しでは，親密度の高い旋律であっても識別困難となる．一方で，全く同じ旋律であるにもかかわらず，楽器で奏でるメロディーやハミング歌唱の知覚は悪くても，歌詞があることによって識別率は顕著に改善する．つまり，メロディーがわかると感じるのは，歌詞の語音情報によるものなのであり，メロディーが知覚できたと考えるのは早計である．

5）正確な旋律で歌唱するのはむずかしい

歌唱そのものを音楽と考えるか議論があるが，通常，歌唱は旋律を伴うため，本項では音楽として捉える．人工内耳では音高の知覚弁別が困難であるため，メロディーを正確に再生したり，自声

刺激＼反応	ピアノ	木琴	バイオリン	ギター	クラリネット	トランペット	ハミング	ハンドベル	ドラム	ハーモニカ	尺八	三味線	無反応
ピアノ	69	3		3	3			3	9			6	3
木琴		50		3			3		9			22	13
バイオリン	3	3	22		9		9			28	13	3	6
ギター	34	6	6	22		3		3				9	6
クラリネット	3			3	22	16	19			19	9		9
トランペット		3	6	3	9	34	6	3		19	3	3	9
ハミング			22		25	9	3			13	25		
ハンドベル		9	16			6	3	44	9	3	3		6

図3　音色：楽器音の異聴マトリクス（正答率）

ピアノ識別の正答率は69％で高い．木琴は三味線と，バイオリン，クラリネット，トランペットはハーモニカと，ギターはピアノと，ハミング歌唱はクラリネットや尺八と，ハンドベルは木琴と異聴する傾向が認められ，音響特性の類似した楽器間で誤ることが認められた．
（城間将江，他：人工内耳装用者による音楽の知覚（第一報）．Audiology Japan 1998；49：755-764より）

の高さを調整したりするのが厳しい．したがって，独唱は人工内耳装用者にとっては大きな挑戦と言わざるを得ない．独唱に比べると斉唱のほうがよいが，合唱のように旋律が複数で，かつ他者の音階に配慮しながら自声をコントロールしたり和音を発したりすることが極めてむずかしい．

結論として，現在の人工内耳システムは音の強弱や長短の情報伝達においてはすぐれているが，ピッチ情報処理や伝達は不十分であるため，音程，音色，メロディー，和音などのように周波数情報処理をベースとする課題はむずかしい．人工内耳メーカは音楽知覚に考慮して仮想電極数を増やす，低周波数情報重視型のコード化を開発，両耳装用の推奨などの取組を行っている．しかし，語音情報知覚の改善には貢献するものの，楽音の知覚にはいまだ十分な成果があるとはいえず，音楽知覚の改善については，今後の開発に委ねられている．

人工内耳による音楽の楽しみ方

それでは，人工内耳装用で音楽はむずかしいかというと，そうではない．音楽が人の心理や情感に及ぼす効果は計り知れない．人間は胎内で過ごす時間も聴覚や胎動を感じて生まれ，喜怒哀楽を歌や踊りで表現する．特に幼児期の音楽的刺激は子どもの情動の発達に影響するといわれ，これは聴覚障害の有無を問わない．

乳幼児期の人工内耳装用児の音楽の楽しみ方に関しては，人工内耳メーカから小冊子が発行されているので[7,8]，具体的にはそれらをご参照いただきたい．筆者は過去の自験から推奨するおもな活動は下記のとおりである．まずは人工内耳で伝達されやすいリズムを中心とした活動からはじめ，楽器を演奏したり，歌詞つきの楽曲を聴いたり歌ったりする．

①楽器音に慣れ親しむ

楽器に触れることによって，聴覚，視覚，触覚，振動覚などを通して音を感じやすくする．最初は音響特性の大きく異なる楽器を選び（例：鈴やハンドベル vs. 太鼓），徐々に音響特性の似た楽器に親しむ．

②リズム・テンポをとる

歌にあわせて，手を叩く，マーチする，机をタッピングするなど，楽しい活動を通してリズム感を習得する．基本的なリズムが修得できたら大小，長短，速度を変えて多様なリズムを学習する．また，日本には手遊びという素晴らしい文化があり，対話しながらリズムを楽しむことができる．

③リズムにあわせて踊る

リズム知覚は正常聴力者と遜色ないので，群舞も可能である．

④楽器を奏でる

和太鼓，ドラムなどの打楽器はリズムがとりやすく，聴覚障害児・者にとっては親しみやすく，実際に日本全国で聴覚障害者による太鼓サークル

活動はさかんに行われている．前述のように，マリンバやピアノなどのように音階が広い楽器でも，楽譜や鍵盤の視覚的情報を活用して演奏できる．弦楽器演奏は一般的にはむずかしいが，ギターのように音階が視覚的に捉えやすい楽器はバイオリンや三味線に比べ，正確に奏でることが可能なようである．管楽器系は，単純な旋律の場合はよいが，半音を耳で聞き分けながら音をつくるので音程が曖昧になりやすい．楽器演奏は個人差が大きく，好みも様々である．

⑤音楽を聴く

通常は，自分が好きな歌手の歌詞付きの曲から始める．リズムと歌詞の語音情報を活用して楽しめる．特に中途失聴の場合は記憶している曲や親密度の高い歌などは知覚しやすい．クラシック音楽を好む人は少なくないが，オーケストラよりも単独の楽器演奏が人工内耳では親しみやすいようである．

⑥歌う

独唱は単調で音程が不安定になり，正確に歌うのはむずかしい．しかし，斉唱すると自己修正が可能なことがあり，少しゆっくり一緒に歌うとよい．カラオケなどのように文字情報や音響効果などの助けがある状況で歌を楽しむ人工内耳装用者は少なくない．プロフェッショナルにはなれなくとも，自分なりの歌い方ができる．

学校教育における配慮の必要性

原田ら[9]による「教育・療育期の人工内耳装用の聴覚補償とコミュニケーション支援に関する検討」の調査で，人工内耳装用下の聞き取り改善に関する設問が一部あり，家族との会話や家族以外との会話が改善したとする保護者が約90％であったのに対し，音楽に関しては下記のように必ずしも改善したとは感じていない様子が伺える．たとえば「歌を歌う」の設問に対する改善度は，幼児74.3％，小学生64.5％，中学生57.6％，高校生以上26.5％で，高学年になるにつれて改善したと感じる割合は小さい．「楽器演奏」も同様の傾向を示し，幼児54.3％，小学生64.5％，中学生48.5％，高校生以上14.7％と，言葉の聞き取りに比べて音楽は困難だと感じている現実が推測される．

通常学校に約7割の人工内耳装用児がインクルーシブされている状況において，聴覚障害の有無にかかわらず通常の音楽教育（器楽演奏，歌唱など）は避けられないが，人工内耳の特性を理解した配慮がないと，こどもが辛い思いをすることがある．音声コミュニケーションは特に不自由がないと周りから判断されるため，音楽も同様だと誤解されやすい．しかし，上述のように歌唱は極めて困難なので，独唱や合唱の際は特別の配慮をしていただけるよう，保護者から教員に依頼するとよいのではないかと考える．

おわりに

音楽の楽しみ方は多様で，作曲や演奏や歌唱，舞踊・ダンスなどのような行為者としてかかわる人，音楽を聴いて音楽的な感情を理解し鑑賞する人など，それぞれである．聴覚的感受性が高ければ音楽的才能を伸ばす選択肢が拡がることは事実であるが，音楽を楽しむのに聴覚が絶対条件ということではない．かの偉大なベートーベンは聴覚障害や耳鳴りと難聴に悩まされたが，後世に残る有名な交響曲や楽曲をいくつも作曲した．国内でも，フジコ・ヘミングなど，難聴を抱えながらピアノ演奏家として活動している方々がいる．ろう者のダンサーや和太鼓奏者なども国内外で活躍している．和太鼓は低周波数域に音響エネルギーをもつため聴覚障害者でも音響特徴を捉えやすいとして，古くから聴覚障害児教育に用いられてきた．これは，音楽教育としてではなく，言語教育を助長する手段として用いられてきたようであるが，近年はITテクノロジーの発展で音楽が視覚的に捉えられるようになり，和太鼓がパフォーマンスアートとして脚光をあび，聴者・難聴者一体となって演ずる姿も見かけるようになった．人工内耳装用児も自分なりに音楽を楽しめるよう，無理強いをせず，ふさわしい環境だけは提供してあげたい．

文献

1) 神田幸彦：小児人工内耳実態調査に関する報告・平成23年1年間のまとめ，日本耳鼻咽喉科学会福祉医療委員会・乳幼児医療担当委員会報告 2013.7：925

2) Niparko JK, et al.：Spoken Language Development in Children Following Cochlear Implantation. JAMA 2010；303：1498-1506
3) 城間将江, 他：人工内耳装用者による音楽の知覚（第一報）. AudiologyJapan 1998；49：755-764
4) 城間将江：人工内耳による音楽の知覚. 神経心理学 2012；28：92-102
5) 尾形エリカ, 他：小児人工内耳装用者における音楽の知覚. 小児耳鼻咽喉科 2002；23：69-73
6) Gfeller K, et al.：Temporal stability of music perception and appraisal scores of adult cochlear implant recipients. J Am Acad Audiol 2010；21：28-34
7) Turn the Music on幼稚園・保育園に通う人工内耳装用児が音楽を楽しむために.コクレア社, 2010
8) 加我君孝（監）：音楽と人工内耳（小さなお子様向け）, メドエル社
9) 原田公人, 他：教育・療育期の人工内耳装用の聴覚補償とコミュニケーションと支援に関する検討. Audiology Japan 2013；56：65-72

VI. 高度難聴の療育と教育

Topics 人工内耳装用児に対する遠隔英語教育

[名古屋学院大学リハビリテーション学部]
増田喜治

はじめに

筆者は，特に身体運動とリズム・イントネーションの役割を重視するヴェルボトナル法（Verbo-Tonal Method）によって，英語学習者の教育と聴覚障害児者の言語訓練とに携わってきた．本項では，情報機器とインターネットが進化した現代において，ヴェルボトナル法を応用した人工内耳装用児者に対する英語教育の実践を紹介する．

人工内耳装用者を対象としたSkypeを利用した英語教育の一例

1 目標

2010年から，人工内耳装用児者に対する英語教育[*1]を実施している．本研究の目標は，①人工内耳を装用した中高生を対象とし，ヴェルボトナル法に基づいた英語授業をSkype（以下，スカイプ）により実施すること②ホームステイによる英語研修を実施すること③シドニー在住の人工内耳装用児者と交流し，継続的な英語での交流がスカイプによって可能となるように環境を整えることである．

2003年に開発されたスカイプ[*2]はインターネット回線を利用した場合の通話は無料で，しかも高音質であるので，スカイプを利用して遠隔英語教育を試みた．英語教師が生徒に一方的に英語を教えるだけではなく，生徒側がホームステイを

column

筆者が大学での英語教育と同時に，知的障害者や聴覚障害児者および人工内耳装用児者への英語教育にかかわるようになったのは，4名の恩師の影響である．鳥居次好先生からは，歩行も言語と同様に学習され，障害は言語の本質を見極めるのに祝福であることを教えていただいた．兼子尚道先生は，聴覚障害のある教え子に対して体感による音声英語教育を行い，英語スピーチコンテストで見事な成績を上げさせた．彼は『体感』が認識の重要な部分を占めていることを明らかにし，音声振動により音声の認知と発話の訓練が可能なことを実証した．この体感教育の原理は，ロベルジュ先生[*3]が紹介されたペタル・グベリナ先生[*4]によってすでに体系化されている．彼は『ことばは身体の動きから発せられる』とし，身体全体が言語音の知覚と発話に重要であるとしている．

[*1] 2011年4月から2014年3月まで，科学研究費助成事業（学術研究助成基金助成金　基盤研究（C）により「人工内耳装用児者の英語教育：映像，音声，振動を用いた遠隔授業と国際交流」というテーマで研究活動が遂行された．
[*2] スカイプの会話を音声分析ソフト，プラート（http://www.fon.hum.uva.nl/praat/）で分析してみると，声紋からピッチ変化や強度まで明瞭に分析できることが判明している．
[*3] Claude Roberge（クロード・ロベルジュ，1928～）．日本においてヴェルボトナル法の日本での普及に貢献した．上智大学フランス語学科の名誉教授．グベリナ教授の生誕100年を記念してクロアチア語とフランス語で書かれたグベリナ教授の論文集の翻訳の監修を行い，日本語版は2013年3月に，英語版は2013年5月に出版された．
[*4] Petar Guberina（ペタル・グベリナ，1913～2005）．1950年代から外国語教育と聴覚障害児への教育と再教育に応用されており，身体と身体運動を通して脳の再構造化を図るヴェルボトナル法を提唱．

通して，シドニーの人工内耳装用児者が置かれている環境を体験し，日本人とオーストラリア人の人工内耳装用者たちの自発的な英語によるコミュニケーションを成立させるシステムを作り上げることが最大の目標となっている．以下，4段階で進行したスカイプによる遠隔英語教育を具体的に紹介する．

遠隔英語授業の習慣化と上昇ピッチの訓練（教師 vs. 生徒型）

1 第一段階（2011年5月〜2012年6月）

2011年3月までに普通学校に通学中の人工内耳を装用している中高校生で，ヴェルボトナル研究所[*5]の日本語訓練を受けた3名を面接により選考した．2011年4月から1年間は，名古屋学院大学のキャンベル先生が担当し，英語のみの授業がスカイプで行われた．レッスンは，週1度1回30分で，レッスンの合計回数は22回あった．

2012年の8月に企画されたシドニーでのホームステイで最低限度のコミュニケーションが可能なように海外生活に必要な表現と基本単語の発音と聞き取りの訓練が行われた．音声理解や聞き取りが不明瞭なときには必ず "Once more, please." と聞き返すことを特に訓練した．人工内耳装用児者にとって，まず音声が聞こえているか，またその音声を理解したかどうかを相手側に確認させるのは重要な点である．人工内耳装用者のイントネーションが平坦になる傾向があることから，集中的に身体運動を駆使して上昇するピッチの訓練[*6]が行われた．

シドニーでの英語研修（体験学習型）

1 第二段階（2012年7月〜2013年8月）

2012年7月，出発前に3名のホームステイ参加者と家族に研修について説明した．シドニーでの英語研修（2012年8月5日〜8月12日）では，人工内耳装用児者がホームステイを体験し，英語で生活する楽しさを体験した．このプログラムは単に英語の研修だけでなく，シドニーにおいて活躍している人工内耳装用児者，ならびに人工内耳装用児者と深くかかわっている人々と出会い，その人間関係が継続されていくように配慮し，計画された．

a. ホームステイの実際

シドニーから南約100キロに位置するボーラルのティーナさん[*7]宅で2泊3日のファームステイをして，オーストラリアの自然を満喫した．

ティーナさんの娘さんが通学している学校の授業を見学し，オーストラリアでの教育を体験した．

シドニー市内における5泊6日のホームステイでは，シドニーコクレアセンター（SCIC）の草分けで，難聴のご長男を人工内耳装用後に継続して家庭で訓練し，聞き取りと発話においてほぼ完璧なレベルまで育てられたスプラゴンさん宅とオーストラリア在住の日本人ではじめて人工内耳を装用された柴代さん[*8]宅でお世話になった．参加者は同年代の若者たちとタロンガ動物園で楽しい一日を過ごした．また SCIC とコクレア社の見学を通して，人工内耳の最新の技術と継続した訓練がオーストラリアにおける人工内耳装用児の言語訓

[*5] 関東学園の付属施設で，原田英一先生が代表者となりヴェルボトナル法による言語訓練と講演活動を行っている．センターで訓練を受けた現在も補聴器を利用して普通学校に通学している S さんのことは，別の機会に紹介したい．
http://www.kanto-gakuen.ac.jp/verbo/about/

[*6] Clay Campbell（2013），Imitative production of sentence-final rising intonation in Japanese Pediatric Cochlear Implant Recipients. MA thesis from Nagoya Gakuin University Graduate School

[*7] Tina Allen. 医療関連のテーマを専門的に扱う作家で，オーストラリアにおける30年余の人工内耳の歴史とその実践記録を執筆中．人工内耳装用児に対するスカイプを利用した英語教育に関する取材を2010年に受ける．現在，シドニー近郊のボーラルにて執筆活動を行う．

[*8] 40歳から聴力が低下し，55歳の時に補聴器を付けるが，聞き取りは難しく，社会生活に困難を感じられていた．ご主人の強い勧めにより，66歳の時に人工内耳の手術を受けられ，その後シドニーで活発な生活をされている．人工内耳装用児の英語教育に，2012年7月からスカイプでの英語レッスンを継続してご主人とともに実践されている．Nucleus CP810 を装着されている．

練の成功に結びついていることを各自が実感していた．

最終日は，SCICのスー・ウォルターさん*9宅でお別れパーティーをした．ホームステイをお世話して下さった方々と彼らのご子息と友人たちを交えて約25名の大パーティーとなり，日本在住の人工内耳装用児者への熱いサポートが盛り上がっていくような雰囲気の中で英語研修は終わった．

● シドニーと日本を結ぶ英語教育（教師 vs. 生徒型）

1 第三段階（2012年7月～2013年8月）

3名ではじまった遠隔英語教育であったが，諸事情によりMさん（7歳時に人工内耳の手術，Esprit 3 Gを使用，2013年4月に高校入学）と柴代さんとの間でレッスンがはじまった．2012年7月からスカイプレッスンが開始され，2013年5月まで週1回，30分のレッスンが31回計画されたが，実施回数は22回であった．第一段階の国内の遠隔授業ではスカイプがつながらないとか音声に歪みがあるという問題はなかった．しかし，海外からのコンタクトということから音声に歪みが発生したり，全くつながらない場合が7回，カメラの不調とレッスン時間の覚え間違いが1回ずつあった．

a. ホームステイの効果

ホームステイ以前の30分のレッスンの発話時間を計測すると，Mさんの総発話時間の平均は約9%であった．一方，柴代さんの英語の平均発話時間は31%であった．ホームステイに関する説明が行われていたので，日本語の平均発話時間は15%だった．圧倒的に教師側の発話量が多いことになる．Mさんの発話内容はほとんどが単語と文の反復と質問にyes, noで応答するのみで，自発的な発話は皆無であった．

ホームステイ以後のレッスン時のMさんの英語発話の合計時間の平均は6%に減少し，3%はチャットのタイピングに使われた．意思疎通の手段としてチャットは必要かと思われるが，チャットに専念すると聞き取りの訓練にはならないので，多少のコントロールが必要かと思われた．一方，柴代さんの英語の発話時間の平均は41%，日本語発話時間は4%と減少したが，チャットでの説明時間が8%と増加した．基本的には圧倒的に教師が語り，生徒が聞くという典型的な授業パターンが観察された．しかし，Mさんは数回を除いて，日本語での発話が見受けられなかった．これは彼女の英語学習に対する熱意の表れだと考えられる．

b. スカイプによる授業の実際

柴代さんはご主人のハロルドさんとともに人工内耳装用児に対する英語教育に参加し，スカイプによる遠隔授業への熱心な協力者かつ，理解者である．

30分のレッスンは，通常，簡単な近況報告から始まり，導入予定の構文の意味，文法と発音を絵カードやフラッシュカードの視覚教材を駆使して懇切丁寧に指導していただいている．スカイプレッスンは毎回，ハロルドさんがビデオ録画*10し，筆者はスカイプ授業のビデオに対するフィードバックを毎週行っている．筆者が柴代さんとハロルドさんと話し合うことにより，授業内容がMさんにとってベストとなるように進歩している．毎回，問題となるのが，Mさんの自発的な英語の発話をどのように誘発するかである．Mさんから柴代さんに英語で質問したり，コメントを発話したりするのは，まれである．

● 日本からシドニーへの遠隔交流（友人 vs. 友人型）

1 第四段階（2013年9月～2014年3月）

世界中の人工内耳装用児者が英語を媒体としながら，自由に語り合う場を創造するのが，われわれ研究グループの最終目標である．教師から生徒へという一方的な意思疎通パターンではなく，二

---

*9 Sue Walter. SCICのスタッフで，今回の研究プロジェクトでシドニーにおけるあらゆるコンタクトの紹介者．1984年のシドニーでギブソン博士により最初の中途失聴者の人工内耳装用者となる．当時，彼女が電話で受け答えをするビデオが世界的な注目を浴びた．

*10 iShowYou（version 1.90）を使用し，dropbox（https://www.dropbox.com/）を媒体として映像データの交換を毎週行っている．

人が自由に英語で語り合うことができれば，自然と英語力は培われる．われわれの研究期間は2014年度3月で完了するが，その後も日本在住の人工内耳装用児者と，オーストラリア在住の人工内耳装用児者がスカイプによって自由に国際交流が継続していく基礎を作り上げるのが第四段階の目標である．

2013年9月3日にシドニー在住で地元の公立高校に通学する人工内耳装用者，キャロライン[*11]さんとMさんとのスカイプによる交流が開始された．キャロラインさんはSCICのスーさんから2009年に筆者に紹介され，シドニー訪問の際には彼女の自宅を訪問したり，メール交換をしたりして関係を培ってきた．キャロラインさんは人工内耳装用者とは全くわからない流暢な英語で発話と聞き取りを行い，意思疎通はほとんど問題がない．電話やスカイプでの会話も可能で，人を笑わすことが大好きな高校生である．さらに，彼女は日本語と日本文化に大変興味をもっており，以前からスカイプで日本在住の人工内耳装用児者と交流を行いたいとの希望をもっていた．英語で自発的な発話が十分ではないMさんとキャロラインさんでは，意思疎通が十分にできず，スカイプトークが継続しないのではないかとの危惧もあったが，第四段階が開始された．

a. スカイプ交流の実際

第1回目のトークの合計時間は36.28分だった．Mさんの英語発話の合計時間はトークの11%，3回のチャットの所用時間は全体の3%だった．一方，キャロラインさんの英語発話の合計時間はトークの34%で，1回のチャットの所用時間は1%だった．二人ともスカイプトークが大変楽しかった様子で，自分たちでスカイプトークの時間を設定した．第二回目（2013年9月10日）のトークの合計時間は42.23分で，Mさんの英語発話の合計時間は全体トークの9%，2回のチャットの所用時間は1%であった．キャロラインさんの英語発話はトークの41%で，19回のチャットの所用時間は6%であった．

Mさんのホームステイ前の英語発話の平均は全体の9%，ホームステイ後は6%，今回は11%と9%であった．数値では英語発話の時間の増加はあまり観察できなかったが，質的には発話の内容が劇的に変化した．まず，同じ立場で話し合うことから，単語や文の単純リピートはない．

キャロラインさんの質問内容が理解できない場合は，"One more, please"と聞き返すと，キャロラインさんは丁重に説明をしている．二人は韓国映画と映画俳優について熱心に語り合った．

2回目のトークでは，Mさんもキャロラインさんと同じ韓国俳優のファンであることから，自発的発言がMさんから数多くあった．特に，キャロラインさんと一緒に韓国に行きたいと発話（図1）したことは，素晴らしい英語での自己表現である．Mさんが，"I want to go to Korea with you."と発言すると，キャロラインさんが"Oh, with me."と驚きをもって答えている．

Mさんの英語はイントネーションの最高値から最低値を引き算すると，62 Hzで，平坦なピッチで強度も弱い発話であった．しかしキャロラインさんはその発言の意味を直に理解し，402 Hzのピッチ差のある驚きを表現するパターンとなっている．英語を媒体としながら，自由に楽しく語り合う場がスカイプを通して実現されたのである．

b. スカイプの可能性

言葉のプロソディーは身体運動の中に表現されている．身体の映像と音声を伴ったスカイプによるコミュニケーションは，ヴェルボトナル法が主張する身体運動による可能性を広げ，Mさんを変化させる大きな要因をもっている．

キャロラインさんの笑顔と自然でダイナミックな身体運動を伴った彼女の発話はますます，Mさんを刺激し，抑揚のある明瞭度を伴った英語の発話へと変化していくと筆者は確信している．

[*11] 1997年（当時2歳）右耳に人工内耳の手術を行い，Nucleus Freedomを使用中．両親とオージオロジストの強い勧めがあって2009年に左耳に人工内耳の手術を行い，Nucleus 5を使用中．本人によると両耳の人工内耳装用をあまり好んでいない様子．

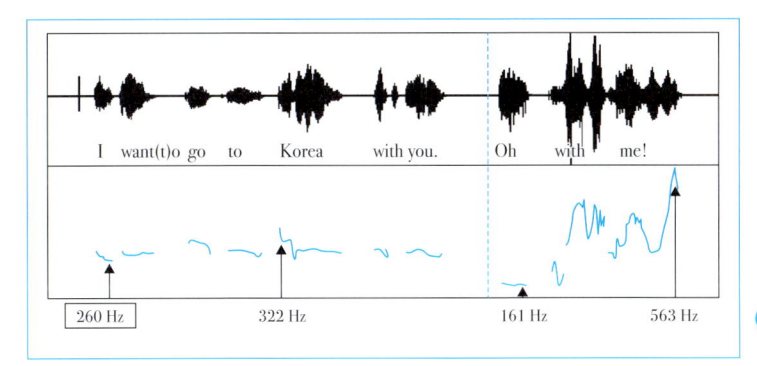

図1 Mさんの自発的発話とキャロラインさんの反応の1例

I want(t)o go to Korea with you. Oh with me!

260 Hz　　322 Hz　　161 Hz　　563 Hz

> **column：人工内耳装用児者の皆さんへのメッセージ**
>
> 　英語教育は小中高の学校教育や塾等の枠組みの中だけで考えていては問題があると思う．英語教師から英語を学ぶことだけが英語教育だとも考えないことである．筆者は過去約6年間で，6名の可能性のある人工内耳装用の若者たちと出会うチャンスがあった．筆者の経験は非常に限られたものであるが，その中でろう学校へ通学していたものが3名で，あとの3名は普通学校へ通学していたが，残念ながら第四段階まで到達して，スカイプトークでシドニー在住の人工内耳装用者と英語でかかわりを持ちはじめたのは1名だけである．なぜ残りの5名はこのレベルまで到達できなかったのかを考えることは重要であるが，残念ながら今回は議論する余地はない．
>
> 　テクノロジーは日々進化している．オーストラリアでは人工内耳装用児たちの9割が普通学級に通っている．彼らが学校を卒業してからは様々な現場で活躍している．人工内耳装用児者の皆さんは，そんな彼らと顔と顔を合わせ，直に英語で語ってほしい．オーストラリアの人工内耳装用児たちがどのような言葉の訓練を体験してきたかを直接知ってほしい．彼らが毎日何を考えて生活しているのかを直接，感じてほしい．
>
> 　そうすれば，世界は英語を通して広がり，英語の楽しい世界を彼らと一緒に体験できるだろう．また，英語での交流だけではなく，母国語である日本語でも会話ができるかもしれない．日本語を教える立場になったときに，もう一度真剣に日本語の発音やイントネーションの訓練を考えはじめるかもしれない．スカイプトークをオーストラリアの人工内耳装用児者と英語で行ってみたいと考えている人は，ぜひ名古屋学院大学リハビリテーション学部まで連絡していただきたい．ともにその準備をすることが可能かもしれない．

　最後に，皆が共通に信じていることがある．それは，人工内耳の最新の技術が素晴らしいということだけでなく，その最高の技術を最高の芸術作品に作り上げているのは，人と人との深い絆ということである．

謝辞―今回のプロジェクトの背後であらゆるサポートをして下さったSCICのスー・ウォルターさん，ホストファミリーとなって下さったスプラゴン夫妻，ティーナさん，シドニーからスカイプレッスンを継続して下さっている柴代久枝さんとご主人のハロードさん，スカイプトークを継続しているキャロラインさんによって人工内耳装用児に対する遠隔英語教育が可能となったのである．皆さんには本例紹介の承諾をいただいた．ここに深く感謝申し上げる．

参考文献

- 兼子尚道：全聾生の英語学習とそのoral approachについて．日本音声学会・学会誌 1965；96-109
- ペタル・グベリナ：言聴聴覚論の原理について．言聴聴覚論シリーズ　第3巻，上智大学聴覚言語障害研究センター，1979
- 島居次好：歩行と言語―身障の孫の成長の記録．三友社出版，1981
- 増田喜治：スカイプによる遠隔英語教育―人工内耳装用児の一例を通して．名古屋学院大学論集　言語・文化篇　第22巻　第2号，2011
- Clay Campbell：Imitative production of sentence-final rising intonation in Japanese Pediatric Cochlear Implant Recipients. MA thesis from Nagoya Gakuin University Graduate School, Japan, 2013

VII. 聴覚障害児と就職

[国立特別支援教育総合研究所企画部]
原田公人

Key Points
- ろう学校卒業生の進路は，高等教育の進学が増えている．
- 聴覚障害者の就職には，自己理解が大切である．
- ろう学校における進路指導は，保護者の協働で進める必要がある．

はじめに

ここでは，わが国の特別支援教育におけるキャリア教育・職業教育の動向や特別支援学校高等部の課題を踏まえ，ろう学校の就職状況をみる中でろう学校の進路について考える．

特別支援教育におけるキャリア教育・職業教育にかかわる施策動向

平成23（2011）年，中央教育審議会答申においては，キャリア教育と職業教育の方向性について以下の内容が示された．

①幼児期の教育から高等教育まで体系的にキャリア教育を進めること．その中心として，社会・職業との関連を重視し，実践的・体験的な活動を充実すること．

②職業教育においては実践性をより重視すること．

③学校は，生涯にわたり社会人・職業人としてのキャリア形成を支援していく機能の充実を図ること．

このように，教育行政のみならず，福祉行政を含め，国全体でキャリア教育・職業教育の取り組みが進められてきた（表1）．

進路指導・職業教育に関する調査研究（国立特別支援教育総合研究所）

国立特別支援教育総合研究所による特別支援学校高等部（専攻科）における進路指導・職業教育に関する研究の中で，全国の特別支援学校を対象とした調査を実施し，個々に応じた進路指導・職業教育の重要性，系統性のある進路指導・職業教育の実施の必要性，学校全体で進路指導・職業教育に取り組む意識の向上と専門性の確保，学校卒業後の生活も考慮した支援の必要性と校内での引き継ぎ体制の強化，個々の保護者（家族）の状況を踏まえた配慮の必要性について言及した．

系統性に関しては，「進路講話」，「進路先見学」といった実際的な体験を通じて指導の充実に努めているものの，系統立てた指導を行うのに試行錯誤している状況があることが示された．専門性や卒業後の支援に関しては，関係機関との連携や学校卒業後の支援において専門性のある人材の確保や個別の教育支援計画の活用が求められていることが示された．さらに，保護者（家族）との連携・支援については，保護者（家族）の実態が多様であることを踏まえ，適切な保護者（家族）への情報提供が必要であることが示された（図1）．

表1　近年の特別支援教育におけるキャリア教育・職業教育にかかわる施策動向

年	施策	内容
平成14年	障害者基本計画	雇用・就業は障害者の自立・社会参加のための重要な柱であり，障害者が能力を最大限発揮し，働くことによって社会に貢献できるよう，その特性を踏まえた条件の整備を図ることが示された．
平成16年	障害者基本法改正	基本的理念として障害者に対して障害を理由として，差別その他の権利利益を侵害する行為をしてはならない旨が規定された．
平成19年	改正学校教育法	義務教育の目標の一つとして「職業についての基本的な知識と技能，勤労を重んずる態度および個性に応じて将来の進路を選択する能力を養うこと」，また，高等学校の目的に「心身の発達および進路に応じて教育を施す」ことが規定された．
平成20年	教育振興基本計画	障害のある幼児・児童生徒の自立や社会参加に向けた主体的な取り組みを支援するという観点に立ち，特別支援教育を推進することが掲げられ，キャリア教育の推進が示された．
平成21年	特別支援学校学習指導要領改訂	「職業教育の充実」が示され，「キャリア教育を推進するために，地域や産業界等との連携を図り，産業現場等における長期間の実習を取り入れる等の就業体験の機会を積極的に設けるとともに，地域や産業界等の人々の協力を積極的に得るように配慮すること」が明記された．
平成23年1月31日	中央教育審議会	「今後の学校におけるキャリア教育・職業教育の在り方について」答申

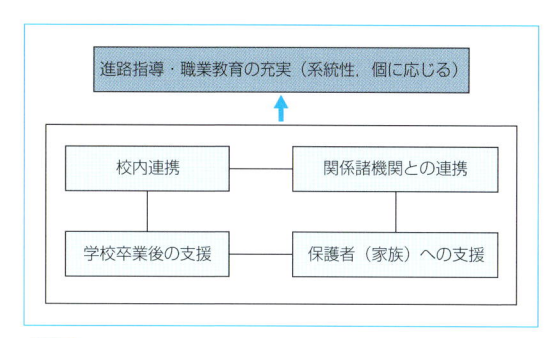

図1　進路指導・職業教育

表2　ろう学校高等部（本科）卒業生の進路

卒業者	進学者	教育訓練機関等	就職者	施設・医療機関	その他
529	220	39	173	73	24
100%	41.6%	7.4%	32.7%	13.8%	4.5%

（平成24年度3月卒業者）
註）特別支援教育資料（平成24年度）：文部科学省, 2013より

ろう学校卒業生の進路状況

平成24（2012）年3月現在のろう学校の卒業生の進路状況については，中学部の卒業生の総数は451名で，このうち450名（99.8%）が高等部等へ進学した．また，特別支援学校高等部（本科）卒業生の総数は529名で，このうち220名（41.6%）が専攻科や大学等へ進学し，39名（7.4%）が教育訓練機関等への入学，173名（32.7%）が就職，73名（13.8%）が社会福祉施設等への入所あるいは通所，その他24名（4.5%）となっており，例年，同じような傾向となっている（表2）．

ろう学校高等部卒業生の就労（雇用）形態（全国聾学校長会調査）

全国聾学校長会進路福祉部会によるろう学校高等部卒業生の就労形態の経年調査をみると，就労形態別に平成21年度～平成23年度の割合比をみた場合，正規社員は年々減少傾向にある．正規社員でない割合は20%程度ある．福祉作業所での就労は年々増加傾向にあり，福祉就労者の半数以上を重複障害生徒が占めている（表3）．

また，正規社員ではない就労の内訳をみると，パート・アルバイトが年々増加傾向にあるが，契約社員は減少している．これは経済情勢や社会意識等の影響により，就労環境が変化していると思われる（表4）．

ろう学校高等部（本科）卒業生の職業別就職者数

平成24年度のろう学校高等部（本科）卒業生は

表3 ろう学校高等部卒業生の就労形態

就労形態	21年度		22年度		23年度	
正規社員として就労	165	63.7%	175	55.6%	100	50.8%
正規社員ではない就労	50	19.3%	65	20.6%	41	20.8%
福祉作業所等での就労	44	17.0%	75	23.8%	56	28.4%
計	259	100%	315	100%	197	100%

註）全国聾学校長会（編）：聴覚障害教育の現状と課題（平成25年）より

表4 ろう学校高等部卒業生の就労形態―正規社員でない就労の内訳―

就労形態	21年度		22年度		23年度	
パート・アルバイト	21	42.0%	28	43.1%	21	51.2%
契約社員	29	58.0%	35	53.8%	18	43.9%
その他	0		2	3.1%	2	4.9%
計	50	100%	65	100%	41	100%

註）全国聾学校長会（編）：聴覚障害教育の現状と課題（平成25年）より

表5 ろう学校高等部（本科）卒業生の職業別就職者数

	専門的技術的職業	事務	販売	サービス業	製造・加工	機械組立	整備修理	検査	その他	運搬清掃等	その他	計
男	1	5	2	7	49	17	3		1	8	2	95
女	2	21	2	13	32	2	1	2		1	2	78
計	3	26	4	20	81	19	4	2	1	9	4	173

註）特別支援教育資料（平成24年度）：文部科学省，2013より

173名であり，職業別就職者をみると，男子は生産系，女子は事務系の職業に従事している傾向がみられる．これはろう学校高等部に設置している職業科の教育や進路指導による成果といえよう．ろう学校卒業生の就職率は高いといえるが，今後とも生徒一人ひとりに即した進路指導が行われる必要がある（表5）．

聴覚障害者の就労問題

聴覚障害者の就労については，各地域のハローワーク等での調査がみられる．そこでは，聴覚障害者の転職経験の割合が，就職後5年以内で40%と，他の障害種の中で最も多い割合となっているとの指摘がある．

聴覚障害者の勤務態度・姿勢について，企業側からは，「社会的常識や言語能力，コミュニケーション能力といった基本的な社会適応能力を高めさえすれば円滑な職場定着ができるとは限らない．確実な職場定着のためには，聴覚障害者個人の基本的な資質をさらに向上させることが必要である」との声がある．具体的には以下の指摘がある（表6）．

こうした厳しい指摘は，もちろんすべての聴覚障害者を指しているものではない．ろう学校においては，聴覚障害児が人間関係を築く基本的なこととして，「挨拶ができること」，「場に応じた適切なコミュニケーションがとれること」が重要であり，幼児期から正しい生活習慣を身につけることが将来の仕事にも影響を与えると考え，保護者との連携の基に実践を重ねている．また，聴覚障害者が社会・職業生活を送るうえで大切なことは，まず，自分を知ること，すなわち，「聴覚障害」を受け入れ，自分なりのコミュニケーション手段を獲得することとして，実践している．

一般に，職務に満足感を与える要因として，①仕事の内容，達成感，②労働条件，③職場の人間関係，④非学業・労働生活（家族・家庭，仕事以外の友人や知人との関係）があげられている．こ

表6 聴覚障害者の勤務態度・姿勢に関する企業からの指摘

①社会的常識や職業意識に関するもの
・本人の好ましくない態度について，繰り返し筆談で注意しても意味が通じなくて困っている
・出勤・退社時の挨拶やミスをしたときの謝罪ができないので，周囲から批判的にみられている
・目上の社員に対してもため口をきくなど上下関係をわきまえた言動ができない
・安易に突発的な欠勤や早退を繰り返すので，安心して仕事を任せることができない
・引っ込み思案で自主性に乏しく自分から動こうとしない
・受身で指示待ちになっている
・よくわかっていないことを周囲に確認しないで仕事を進めてしまう傾向がある
②基礎学力・言語能力に関するもの
・発音が明瞭で読唇も上手だが，言語能力が不足しており，話の内容が支離滅裂で何を言いたいのかわかりにくい
・指示や説明の意味を取り違えてミスを繰り返す
・仕事を確実にやってもらうには，発音の明瞭度や聞き取り能力以上に言語的能力が重要
・文章力や学力が不十分で任せられる仕事の範囲が定型的なものに限られてしまう
・ろう学校の担任の先生からは，『話が通じないときは筆談でもやりとりできます』と聞いていたのに話が違う
③障害認識の程度，自己開示力に関するもの
・本人からどのような配慮が必要なのか具体的な要望がないので，どのようにすればよいのかわからない
・本人は口話が得意だと言っているが，発音がそれほど明瞭でなく唇の読み取りもできていないようなので筆談をさせたら不機嫌になった
・自分の障害状況を客観的に理解できていないのではないか

れらを達成するためには，社会資源などのソーシャルサポートが必要とされるものもあるが，聴覚障害者自身の自助努力を要するものも含まれていると考えることが重要である．

ろう学校における進路指導

ろう学校においては，歴史的に，言語指導と職業教育を重視してきた経緯がある．さらに，聴覚障害のある幼児・児童生徒に対する教育の在り方として，ことばと心を育てることを追求してきた．また，乳幼児期や幼児期においては「言語獲得」が大きな課題として存在し，保護者（特に母親）の果たす役割は大きく，保護者（家庭）との密なる関係の構築を図ってきた．しかし，ライフステージの各期における発達課題を考えた場合，児童期や青年期においては，「学力の向上」や「職業的能力」の伸長が新たな課題がある．

前述した企業からの指摘により，聴覚障害児教育においては，社会的常識や言語能力，コミュニケーション能力といった基本的な社会適応能力の育成のほかに，豊かな心情面の醸成がより重要な事項であることとしておさえる必要がある．

これを踏まえて，ろう学校卒業生の就職を考えるに際しては，同時に進路指導についても考える必要がある．就職や進学は，学校における進路指導の延長線上にあるからである．

進路指導は，個人の適性を踏まえて，自らの生き方（進路）を主体的に選択する指導である．このため，これまで行ってきた進路指導が，単なる進路先指導に陥ってはいなかったかについて検証する必要がある．進路指導は幼少期には馴染まないことばであるが，各年齢段階における課題を保護者と共有し，再度，ことばと心を育てることを目指した指導を展開することが大切である．

参考文献

- 岩渕紀雄：自立への条件：耳の不自由な人の福祉入門．日本放送出版協会，1991
- 奥野英子編著：聴覚障害児・者支援の基本と実践．中央法規出版，2008
- 村上純一：中教審答申におけるキャリア教育の意味．東京大学大学院教育学研究科紀要 2010；50
- 文部科学省「今後の学校におけるキャリア教育・職業教育の在り方について（中央教育審議会答申）」．文部科学時報；第1623号，2011
- H22年～23年度専門研究A「特別支援学校高等部（専攻科）における進路指導・職業教育支援プログラムの開発」成果報告書．国立特別支援教育総合研究所，2011
- 特別支援教育資料（平成24年度）：文部科学省初等中等教育局特別支援教育課，2013
- 全国聾学校長会（編）：聴覚障害教育の現状と課題．2013

VIII. 海外の聴覚障害教育の現状

[国立特別支援教育総合研究所企画部]
原田公人

> **Key Points**
> - イギリスでは，特別支援教育（SEN）制度の下に個に応じた指導が重視され，人工内耳には，診断，療育・教育を一貫して行っている地域がある．
> - ドイツでは，様々な教育の場で聴覚障害教育が行われ，障害の程度に応じた指導形態を行っている．
> - アメリカでは，聴覚障害児の指導法を明確に謳う学校が多く，インクルーシブ教育が進行している．

● はじめに

ここでは，イギリス，ドイツ，アメリカのろう教育を概観し，おもなろう学校での指導や近年の人工内耳に関する状況を述べる．

1 イギリス

1）特別な教育的ニーズ（SEN）

イギリスでは，特別な教育的ニーズ（special education needs：SEN）のある子どもの対象として，障害のある子どものみならず，貧困や移民なども含め，施策を講じている．専門機関よりSENがあると判定された場合，判定書（ステートメント）が発行される．SENの総数は約30万人で，このうち聴覚障害のある子どもは約5千人である．

2001年，イギリス政府は，特別な教育的ニーズ・障害法（special educational needs and disability act：SENDA）を制定し，ここで，「特別な教育的ニーズを有する子どもで，判定書を有しないものは一般学校で教育を受けること，また，判定書（ステートメント）を有する子どもは，保護者の意志，または，他の子どもに対する効率的な教育の提供に反しない限り，通常の学校で教育を受けること」とした．当初，インクルーシブ教育の推進とともに特別教育学校が次々と廃校となりその数が減少していったが，その後，保護者から専門的な教育を受ける特別教育学校の必要性が主張され，必要以上に廃校にしないことになった．

2）ナイトフィールドろう学校—ウェルウィンガーデン

ナイトフィールド校（Knightsfield School）は，1953年に創立された寄宿舎のある男女共学のろう学校である．コミュニケーション手段は，聴覚口話法で手話での授業は行われていない．

全教室にFM補聴システムが設備され，教卓にはPCやプロジェクターがあり，教師はそれらの機器を駆使し，5～6名の少人数学級編成で指導が行われている．また，ナイトフィールド校は近接するモンクウォーク大学（Monk's Walk School）と連携し，高等部の生徒は大学の授業を受けることもできる．

欧米では，保護者の協議や同意のもとで個別教育計画（IEP）が作成されているが，ナイトフィールド校では，校長が全生徒のIEPを一括保管し，学習状況や教師が記入する指導内容等についてのコメントをチェックしている．これは，生徒の指導方針について教師と校長が共通理解を図り，保護者に対し，適切な指導や支援を行うためである（図1）．

3）ノッティンガム人工内耳プログラム

ノッティンガム人工内耳プログラム（Nottingham

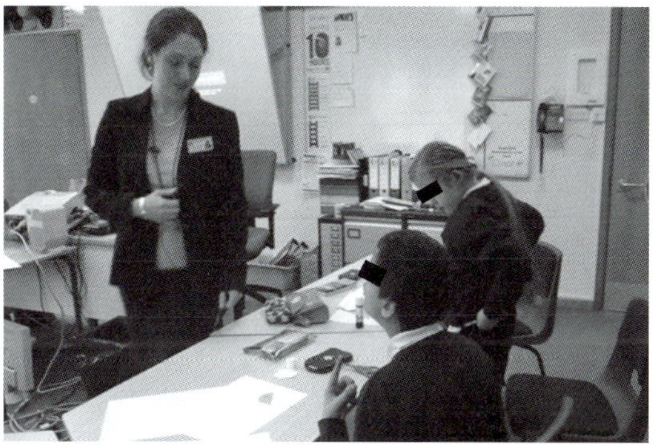

図1 ナイトフィールドろう学校の授業の様子

Cochlear Implant Programme）は，イギリスの聴覚障害財団（Ear Foundation）の基金を得て，1989年に設立された．ここでは，プログラムマネージャー，外科医，オージオロジスト，音声言語療法士，宿泊施設，医療物理学者，聴覚障害教育教員，学習支援アシスタントといった専門職員によるチームを構成し，人工内耳装用児と保護者に医療，療育の総合的な支援を行っている．

また，ノッティンガム人工内耳プログラムのアセスメントは，保護者から相談の申し込みがあった段階で，人工内耳チームのオージオロジストや聴覚障害教育教員や音声言語療法士等に情報が伝達され，人工内耳の検討を行う．その後，子どもの聴覚評価と保護者に対しアセスメントのためのカウンセリングが行われる．次に，人工内耳チームのメンバーが家庭と地域の教育機関（学校）を訪問し，心理検査，コミュニケーションの状況，言語評価を行う．このようにノッティンガム人工内耳プログラムでは，聴覚障害児が地域で生活することを前提とし，長期的な視点で本人や家族を支えていく実践がなされている．

2 ドイツ

1）指導法

ドイツでは，かつて指導法として口話法が中心であったが，口話は模倣指導などにおいて厳しい面があるという理由から，ろう団体などから批判があった．現在は，聴覚口話法を基本とした指導を行っているろう学校が多い．ろう学校の中には，ろうと難聴を分離したクラスを設置したり，口話グループを作っている学校もある．また，より自然でバリエーションのある方法を用いて聴覚障害児の発達を促進させることを目的として，通常の学校で教育を受けさせる傾向が強い．

通常の学校には，特に難聴学級のようなものはないが，地域によっては通常の学校（幼稚園も含む）に対してろう学校から教員を派遣するシステムがある．派遣教員は，通常の学校に対して，FMシステムの使用法や聴覚障害児の指導などの説明を行っている．

2）早期人工内耳

人工内耳の早期装用は全ヨーロッパで進んでおり，保護者にとって人工内耳の期待が高い．一般的な理解として，聴力が90 dB台の場合，補聴器によりも効果があるか，または音声言語の発達の可能性があるかが判断の基準とされる．100〜110 dB以上の場合，人工内耳の適応となっている．また，人工内耳の両耳装用率が高くなっており，10か月児〜12か月児で，人工内耳の両耳埋め込み手術を同時に行っている例もある．

3）サミュエル・ハイニッケろう学校

サミュエル・ハイニッケろう学校（Samuel-Heinicke-Schle）は，口話法の指導法を唱えたS・ハイニッケが設立した学校である．指導の基本は聴覚口話法であるが，手指法を取り入れている教室もある．一学級6名編成が基本で，ろう・難聴児のほか，他の障害を併せ有する子どもも在籍している．このため，ろうに対しては手話，人工内耳装用児や難聴児に対しては口話，また重複障害児に対しては手話と口話というように，子どもの実態に応じたコミュニケーション手段を用いている．また，学力保障の観点から，保護者の同意を得て，1年長く履修するクラスも設けている（図2）．

4）ハノーファー人工内耳センター

ハノーファー人工内耳センター（Cochlear Implant Centrum Wihelm Hirte Center Hannover：CIC）は，ドイツにおける中核的な人工内耳センターの一つである．1984年の設立以来，これまで1,000名以上の人工内耳装用児への指導や保護者支援を行っている．CICにおけるセラピー（指導）は次のように行われている（図3）．

①インテーク

保護者の期待，進路，人工内耳の目標等，人工

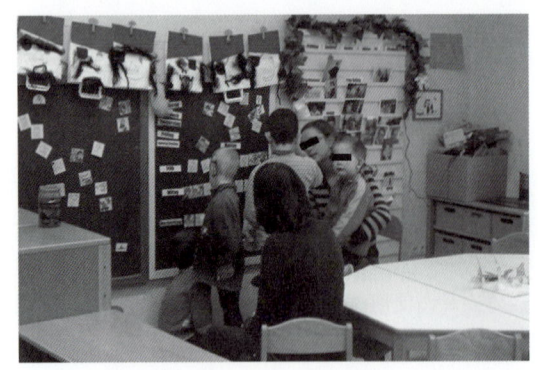

図2 サミュエル・ハイニッケろう学校の授業の様子

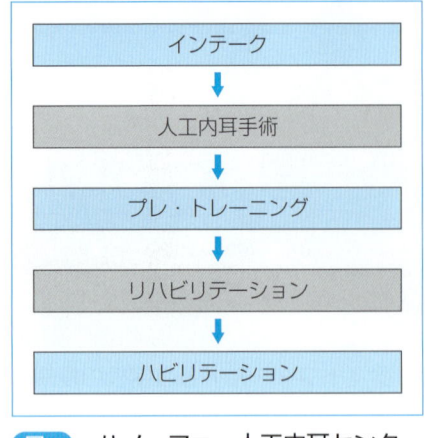

図3 ハノーファー人工内耳センターでの指導の流れ

内耳に関する事項の説明を行い，同じ親子に対して，希望により何回でも面談を受付けている．また，人工内耳候補として，重複児も受け入れている．

② 人工内耳手術

ドイツには約30の人工内耳施術病院があり，原則的に施術は病院が決定する．

③ プレ・トレーニング

人工内耳候補児に対して3週間のプレ・トレーニングを行う．トレーニング終了後，保護者だけではなく，幼稚園や学校の教師に対しても，セラピーの説明を行う．

④ リハビリテーション

6日間12週を子ども，1週を母親に対するリハビリテーションを行う．リハビリテーションの内容として，運動面（平衡感覚）の指導，心理面（親子共）でのケア，音声への集中，インテグレーションのための環境作り等がある．

⑤ ハビリテーション

術後のハビリテーションとして，毎週月曜日，保護者との面談を6か月実施し，セラピストが情報提供や相談を行う．また，子どもに対しては，毎年2回，CIC に来所し，人工内耳の調整や言語聴覚士（speech therapist：ST）による聞き取りや運動面でのセラピーを受ける．

3 アメリカ

1）インテグレーションからインクルーシブ教育

アメリカでは私立と公立の二種類のろう学校が存在する．指導方法は概ね私立学校では聴覚口話法，公立学校はトータル・コミュニケーションや手話法を採用している．また，地域によって教育や福祉施策も異なっている．ミズーリ州などは，新生児聴覚スクリーニングの普及が 100% であり，障害児教育特別区の認定を受け，個別の家族サービス計画（individual family service plan：IFSP）や個別教育計画（individualized education program：IEP）が充実している．近年は，聴覚障害児が通常の学校で学ぶインテグレーション（統合教育）から，共生社会を目指したインクルーシブ教育（包括的教育）が進められている．

2）聾中央研究所―セントルイス

聾中央研究所（Central Institute for the Deaf：CID）は，1914年に設立され，聴覚口話法による教育の代表校として知られている．

① 乳幼児相談

新生児から3歳までの子どもとその保護者を対象とし，保護者へのカウンセリング，子どもの障害についての学習会を行っている．2歳児になると，聴覚・会話・言語・社会性を身に付けるための個人指導やグループ指導を受ける．

② 幼稚部（Pre-K）

子どもを年齢相応の発達段階への到達と読解力を身につけることをおもな目標として，音韻指導や活字指導をはじめ，就学準備教育として社会的・身体的な発達の促進を図る指導が行われる．また，幼稚部の特徴として，ピア・プログラム（Peer Program）がある．これは聴覚障害幼児を健聴児と同じクラスで学ぶ機会を設けることによ

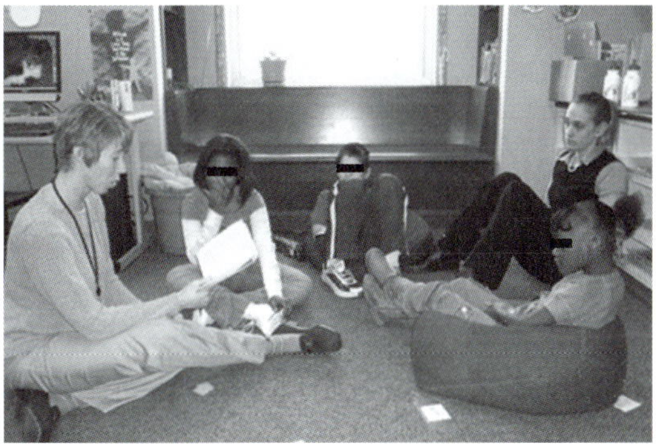

図4　CIDの指導の様子

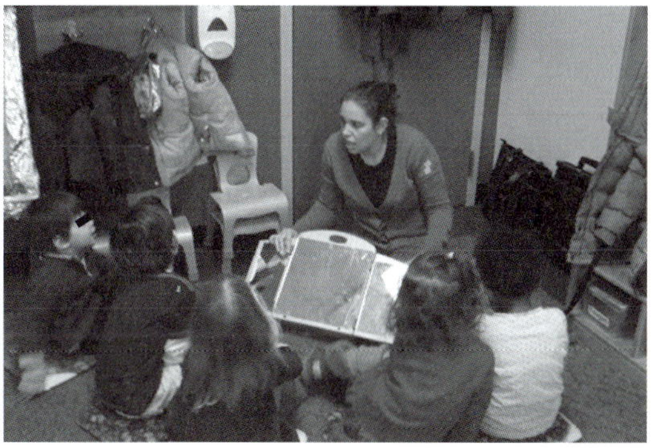

図5　リバースクールの授業の様子

り，自然で実用的な話しことばの習得や社会感覚の発達の促進を目的としている．健聴児にとっては，少人数制の中で，経験豊富なスタッフにより，個別にことばを学ぶことができるという利点がある．

③小学部

小学部では，科目ごとに習熟度に応じたグループ分けを行っている．CIDの修業年限は12歳としていることから，修了後の新たな学校生活に向けた指導を行っている．具体的には，宿題に慣れさせる，教科関連の課題を最後まで取り組む等の責任感を身に付けさせる，通常の学校や健聴児とのコミュニケーションの仕方についての指導を行い，家族に対しては子どもとの話し合いやレポートの作成を課している（図4）．

3）リバースクール─ワシントンDC

①親子プログラム（Parent Infant Program：PIP）

学校内に乳幼児教室を設置し，聴覚障害をもつ保護者と子どもの指導を行っている．2つのセッションがあり，セッション1では，知覚，言語，運動，社会性に関する支援，セッション2では，他機関からの専門家をスタッフに加え，子どもとの遊びを通して，聴覚口話法，補聴，コミュニケーション選択，言語発達についての情報を提供している．

②保護者学習会

学校在籍の聴覚障害児をもつ保護者とPIPの保護者が一緒に学習会をする．内容は，専門家による補装具や最新の技術情報等について学習したり，学校在籍する保護者からPIPの保護者に養育についての情報提供を行っている．

③アドボカシー

リバースクール（The River School）の教員は，地域の幼稚園や小学校，中学校で学んでいる聴覚障害児が在籍している機関の訪問を行い，保育士や教員，管理職を対象としてワークショップを開催し，子どもの学習上・生活上の課題の発見の仕方や指導法についての情報提供を行っている（図5）．

● 参考文献

- Dianne J. Allum（編著）：城間将江（監），人工内耳のリハビリテーション－世界の先進的取り組み．協同医書出版社，1999
- ペール・エリクソン：聾の人びとの歴史．明石書店，2003
- しみずよりお：聴覚障害者が見たアメリカ社会：障害者法と情報保障．現代書館，2004
- Morag Clark：A Practical Guide to Quality Interaction with Children who have a Hearing Loss. Plural Publishing, 2006
- 河合　康：イギリスにおけるインテグレーション及びインクルージョンをめぐる施策の展開．上越教育大学研究紀要 2007；26：381-397
- 原田公人：ドイツにおける聴覚障害教育の概要と早期療育および早期人工内耳装用に関する調査．筑波大学特別支援教育研究センター研究紀要 2007；2：66-70
- 草薙進郎，他：アメリカ聴覚障害教育におけるコミュニケーション動向．福村出版，2010
- 原田公人：海外の人工内耳装用児の教育プログラム．聴覚障害 2012；12：4-6
- ピーター・ライト，他：アメリカのIEP個別の教育プログラム：障害のある子ども・親・学校・行政をつなぐツール．中央法規出版，2012

D

難聴への対応，関連する課題

IX. 軽～中等度難聴への対応

[東京医療センター・感覚器センター]
新正由紀子，加我君孝

Key Points
- 軽～中等度の難聴は幼児期には発見されにくい．
- 難聴が軽～中等度であっても，言語発達の遅れやコミュニケーションの問題を引き起こす可能性がある．
- 適切な補聴をし，周囲が連携して子どもの支援を行っていくことが重要である．

はじめに

軽～中等度の難聴がどの程度を指すのかは，普遍的に，厳密に決められているものではない．WHOでは表1のように分類され，26 dB以上の難聴にカウンセリングや補聴器が必要であるとしている[1]．日本では後藤[2]が30～50 dBを軽度難聴，51～70 dBを中等度難聴，71～90 dBを高度難聴，91 dB以上をろうと分類し，成人の場合は慣用的にはこの分類が広く用いられている．ただし小児については，80 dBまでは中等度難聴に含めるほうが現実的である．その理由は，およそ80 dB以下であれば大きめの声での言語音がきこえるため，人の音声に反応しうるし，子どもによっては言語もある程度発達しうるからである．

80 dBより重い高度難聴の幼児の場合は，放置したままでは言語は発達しないが，音声に反応しないため周囲も気づきやすく，乳幼児期の早期に発見されやすい．それに対して，軽度から中等度の難聴の幼児は音に対しては反応するので，難聴とは認識されにくい．難聴によって言語発達に遅れを生じていたとしても，もともと幼児期の言語発達は個人差が非常に大きいため，難聴と気づくケースは少ない．最近世間的に注目され，症例も増加している発達障害や自閉症などと誤診される場合も多々ある．

表1 難聴の聴覚閾値レベル分類の例

程度	聴力
0-異常なし	25 dB以下
1-軽度難聴	26-40 dB
2-中等度難聴	41-60 dB
3-高度難聴	61-80 dB
4-重度難聴，ろう	81 dB以上（良聴耳）

（WHO：Prevention of blindness and deafness（PBD）．http://www.who.int/mediacentre/factsheets/ より）

ここでは，この小児における軽～中等度難聴の問題点と対応について述べる．

軽～中等度難聴をきたす疾患

難聴は大きく分けて感音難聴と伝音難聴に分類される．

1 感音難聴

軽～中等度の先天性感音難聴を起こしうる疾患として，遺伝性難聴，内耳奇形，症候性難聴，サイトメガロウイルス（*cytomegalovirus*：CMV）などの先天性感染症，低出生体重児，新生児仮死などがあげられる．いずれも難聴の程度は症例により異なる（図1）．近年，日本においては，新生児医療の発展により，低出生体重児や先天性疾患に罹患している新生児の救命率が飛躍的に向上してお

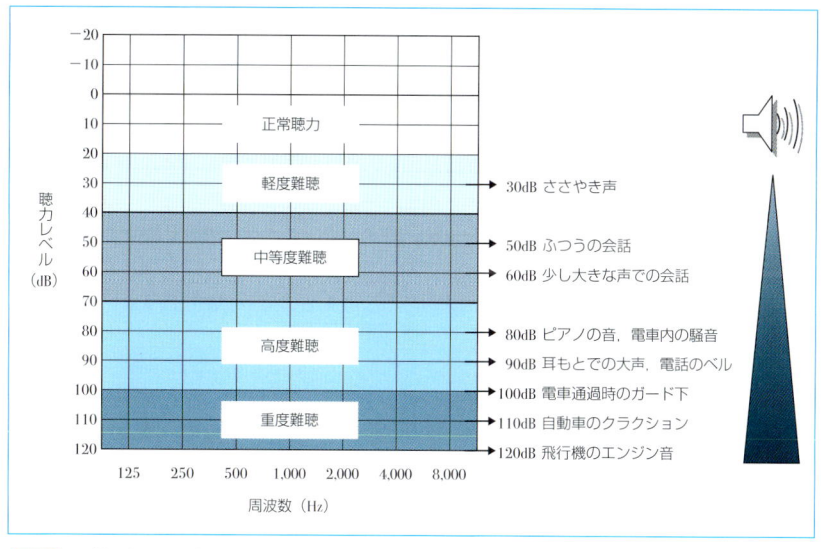

図1 難聴の程度

り，今後は中等度の難聴を合併する症例も増加するものと考えられる．後天性感音難聴を引き起こすものは，聴器毒性薬物の使用，前庭水管拡大症，髄膜炎や脳炎などである．成長に伴い難聴が進行する例もあるため，長期にわたる注意深い経過観察が必要である．

2 伝音難聴

伝音難聴をきたす疾患は中耳炎，中耳奇形，小耳症，外耳道閉鎖症である．中耳炎は多くの場合，治療を受ければ短期間で軽快するため問題とならないが，遷延化する場合には鼓膜チューブ留置術を行い，聴力の改善を期待する．その一方，中耳奇形や外耳道閉鎖症の聴力改善には，鼓室形成術，外耳道形成術などの手術が必要である．しかし通常，手術は幼児期には行われず，成長を待って学童期以降に行われ，手術までの間，両側難聴症例では補聴を必要とする．難聴の原因が不明の場合や，感音難聴と伝音難聴を合併する混合難聴の症例もある．

軽～中等度難聴の問題点

1 中等度難聴児のきこえの特徴（表2）

音そのものがほとんどきこえない高度や重度の難聴とは大きく異なり，軽度から中等度の難聴で

表2 中等度難聴児のきこえの問題点

- ささやき声がきこえない
- 話はわかるが細部は聞きとれない
- 助詞の聞き落とし，子音の聞き誤りがある
- 会話に集中していないと話が通じにくい
- 正面から話しかけられるとわかるが背後からは聞きとりにくい
- 騒音下できこえが極端に悪くなる

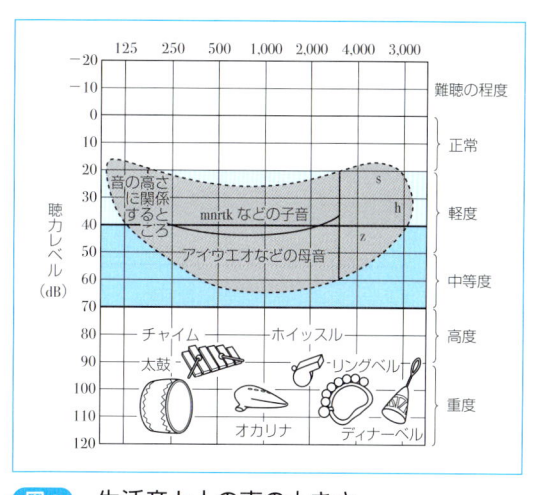

図2 生活音と人の声の大きさ

は，大きめの会話音程度の音声はきこえることから，ある程度の音声言語の習得は可能である．しかし，単語は聞き取れても，助詞を含む文レベルの聞き取りは困難な場合が多く，知らない事柄に

表3　母子手帳の聴覚に関するチェック項目

月（年）齢	項目
1か月	大きな音にビクッと手足をのばしたり，泣き出すことがありますか．
3〜4か月	見えない方向から声をかけてみると，そちらの方を見ようとしますか．
6〜7か月	テレビやラジオの音がしはじめると，すぐそちらを見ますか．
9〜10か月	そっと近づいて，ささやき声で呼びかけると振り向きますか．
1歳	テレビなどの音楽にあわせて，からだを楽しそうに動かしますか． 大人のいう簡単な言葉（おいで，ちょうだいなど）がわかりますか．
1歳6か月	ママ，ブーブーなどの意味のあることばをいくつか話しますか． 後ろから名前を呼んだとき，振り向きますか．
2歳	2語文（ワンワンキタ，マンマチョウダイ）などをいいますか．
3歳	自分の名前がいえますか． 耳の聞こえが悪いのではないかと気になりますか．

（母子手帳より）

ついての聞き慣れない単語や言い回しははっきり聞き取れずあやふやになりがちである．特に感音難聴では，音の歪みが起こらない伝音難聴と比べ，音の分析統合機構に障害があるため，受聴明瞭度すなわち言葉の音を正確に受け取る能力が低下する．ことに高音域の聴力低下があると，高い周波数の子音を含む言葉が聞き取りにくくなる．

軽〜中等度難聴児は聞き取れる範囲の単語連鎖でしか理解できないため，結果として得られる情報が限定され，言語発達は遅滞すると考えられている．また静かな閉鎖的な環境のもとならば聞き取れる大きさの音声も，騒音の中や広い空間では聞き落としや聞き誤りを生じるため，家庭環境などにより言語発達にかなりの個人差が生じやすい[3]（図2）．

2 難聴発見の遅れ

外見で判断できる外耳や外耳道に奇形を伴う小耳症症例を除くと，軽度から中等度の「人の声に反応し喃語を発する」難聴児は，世間一般で考えられている「音がぜんぜんきこえず話せない」という難聴のイメージとは異なるために，言語的なコミュニケーションが重要性を増すまでの乳幼児期に難聴が発見されることは少ない．現在日本国内で全児童に交付されている母子手帳を例にあげると（表3），軽〜中等度難聴の場合では大きな音には反応し言葉も発するため，これらの聴覚チェック項目で難聴を検出するのはむずかしいことがわかる．軽〜中等度難聴児についてアメリカのRubenら[4]は，難聴発見の平均年齢が5.3歳，補聴器の装着は6.3歳と高度難聴児に比し遅かったと報告している．

日本においても軽〜中等度難聴児は，両親によって難聴を疑われることよりも，乳幼児健診や就学時健診・就学後の学校検診などをきっかけとして発見されることが多く，難聴の診断や対処が遅れがちであることが問題となっていた[5]．乳幼児健診の代表的なものは「3歳児健診」で，聴覚検査は指こすり検査とささやき声検査からなり，耳元で指こすりの音がきこえるか，ささやき声が口もとを隠してきこえるかといった検査の実施を検診前に家庭で行うよう個々の母親に依頼し，母親が「異常」と判断した場合は検診時に保健師の手によって同様に再検査され，さらに異常と判断されると精査機関に紹介されるというものである．母親や保健師の主観や経験に非常に大きく左右されるため，軽〜中等度難聴児は乳幼児健診では見落とされがちで，その結果就学後の学校検診（オージオメータによる検診）で初めて難聴が発見されることも少なくなかった．

3 難聴の認識・受容の難しさ，社会性の発達の遅れ

難聴の発見が遅れてしまった場合，難聴によって引き起こされる音や会話への反応の鈍さ，ひいては言語発達の遅れは，患児の性格や知能，発達

> **表4** 身体障害者福祉法別表
>
> 2. 次に掲げる聴覚又は平衡機能の障害で，永続するもの
>   1. 両耳の聴力レベルがそれぞれ70デシベル以上のもの
>   2. 一耳の聴力レベルが90デシベル以上，他耳の聴力レベルが50デシベル以上のもの
>   3. 両耳による普通話声の最良の語音明瞭度が50パーセント以下のもの
>   4. 平衡機能の著しい障害

（第4条，第15条，第16条関係より）

の問題と捉えられてしまいがちである．いったん，発達障害などと診断されてしまうと，たとえ医療関係者であったとしても，難聴の疑いは抱きにくくなる恐れがある．

また，周囲での会話内容はある程度わかるものの，正確に聞き取れないため，誤解を招きやすく，対人関係が円滑に行かず，社会性の発達に影響を与え，人格が未熟となり，情緒不安定になる例もある[6]．

4 補聴器装用に伴う困難

近年，新生児聴覚スクリーニングの登場によって，軽～中等度難聴の子どもたちも非常に早期に発見されるようになり，中等度難聴児の問題点の一つである難聴の発見の遅れや補聴器装用開始の遅れは改善されるかと思われた．しかし，音に対して反応がある中等度の難聴は，高度難聴の場合よりも難聴の受容がむずかしく，補聴器の装用に際し困難を伴うことも多い．補聴器を使用しなくても自宅では不自由を感じないので必要性を感じないとか，周囲に障害を知られたくないといった理由から，両親は補聴器の装用に対して抵抗が強く，なかなか補聴器装用に同意しない場合がある．

難聴が遅く発見された場合には，難聴児自身も，外見を気にしたり，面倒に感じたりうるさがったりして，補聴器をいやがる傾向がある[7]．

5 社会的援助の欠如

軽～中等度難聴では身体障害者に認定されない（表4）例が多く，その場合の補聴器購入に際し，公的補助があるのは，現在のところ秋田県，岩手県，埼玉県，千葉県，長野県，三重県，大阪府，岡山県，鳥取県，島根県，山口県，高知県などと

いった一部自治体に限られている．公的補助がない場合には，補聴器購入の際の経済的な負担は非常に大きいものであり，難聴児の補聴器装用がよりいっそう困難となってしまう．

軽～中等度難聴への対応

1 きこえの補償（補聴）について

何らかの聴覚補償がなされないと全く音声言語を習得できない高～重度難聴児とは異なり，軽～中等度難聴児は補聴がなくてもある程度言語を獲得できるが，その程度は非常に個人差が大きい．軽～中等度難聴児の言語発達に影響を及ぼす要因については，聴力，動作性知能，補聴器装用期間，難聴発見年齢などが指摘されている[5]．われわれが以前行った研究では，軽～中等度難聴児は，補聴器が装用されないか，補聴されていても短期間であれば，その言語発達が障害されること，しかし，補聴が長期間継続してなされれば，障害された言語発達は本来の知能にまで近づく可能性が非常に高いことがわかった[8]．

もし，軽～中等度難聴の疑いが小児にある場合には，できるだけ早く専門の医療機関を受診し，補聴器の装用が必要であるかどうかの診断を受けること，そして高～重度の難聴児同様に軽～中等度の難聴児においても，できるだけ早期に補聴を開始し，適切な言語発達を導くことは非常に重要である．

それ以外にも，補聴器の装用状態，保護者の指導力と協力の程度，周囲の言語環境，音声コミュニケーションの質と量，難聴療育施設の訓練内容や訓練頻度，他障害の合併などの様々な因子が言語発達に重要な関与を及ぼしていると予想される[5]．個々の症例ごとに慎重な評価を行い，補聴および指導を行うことが必要となる．

2 コミュニケーションについて

軽～中等度難聴児のほとんどは，聞いて話す音声言語コミュニケーションを行っている．子ども本人が自分の難聴の状態を理解することは非常にむずかしく，かつ周囲の理解を得ることも大変むずかしい．十分きこえていると思っていても，大

事なことを聞き漏らしたり，集団の中で一人だけ聞き落としたりといった，きこえが不安定なことからくるコミュニケーションの不安定さが生じる場合も多く，対人関係のトラブルを繰り返すこともある．結果として自分に自信を持てなかったり，自己意識の形成に困難を感じたりする場合もある．

この解決のためには，子どもおよび家族が難聴について正しく理解するよう，医療関係者や教育担当者が時間をかけて繰り返し説明することや，子どもの状態に合わせ，困難を克服するためのきめ細かな支援をしていくこと，医療機関と教育機関，保護者との連携を密にすることが非常に大切である．重複障害を合併するなどの場合は，手話などの視覚的コミュニケーションを併用することも考慮に入れる．

3 教育環境について

軽〜中等度難聴児の教育については，地域の事情により様々である．乳幼児期に通園できる療育施設は，ろう学校教育相談部，難聴児通園施設，公立の療育センターや病院附属のリハビリセンターなどがあるが，日本では対処できる施設数や人員が圧倒的に不足しているため，比較的程度の軽い難聴児は，補聴器をフィッティングしただけで放置される場合も見受けられる現状である．保護者が対応の不十分さに不安を感じ，次々と他施設を渡り歩き，結果として難聴児の言語発達が伸びない例もある．難聴を診断した医療関係者は，診断後の教育環境にも注意を向けておくべきである．

3歳以降および就学した後は，通常の幼稚園あるいは学校と，ろう学校あるいは通級指導教室の両方に通う例が多くなる．両施設と保護者との連携は非常に重要であり，患児に対応する周囲の関係者が，情報を共有し，難聴の状態と課題を正しく理解し，配慮することが必要とされる[9]．

● おわりに

軽〜中等度難聴は，一見問題が少ないように誤解されやすいが，中等度難聴特有の問題点がある．難聴が軽度であっても，言語発達の遅れや，コミュニケーションの問題を引き起こす可能性があるため，早期に補聴をし，長期的に医療関係者や教育機関，保護者が連携して，子どもの支援を行っていくことが重要である．

● 文献

1) WHO：Prevention of blindness and deafness (PBD). http://www.who.int/mediacentre/factsheets/
2) 後藤修二：医療と補聴，教育訓練との関係．後藤修二（編），聴覚障害．2版，医歯薬出版，1984；282-290
3) 内山 勉：難聴とことばの遅れ．JOHNS 2005；21：553-557
4) Ruben RJ, et al.：Moderate to severe sensorineural hearing impaired child：analysis of etiology, intervention, and outcome. Laryngoscope 1982；92：38-46
5) 杉内智子，他：軽度・中等度難聴児30症例の言語発達とその問題．日耳鼻 2001；104：1126-1134
6) 塚田晴代，他：学齢期の軽度，中等度感音性難聴児における補聴器適合の検討．Audiology Japan 1998；41：214-220
7) 鶴岡弘美，他：当科における軽・中等度難聴児の検討．Audiology Japan 2006；49：260-265
8) 新正由紀子：中等度難聴の発見年齢と補聴機関の及ぼす言語発達への影響．加我君孝，他（編），小児の中等度難聴ハンドブック．金原出版，2005；7-15
9) 原田公人，他：国立特別支援教育総合研究所平成23年度専門研究B「軽度・中等度難聴児に対する指導と支援のあり方に関する研究」成果報告書別冊資料．2012

X. 関連する課題

1. 幼小児難聴の医療—新生児聴覚スクリーニング，精密聴力検査，補聴と人工内耳—

[東京医療センター・感覚器センター]
加我君孝

Key Points
- 新生児聴覚スクリーニングの歴史はアメリカに始まり，わが国には問題が多い．
- 精密聴力検査判定では ABR は変化するものであることを知る．
- 補聴器から人工内耳を選択するまでには注意深い療育が必要である．

新生児聴覚スクリーニングの歴史とわが国の問題

1 歴史

2001年にわが国でも導入された新生児聴覚スクリーニングは，開始からすでに12年が過ぎた．それ以前では先天性難聴は2～3歳で発見されたが，現在では生後1～2か月で発見されるようになった[1]．新生児聴覚スクリーニングの考え方はすぐれており，早期発見される難聴児が増えている．しかし，地域格差，専門家の不足，療育施設が少ないなど現実には問題が多い．筆者らは新生児聴覚スクリーニング導入後の新たな問題を「不都合な現実」と呼んでいる．具体的には，産科でのスクリーニングデータの取り扱いの間違った判断，ABR（auditory brainstem response：聴性脳幹反応）が正しく判読されていない，ABRが変化する生理学的反応であることを知られていない．人工内耳に対する理解不足や拒否反応など様々な問題がある[2]．

新生児聴覚スクリーニングは2001年より5年間厚生労働省のモデル事業として，医療機関に対する援助があり無料で始まった．しかしその後の実施は都道府県に任され，多くは任意に有料で行われている．使い捨てのイヤホンと電極に経費がかかる．産科では検査料を5,000～10,000円に設定している．日本全国の実施率はまだ60％程度にすぎない．大学病院や総合病院の産科でも実施しているところは多くはない．アメリカや台湾では100％近い高率である．アメリカでは22ドル，台湾では無料である．

2 検査機器

新生児聴覚スクリーニングは以下の二つの方法のどちらかで行われている．すなわち，
①自動 ABR（automated auditory brainstem response：AABR）．スクリーニングレベルは35～40 dB．機器の価格は約400万円．
②耳音響放射（oto acoustic emission：OAE）は Transient OAE と Distortion Product OAE の二つがあり，スクリーニングレベルは15 dB 前後．機器の価格は300万円前後．

AABR，OAE ともスクリーニングレベルが低いため，表示される結果の pass（合格）は信頼性が高いが，refer（要再検査）となった場合でも，真の難聴はその一部にすぎない．軽度から重度の難聴まで幅広く取り組むことになる．次のステップの精密聴力検査で初めて難聴の有無がわかる．

3 検査方法

新生児に精密聴力検査の ABR を行うと，半数以上は正常である．ABR の閾値は軽度，中等度，高

142　D　難聴への対応，関連する課題

表1　新生児聴覚スクリーニングの現在の問題点
1．スクリーニング装置が備えられていない場合（全国の約40%）
・個人病院 ・都市の総合病院 ・大学病院 　課題　①先天性難聴の発見が1～2歳と遅れる 　　　　②母子手帳に新生児聴覚スクリーニングが含まれるようになったが，まだ利用は少ない 　　　　③母子手帳の代謝スクリーニングに含まれていると誤解される
2．スクリーニング装置が備えられている場合（全国の約60%）
1）任意検査のため希望しない（検査費用が約1万円と高額） 　2）referの表示だけで難聴と診断してしまう 　　（スクリーニングレベルは耳音響放射が25 dB，AABRは40 dBと低い） 　課題　①無料，全員検査が必要（米国95%，台湾100%） 　　　　②referは確定診断ではない 　　　　③DPOAE：referは正常である可能性が否定できない 　　　　④AABR：referはAuditory Neuropathyを否定できない

度，重度の難聴のいずれもあり得るため，新生児聴覚スクリーニングでreferとされたとしてもその時点では確定的なことはいえない．表1に，新生児聴覚スクリーニングの現実を検査装置が備えられていない場合の約40%の施設と，備えられている約60%の施設に分けて解説した．

　個人の産科医院では検査装置が備えられていないところのほうが多く，その理由は機器が高価であることがあげられる．しかし大学病院や総合病院の産科でも実施していないところが少なくないため，先天性難聴は見逃されている．先天性難聴は1,000の出生に対して1～2人という低率であるということと，先天性代謝スクリーニングが尿や血液ですむのにもかかわらず，AABRではイヤホンをつける，電極を耳後部にはる，OAEではプローブを耳に入れるなど，ある程度の技術が必要なため人材養成が必要であり，面倒がられるためさけている病院もある．スクリーニングのなかった産科医院や病院で生まれた新生児の親が心配して耳鼻科を受診することが少なくない．結果的には聴力に問題のある場合もあり，ない場合もある．

4　母子手帳の記載

　2012年4月より，新生児聴覚スクリーニングを受けたか否かが母子手帳に印刷されることになった．それ以前の母子手帳には記載がなく，先天性代謝スクリーニングの項目に含まれているものと

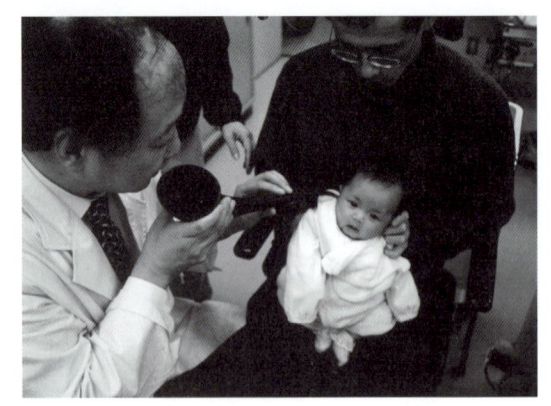

図1　伝声管（トランペット型補聴器）
新生児の聴覚行動反応を観察する．

誤解している母親が少なくなかった．今後，母子手帳に印刷されたあとの扱いが問題である．実施している医療機関で結果を記載する．実施していない個人病院では聴覚検査のために耳鼻咽喉科に受診を勧めなければならない．保健所にDPOAEが備えられるようになれば，新生児聴覚スクリーニングはほとんどカバーされるようになるであろう．

5　精密聴力検査

　新生児聴覚スクリーニング後，refer（不合格）と判定された乳児は，日本耳鼻咽喉科学会で認定された全国150の機関に精密聴力検査のために紹介される．筆者らの施設には総合病院の産科や新

表2　ABRによる精密聴力検査の問題点

1．ABRの多様性と行動反応
　1）ABRの正常化と行動反応の改善（ダウン症候群に多い）
　2）ABRにより中等度難聴の疑い
　3）ABR無反応（高度難聴と診断してよいか）

　　課題　①ABRは成長とともに変化することが知られている
　　　　　②1回の検査ですむとみなす医師が多い
　　　　　③ABR正常でも成長とともに悪化することがある（CMV，LVAS）

2．DPOAEとABRの関係
　超低出生体重児におけるAuditory Neuropathy Spectrum Disorders症例の増加
　3つのタイプ（不変，重度難聴化，正常化）がある

　　課題　Auditory Neuropathy Spectrum Disordersであっても聴覚正常例と難聴症例の両方が存在する

表3　難聴児の療育の問題点

1．聴覚口話法の施設の不足
　①通える希望施設が定員一杯
　②私的施設の登場
2．ろう学校の手話併用と人工内耳への心理的アレルギー
3．難聴は病気でないという思想と手話の重視
4．中等度難聴児に対する補聴器交付制度を欠く
　（例外的な地域があり，耳鼻科医による地方自治体の交付運動の増加）

生児科から紹介されてくる．このルート以外に他の耳鼻科を受診したのちにセカンドオピニオンを求め，インターネットで調べて外来を受診することも少なくない．

　検査は他覚的聴力検査のABRを中心に，DPOAEやティンパノメトリーも行う．滲出性中耳炎の合併が少なくないからである．筆者は必ず伝声管で名前を呼びかけ音に対する反応を観察するが，これは簡単ですぐできるよい方法で，両親は目の前で子どもの音に対する反応を観察し，安心できる（図1）．行動反応聴力検査を必ず行う．ABRは脳幹の誘発電位にあるが，1回の検査で確定することはできない．特に生後1年の間は軽度あるいは正常化することがあるからである．また，サイトメガロウイルス（*cytomegalovirus*：CMV）感染症のように初め正常であったものが悪化することもある（表2）．ABRは高い信頼がおける反応であるが，ABRが2〜6kHzの範囲からなるクリックで誘発されるため，オージオグラムのすべての周波数をカバーするわけではない．そのため周波数別に検査が可能なASSR（auditory steady-state response：聴性定常反応）の結果を参考にする．オージオグラム上に結果だけがプロットされる．しかし波形が記録されるわけではない．まずABR，次いでASSR，そして聴性行動反応や発達の変化をあわせて合理的に考えなければ正しい診断はできない[3]．

6　先天性難聴児の療育

　難聴が明らかになった場合，生後6か月までに補聴器を装用させ教育を開始する．

　難聴児の教育には，①聴覚口話法，②聴覚口話に手話併用，③手話法に分かれる．表3に現状をまとめた．なぜこのように分かれるのであろうか．難聴児の将来に対する療育・教育思想の違いがあり，それぞれの教育法によって形成される人間像は異なる．重大なことはいずれの教育法を選んでもあとでやり直しがきかないことである．

　新生児聴覚スクリーニングの導入によって，難聴児の早期発見・早期教育は著しく影響を受けてきた．筆者らの場合では新生児聴覚スクリーニング以前は人工内耳手術の年齢は3〜4歳であったが，現在は2歳前後で手術を行っている[4]．その結果，小学校入学時の言語性IQをWPPSI検査でみると，発見年齢の早いほうが，より高い言語力を身につけることがわかる（図2）[5]．

　新生児聴覚スクリーニングは価値が高い手法である．それ以前に比べ高い言語力を身につけるこ

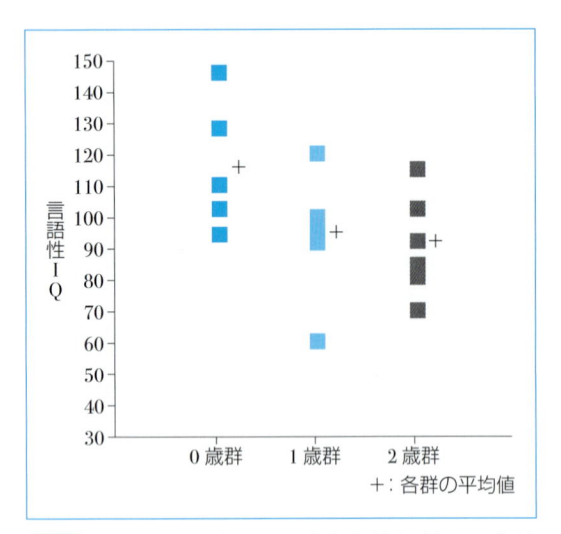

図2 人工内耳装用児の療育開始年齢と6歳時点でのWPPSI検査言語性IQ
(内山 勉：人工内耳装用児の療育開始と早期療育効果との関係について．音声言語 2011：52：329-335 より)

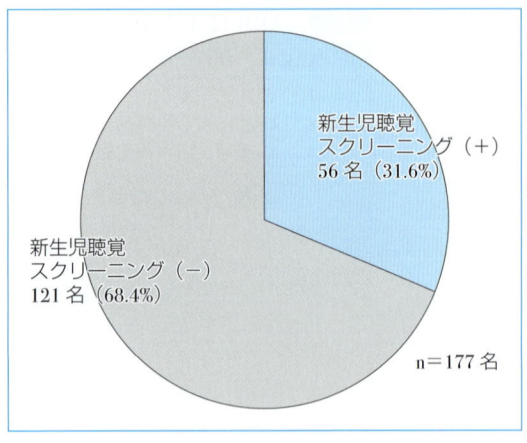

図3 東京医療センターの幼小児難聴・言語障害クリニックにおける新生児聴覚スクリーニングを経た症例の割合
現在5〜7歳に達した聴覚・言語障害で乳幼児期に受診した症例の1/3しか新生児聴覚スクリーニングを受けていない．

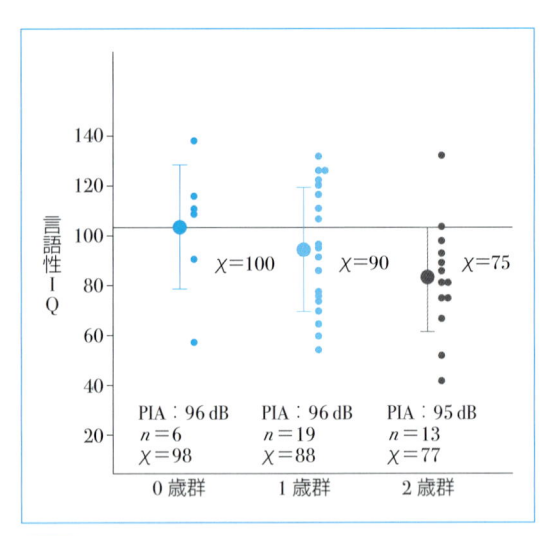

図4 先天性難聴幼児の発見・補聴教育開始年齢と小学校入学時の言語性IQの比較
より早い発見と早期教育の効果が大きい．
(富士見台聴こえとことばの教室より)

とにつながり，成人後は自立し社会によりスムーズに共生することに発展する可能性が高い．人工内耳装用する医師の活躍もあり，大きな目標となっている[6,7]．

新生児聴覚スクリーニングと不都合な現実

2001年に始まった新生児聴覚スクリーニングは5年間のモデル事業を経て，最初の計画とは異なり，その実施は政府から地方自治体に任され，希望者に対して有料で行われている．そのために生じた問題と，すでに13年が過ぎた今日，何が問題かを「不都合な現実」として厚生労働科学研究費の支援を受けて，平成22（2010）年〜24（2012）年の3年間取り上げ，その対策を検討した．

1 幼小児難聴・言語障害クリニックにおける新生児聴覚スクリーニングを経た症例の割合について（図3）

新生児聴覚スクリーニングの実施率について平成24年度に5〜7歳に達した症例で，初診時，聴覚・言語障害を主訴に東京医療センターを受診した症例は177例でそのうち新生児聴覚スクリーニングを受けていたのは31.6%にすぎないことがわかった．受けなかった約70%は，ほとんどが新生児聴覚スクリーニングの機器をもたない個人の産科で出生したことがわかった．機器をもつ個人の産科で出産したが，有料であるために希望しなかった症例もあった．

2 先天性難聴児の発見と補聴教育開始年齢と小学校入学時の言語性IQの比較（図4）

難聴発見年齢が0歳の6例，1歳の19例，2歳

表4 新生児聴覚スクリーニングと人工内耳手術児の年齢の比較

	症例数	平均年齢・標準偏差（歳）
新生児聴覚スクリーニングで refer	23	2.4±0.6 最低年齢　1歳7か月 最高年齢　3歳10か月
新生児聴覚スクリーニングの機会なし	33	3.3±1.4 最低年齢　1歳9か月 最高年齢　4歳8か月
新生児聴覚スクリーニングで pass しかし，のちに難聴判明	5	3.7±0.5 最低年齢　3歳1か月 最高年齢　4歳4か月

（東京医療センター/幼小児難聴・言語障害クリニックより）

の13例，難聴幼児通園施設で補聴器の指導下で教育を受け，就学時での言語性 IQ を WPSSI 検査を行い比較した．その結果，平均値で比較すると発見年齢0歳は VIQ100，1歳は VIQ90，2歳は VIQ75であり，より早い発見と早期教育の効果が大きいことがわかった．

③ 新生児聴覚スクリーニングと人工内耳手術時の年齢の比較（表4）

対象とした東京医療センターの61例のうち，新生児聴覚スクリーニングで refer となった23例の人工内耳手術を受けた年齢の平均は2.4歳±0.6か月，スクリーニングの機会のなかった症例は33例で，3.3歳±1.4か月，スクリーニングで pass となったがのちに難聴が判明した5例は3.7歳±0.5か月であった．

④ 早期療育人工内耳群（2歳）と遅い人工内耳群（3〜4歳）および補聴器群の小学校入学時の言語性 IQ の比較（図5）

難聴通園施設で調べた結果，平均値で比較すると人工内耳早期療育群（2歳）では VIQ130，人工内耳の遅い療育群（3〜4歳）では VIQ90，補聴器群では VIQ90 であった．人工内耳早期療育群の言語性 IQ が著しくすぐれていることが判明した．

⑤ 幼児の人工内耳手術例の術後数年経てわかった注意欠陥多動性障害（ADHD）の合併率について

平成20（2008）年から平成24（2012）年の5年間の人工内耳手術77例のうち，成長とともに注意

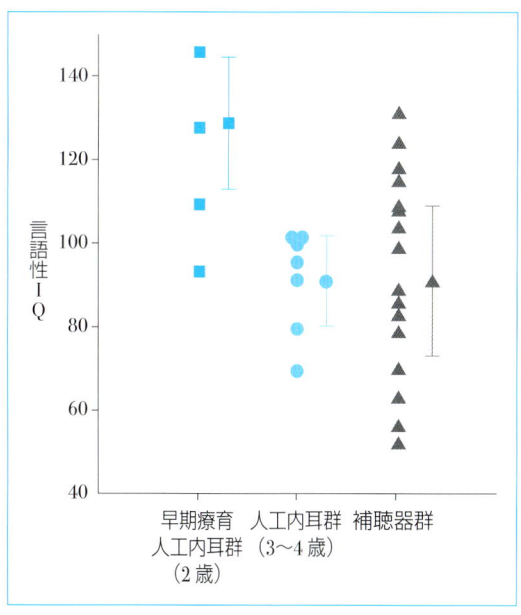

図5 早期療育人工内耳群（2歳）と人工内耳群（3〜4歳）および補聴器群の小学校入学時の言語性 IQ の比較
WPSSI，WISC-III　言語性 IQ の評価：130〜70（標準），69〜50（軽度），49〜35（中等度），34〜20（重度），19〜（最重度），70 はボーダーライン
（富士見台聴こえとことばの教室より）

欠陥多動性障害（attention-deficit/hyperactivity disorder：ADHD）の症状がはっきりしてきたのは7例（約10%）であった．ADHD の具体的な診断名は，知的発達障害，自閉症であった．そのおもな基礎疾患は CMV 感染2例，内耳奇形1例，その他原因不明は4例であった．

⑥ 両側人工内耳手術の意義

両側人工内耳手術を実施した29例について，片

側だけの手術時と両側の手術になったあとの単語了解度について，非雑音下の 70 dBSPL 負荷の場合と 70 dBSPL のノイズ負荷時を提示音圧 80 dB 時を比較した．その結果，非雑音下では単語了解度は片側人工内耳の時は 95.4% で両側人工内耳では 97.5% とほとんど差を認めなかったが，ノイズ負荷時では，片側人工内耳は 64% であったのに対して，両側人工内耳では 86.7% と大幅に向上することが判明した（以上，神田幸彦先生（長崎ベルヒアリングセンター）の調査による）．

● 文献
1) 加我君孝（編）：新生児聴覚スクリーニング—早期発見・早期教育のすべて．金原出版，2005
2) 加我君孝（編）：ABR ハンドブック．金原出版，1998
3) 加我君孝，他（編）：小児の中等度難聴ハンドブック．金原出版，2009
4) 加我君孝，他：幼小児の難聴に対する人工内耳手術による聴覚と言語の発達．脳と発達 2005；39：335-345
5) 内山　勉：人工内耳装用児の療育開始と早期療育効果との関係について．音声言語 2011；52：329-335
6) 加我君孝：幼小児の人工内耳—両親への術後アンケート調査報告 3—．東京医療センター幼小児難聴・言語障害クリニック 2012
7) 加我君孝：第 7 回市民公開講座（聴覚障害シリーズ）聴覚障害と社会での新たな活躍報告書（5）．2012

X. 関連する課題

2. 聴覚障害児の平衡の発達

[東京医療センター・感覚器センター]
加我君孝

Key Points
- 乳幼児の前庭三半規管の評価には，回転椅子検査が適当．
- 先天性難聴児では前庭半器官機能の低下例が存在する．
- 前庭半規管機能低下を合併する難聴児は，頸定と歩行開始が遅れる．

先天性の両側迷路機能低下によるバランス障害

1 先天性高度難聴児とバランス障害

小児では，特に乳児や幼児の迷路障害の診断には回転椅子検査を行う．前庭眼反射の検査の一つであるカロリックテストは患児が泣き騒ぎ，目を閉じるために役に立たないためである．小児では回転中眼振を評価の対象に用いる．回転後眼振は出現しにくいからでもある．これで半規管機能の評価を行う（図1）．これに加え，VEMP（vestibular evoked myogenic potential：前庭誘発筋電位）を記録し，耳石器の機能評価に用いる[1]．

先天性高度感音難聴児に合併してバランス障害がしばしば認められ，以前よりそのバランス障害は，成人になるまでに消失することが知られていた．しかしその証拠はなかった．迷路障害が乳幼児期の運動発達に及ぼす影響は，Rapin[2]がろう学校の生徒を後方視的に面接調査することで気がついた．アメリカの高名な小児神経学者の彼女は，1974年，先天性の迷路障害の中に首のすわり，つかまり立ち，処女歩行などの開始時期が遅れるものがあると報告した．1980年，ニューヨークで行われたBarany学会で，筆者はABRで診断した先天性高度難聴児のうち，一方向減衰回転検査で反応低下を示した乳幼児のバランスと運動の発達を追跡し，迷路機能が低下すればするほど，首のすわり，独り立ち，歩行開始時期の著しい遅れが生じ（図2），移動はshufflingすなわち，いざり移動が生じるが，発達とともに代償され，運動もバランス機能も獲得することを16ミリ映画を用いて報告した．Rapinは，Barany学会の発表の前に自分の仮説を証明してくれるものとして多大な関心を寄せるという手紙をくれた．先天性高度難聴児の一方向減衰回転法では，正常34%，機能低下57%，無反応9%であった．迷路機能が低下すればするほど，首のすわり，独り立ち，歩行開始時期は著しく遅れる．しかし，おすわり，つかまり立ちの遅れが少ないのが特徴である．

すなわち，体幹支持のある運動機能の遅れは少ない．

2 先天性の平衡覚障害の神経学的特徴

これらの先天性の平衡覚障害の神経学的特徴は，下記のとおりである．

①1歳以下では迷路性筋緊張の低下により，頭部の固定や下肢の体幹の支持が弱く，したがってバランスが悪い．

②1歳以上2歳前後までは，迷路性立ち直り反射が欠如していることにより独立歩行が困難で，さらに頭部の後屈が生じやすい（図3）．

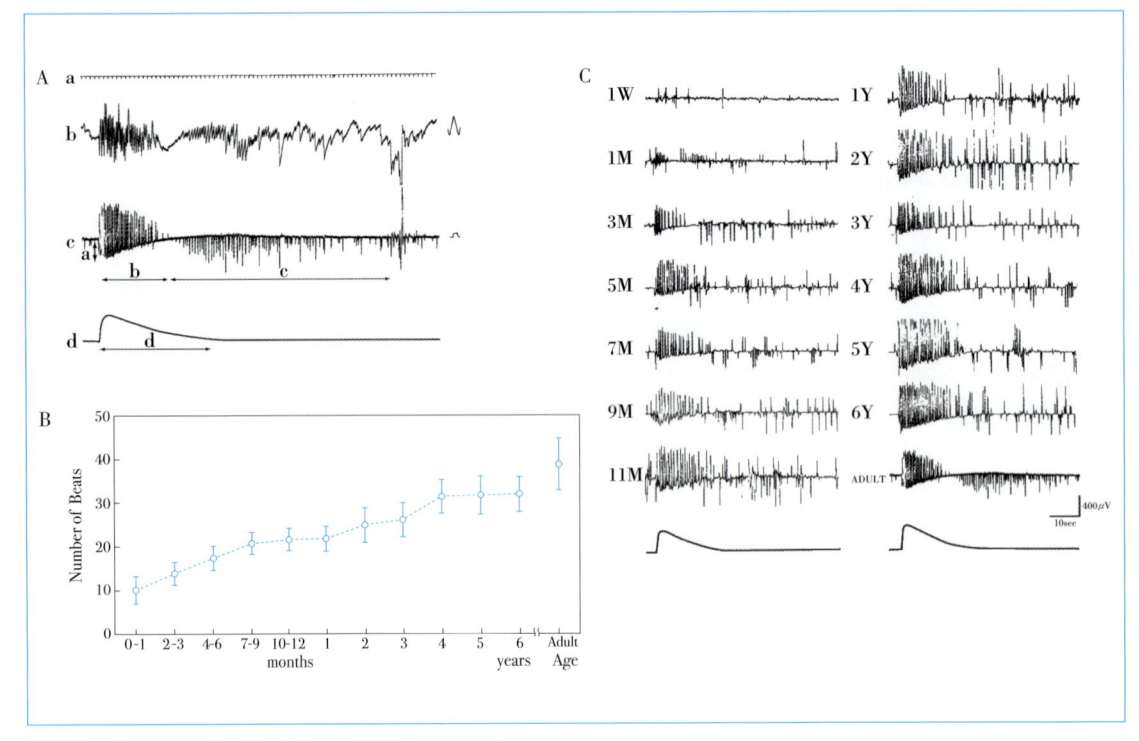

図1 乳幼児の前庭眼反射の発達による変化
A．成人の一方向減衰回転（ENG）．a．タイムスケール，b．眼振図の原波系，c．眼振図の回転中眼振と回転後眼振，d．回転椅子の動きのシェーマ
B．発達年齢と回転中眼振数の変化
C．乳幼児の発達と一方向減衰回転検査のENG．W：週，M：月齢

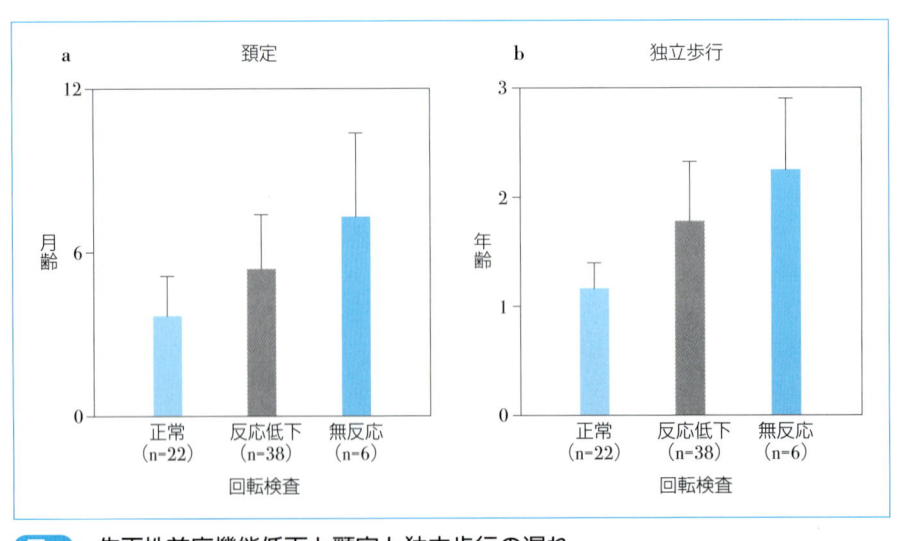

図2 先天性前庭機能低下と頸定と独立歩行の遅れ
a．頸定は正常例では平均3.5か月であるが，前庭機能低下例では5.5か月，重度低下例では8か月と遅れる．
b．独立歩行は正常例では13か月であるが，前庭機能低下例では18か月，重度低下例では24か月と著しく遅れる[11]．

③3〜5歳では，高度のバランス機能を必要とする場面，すなわち，"ふとん，砂，雪の上" などを歩くとき，転倒傾向にある[3]．

しかし最初から上肢の微細運動の遅れは認められず，迷路反射の低下や廃絶があっても，成長・発達とともにバランスの異常は改善する．小学校入学時までにはほとんど正常になり，中学・高校になるとほとんどの運動が問題なく楽しむことができるようになる．この発達による代償過程の機序は，図4に示すように，前庭半規管をセンサーとする前庭脊髄路が，発達の初めのうちはセンサーの障害による機能低下のため，頸筋と下肢の筋に必要な迷路性の筋緊張が得られない．しかし，成長とともに小脳，大脳基底核，大脳から中枢性の筋緊張が得られるようになる[3,4]．

③ 内耳奇形と迷路障害

成人の両側迷路廃絶症例に観察されるような運動時の視覚異常，すなわち見るものがぶれて見えるジャンブリング現象（jumbling phenomenon），暗闇での歩行障害すなわち閉眼時のロンベルグ徴候陽性，水泳時の水中でのオリエンテーションを失い溺れそうになるなどは，先天性の平衡障害の小児の例ではほとんど認められない．内耳奇形の代表的なタイプに，半規管が形成されず，耳石器が袋状だけのモンディーニタイプがある．こうした内耳奇形例では，先天性高度難聴児と同様に，バ

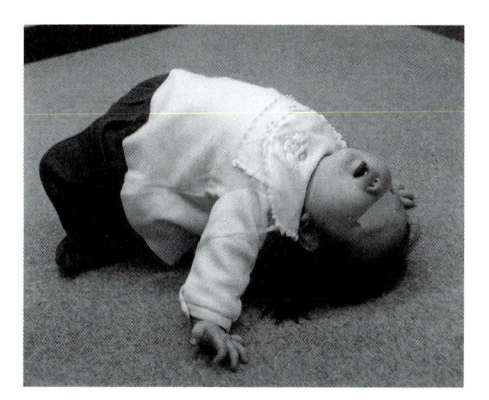

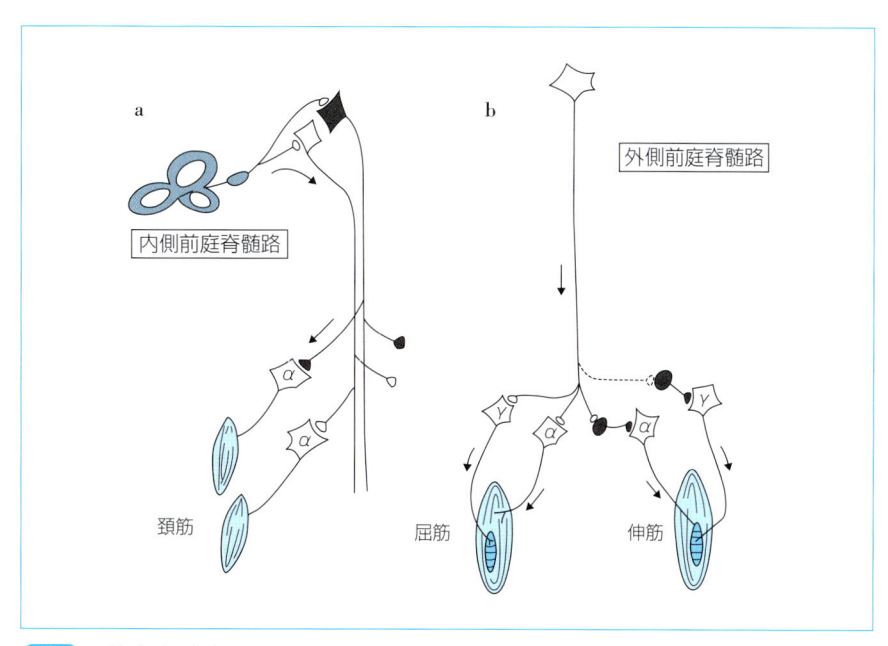

図3 先天性両側前庭機能障害児（2歳）の後弓反張様のブリッジ姿勢

図4 前庭脊髄路
 a．前庭半規管から前庭神経核を経て内側前庭脊髄路より頸筋を支配する．難聴児で頸定が遅れる場合はこの神経回路が働かないためと考えられる．
 b．前庭半規管から前庭神経核を経て外側前庭脊髄路を通り屈筋には α, γ の介在ニューロンを介して到達する．難聴児の歩行の開始の遅れはこの神経回路が働かないためと考えられる．
（伊藤正男：脳の設計図．中央公論，1980）

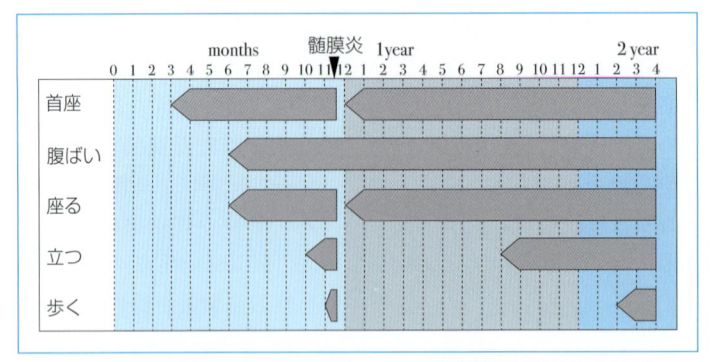

図5 11か月時に髄膜炎で聴覚と平衡覚の喪失を呈した1例
バランス機能の喪失（矢印）と再獲得の時期を示す．

ランス・運動発達が遅れるが，前庭眼反射はカロリックテストでは無反応であっても，回転検査では眼振が誘発されることがあり，耳石器も回転刺激に反応することを示している[3]．

重複障害の小児の症例では，バランス・運動発達はさらに遅れる．精神発達遅滞や髄膜炎・脳炎後遺症などが重複すると代償作用，運動学習が遅れると考えられる．その典型的な例は，周産期のサイトメガロウィルス（cytomegalovirus：CMV）感染である．脳性麻痺では，新生児高ビリルビン血症によるアテトーゼ型の脳性麻痺である核黄疸には迷路障害の合併頻度は高いが，新生児仮死による痙直型でも認められ，運動発達を著しく遅れさせる[5]．

迷路障害例は，症状としては蝸牛障害による難聴とこれに伴う言語発達の遅れ，前庭半規管の障害による運動発達の遅れのために，小児科，整形外科などで，しばしば脳性麻痺，精神運動発達の遅れ，筋疾患，小脳障害などが疑われると説明されることがある．誤診されないように注意が必要である．ABRと回転検査を実施することで正しい診断が可能である．脳性麻痺の場合では，迷路障害を合併する頻度が高く，アテトーゼ型のほうが痙直型よりもその頻度は高い．脳性麻痺に注意を奪われて，迷路障害が見逃がされやすい[3]．

後天性の迷路障害によるバランス機能異常

髄膜炎による難聴と同時にバランス機能と運動発達が退行することがある．その症状が重いために，重篤な脳障害によると誤解されることがある．しかし0〜2歳では退行しても，もう一度バランス機能を中枢神経系の代償で再獲得できる（図5）．しかし，3歳以上では退行はせず，一時的にバランスの異常を呈するだけである．

1 新生児・乳児期の両側迷路障害による影響（0〜2歳）

Eviator[6]らは，新生児の敗血症症例でアミノ配糖体の治療を受けた症例について検討し，カロリックテストなどの平衡機能検査の異常とともに，首のすわりに著明な遅れが生じるので，迷路機能が頸定の保持に重要な機能を担っていると指摘している．カナマイシンよりもゲンタマイシンのほうがその影響が著明であるという．

新生児期の髄膜炎の治療ではアミノグリコシド系薬剤が第一選択である．筆者らの経験でも，新生児期に生じた迷路障害は，先天性の迷路障害と変わらない症状を呈する[7]．1歳前後で初めて生じた両側迷路障害では，それまで獲得した運動機能のうち，首のすわり，おすわり，独り立ち，歩行などが数か月の間失われ，母親に"赤ちゃんに戻ってしまった"といわしめる状態になる．しかし，他の脳神経機能に異常がない限り，1〜4か月の間に再獲得が可能となる．知的障害も合併すると運動障害の遅れのため，再獲得に至る期間は2倍以上必要なことが多い（図5）[5]．

2 幼児期の迷路障害による影響（3歳以上）

髄膜炎の迷路波及によって生じる場合がほとん

どである．髄膜炎の場合，使用した抗菌薬の耳毒性によることも否定できない．急性期から亜急性期に呈する平衡失調は，バランスの異常と筋緊張の低下を生じるために，中枢性すなわち小脳失調と間違われることが多い．しかし，鑑別は温度眼振反応の低下や消失，下肢に失調はあるが，上肢には認められないことから，可能である．

3歳以後では一時的なバランス障害を示すだけで，直ちに代償されてしまう．この点をとっても3歳以後の小脳，大脳レベルからの姿勢保持や運動に対する中枢制御が圧倒的で，迷路にとって代わることがわかる．

③ 学童期以降の両側迷路障害

両側迷路障害は，前庭小管拡大症やゲンタマイシン，アミカシンなどの耳毒性のある薬物や髄膜炎によって生じ，その症状はジャンブリング現象，すなわち前庭眼反射の欠如により注視機能が障害され，物体がぶれて見えること，暗所での平衡失調などである．すでに述べたように先天性迷路障害児では両症状とも出現しない．12歳の髄膜炎による両側迷路機能喪失例では，数か月後にジャンブリング現象は消失し，ロンベルグ現象も陰性となった．前庭機能の代償が働く．

④ 片側性迷路障害

小児では mumps による片側性の難聴と平衡障害が急性期に生じることがある．片側の迷路が正常である限り，代償の速度は迅速である．mumps による難聴は両側の耳下腺に生じ，両側の迷路機能が失われることもある．

先天性盲ろう児とバランスの発達

① 視覚障害だけによる運動発達の遅れ

視覚に障害があると運動発達にも影響を及ぼす．子どもの発達は，外界からの刺激や情報を入手し，それらに反応することによって促進される．この情報の最も重要な入手源である視覚情報が制限されると，発達に大きな影響を及ぼす．千田[8]は「視覚障害に起因する行動の制限とその反応について」で，先天性盲児は，歩行の開始が生後2歳前後で約1年遅れると報告している．

視皮質は出生時に髄鞘化が始まり，生後5か月頃には完成する．聴皮質の髄鞘化が2歳頃に完成するのに比べ，著しく早くミエリンサイクルが終了する．したがって正常であれば幼児期には視皮質性の制御が可能なはずである．

② 視覚と小脳と運動機能

伊藤[4]は「視野の安定性を維持するために前庭眼反射が働く．反射の目標に対して反射がうまく働かずに視野がぶれても，それを直ちに前庭核にフィードバックすることはできない．そのための経路がないからである．したがって前庭眼反射はいわゆる開ループ制御系の一種である，前向きの制御系の構造をもっていることになる」と指摘し，下オリーブ核より小脳片葉へ投射する，登上線維路と苔状線維路が発見され，片葉説を提唱している．

①片葉は前庭眼反射の3ニューロン弓に側路として挿入されており，したがって前庭眼反射の動特性に寄与している．

②視覚信号を受けることにより，片葉は前庭眼反射の動作を急速に修正して，網膜像の安定を保つように働く．

③そのように修正が繰り返されると，片葉内の内部パラメータが次第に変化し，前庭眼反射の動特性を学習的に改善する．

このように視覚・下オリーブ核・小脳片葉の神経回路はバランス機能に影響を与える．一般の人も急に目を隠し，歩行をすると，バランスの維持がむずかしくなる．

③ 重度弱視児の視空間認知と行動

千田は[8]，重度弱視児の移動行動の具体例を報告している．「両親とも視覚障害者の間に生まれたN児は，10か月，3,620gで出生，重度の先天性白内障であった．首のすわりは3か月，おすわり6か月，寝がえり8か月，つかまり立ち9か月，つたい歩き11か月，はいはい12か月，始歩16か月．2歳8か月に右眼手術，3歳4か月に左眼手術」，「未熟児網膜症で右側に軽いマヒがあるY児の場合，はいはい2歳半，始歩3歳2か月．4歳

X 関連する課題

で両眼とも視力が0.04」．生まれつき見えにくい子ども（先天弱視）は，自分の見えにくい状況がよくわからない．ましてや，それを相手に伝えることができない．遠近の判断が曖昧で段差が知覚できず，すり足になったり，眼振を軽減するために頭を左右に振ったりするような行動（の真意）が他者に理解されず，誤解されることが多い．2例とも始歩が著しく遅い．

4 先天性盲ろう児と姿勢反射

先天性盲児，弱視児の始歩が遅れる理由には，前庭眼反射のうち，視神経，下オリーブ核，片葉の系が欠如しているために，小脳と視皮質による姿勢制御の発達に遅れが生じることがまず考えられる．さらに，実際空間と本人の脳の中に形成される視空間の形成が必然的に遅れるために，一致しない間は，バランスが悪くなることも考えられる．広い意味では，視性立直り反射だけで十分でない．重度の弱視に加え重度の迷路機能障害を伴うと，さらにバランスの発達は遅れる．このような場合，幼児期に著しい頭部の後屈現象を呈する[7]．

文献

1) Murofushi T, et al.：Physiological and anatomical study of click-sensitive primary vestibular afferents in the guinea pig. Acta Otolaryngol 1997；117：66-72
2) Rapin I：Hypoactive labyrinths and motor development. Clin Pediatr 1974；13：922-937
3) Kaga K：Vestibular compensation in infants and children with congenital and acquired vestibular loss in both ears. Int J Pediatr Otorhinolaryngol 1999；49：215-224
4) 伊藤正男：脳の設計図．中央公論，1980
5) Kaga K, et al.：Development of righting reflexes, gross motor functions and balance in infants with labyrinth hypoactivity with or without mental retardation. Adv Otorhinolaryngol 1988；41：152-161
6) Eviatar L, et al.：Neurovestibular examination of infants and children. Adv Otorhinolaryngol 1978；23：169-191
7) 加我君孝：めまいの構造．改訂第2版，金原出版，2006
8) 千田耕基：視覚障害に起因する行動の制限とその対応について．特別研究報告「心身障害児の運動障害にみられる課題とその指導に関する研究」国立特殊教育総合研究所．1995；118-125

X. 関連する課題

3. 発達障害と難聴

[東京都立東部療育センター小児科]
加我牧子

> **Key Points**
> - 発達障害の概念は知的障害の福祉的支援の目的で始まった.
> - 現在の日本は発達障害者支援法の定義が優勢になっている.
> - 難聴を伴いやすい疾患について知的障害の有無別に記載した.
> - 人工内耳の有用性が明らかになるにつれて, 治療効果の上がりにくい自閉症などの発達障害児への診断と治療対応の必要性を述べた.

発達障害とは

　発達障害とは発達期すなわち胎児期から新生児乳幼児期に内因性あるいは外因性の要因によって生じる中枢神経系の疾患あるいは傷害あるいは形成異常等によって生じる状態であり, 本来期待しうる能力や機能が発揮できない状態として位置づけられる. 発達障害は英語では developmental disorder あるいは developmental disability と訳され, 前者は病気のイメージが強く, 後者は社会的不利あるいはハンディキャップの面が強調された概念と考えられる. 1961 年にジョン F ケネディが大統領に就任してまもなく, 精神遅滞（知的障害）の社会的援助のために大統領パネルが召集された. この後, 精神遅滞に加えて脳性麻痺など発達期の神経学的障害にも社会的支援を広げるため発達障害の概念が定着してきた. その後もアメリカの公法によって, 発達障害の社会的支援は進展し, 知的障害, 脳性麻痺, てんかん, 視聴覚障害などのほか 1975 年には自閉症やディスレキシアも加わった. しかし 1978 年以降は病名や障害名にとらわれずに援助が必要な状態として規定されるようになり, disability の概念が中心になっているといえる.

　わが国では 2004 年に発達障害者支援法が成立し, 翌 2005 年に施行された. この法律では発達障害の定義を「自閉症, アスペルガー症候群などの広汎性発達障害, 注意欠陥（如）多動性障害（attention deficit/hyperactivity disorder : AD/HD）, 学習障害」とした. このため法律に規定された発達障害が発達障害と考えられることが多くなった. このため世界的にはある意味, 特異な状況になっている.

発達障害者支援法

　従来, 障害のある人を社会的・福祉的に守る法律はこれまで身体障害者福祉法, 知的障害者福祉法, 精神障害者福祉法, そして児童福祉法が主たる法律であった. 2004 年, 発達障害者支援法が議員立法による理念法として成立し, 障害のある人を守る法律の枠組みが再編・拡大されたことになる.

　この法律が発達障害の定義を自閉症, AD/HD, 学習障害を中心とした脳機能の障害と定義した背景にはこれらの疾患をもつ人々が学校や社会において, 困難かつ様々な状況をかかえているにもかかわらず, 従来からの法律による社会福祉的援助を受けるのがむずかしい状況にあったからである. 従来から知的障害のある自閉症は知的障害者

福祉法による社会福祉的支援を受けることができたが，知的障害がない，あるいは軽いと法律の適用外であり，困難な状況が多かったことによる．ましてAD/HDや学習障害は社会的支援の対象としては考えられていなかったという社会背景がある．この法律ではこういった発達障害のある方々の支援は国，地方公共団体のみならず国民の責務であるとしている特徴がある．

知的障害と難聴

知的障害を呈する様々な疾患群で聴覚障害を合併することはよく知られている．感音難聴が主の疾患も，耳や口腔領域の異常を伴うため伝音難聴をきたしやすいこともある．疾患名を以下に例示するので参考にしていただきたい．各疾患において，知的障害の重症度，合併症状や合併疾患により病状が異なることはもとより，自分から聞こえの悪さを訴えることができない場合が多いため，①疑いのあるときは積極的な評価や検査をためらわないことと，②聴覚障害に対する治療や配慮が児の発達を促すことを意識して，医療も教育も福祉の場も対応することが必要となる．

1 主として感音難聴を合併する可能性の高い知的障害を伴う（伴いうる）疾患

Cockayne 症候群
ダウン症候群，13トリソミー，18トリソミー，Turner 症候群などの染色体異常
先天風疹症候群，先天性サイトメガロウイルス感染症などの先天性感染症
CHARGE 症候群
胎児性水俣病
化膿性髄膜炎などの後天性中枢神経感染症
新生児重症黄疸
新生児重症仮死・新生児期無・低酸素脳症など

2 知的障害に伝音難聴を合併する可能性の高い疾患

ダウン症候群
Hunter 病，Hurler 病などムコ多糖症

CHARGE 症候群
顔耳脊椎症候群
など

3 知的障害を伴わず，難聴を伴いやすい小児神経疾患，代謝変性疾患，神経皮膚症候群など

感音難聴	Waardenburg 症候群 Recklinghausen 病（神経皮膚線維種症）
伝音難聴	Treacher Collins 症候群 鰓弓症候群
その他	Kartagener 症候群 Morquio 病，Scheie 症候群などムコ多糖症 大理石病（耳硬化症による二次的な伝音難聴） 耳口蓋指症候群 （副腎白質ジストロフィー症の中枢性聴覚障害など）

これらの疾患における聴力検査や聴覚障害の重要性も指摘しておく．

4 広汎性発達障害，AD/HD，学習障害に合併する難聴

難聴の子どもは外界とのコミュニケーションをとりにくく，自閉症様に見えることがありうる．アメリカ精神医学会による診断マニュアル（Diagnostic and statistical manual of mental disorders ver IV or 5：DSM-IV，DSM-5）や国際保健機関（World Health Organization）による国際疾病分類（International Classification of Disease：ICD-10）といった基準が現在精神疾患の診断についての主流となっている．これらは「操作的診断」すなわち症状の組み合わせで診断することを基本としている．これによれば，重度聴覚障害プラス自閉症という診断名が成立してしまう．AD/HDや学習障害はそれ自体が難聴を合併する頻度は，一般人口と比べて特に高いわけではない．

ただし学習障害の診断の際には，たとえばディスレキシア（読み書き障害，読字困難）でも聴覚障害や視覚障害の程度では説明できないほどの文字能力の習得の遅れを示すものという条件がある．したがって本項での趣旨である発達障害と難聴という課題では，直接的な影響はないとはいっ

てもどこまでが聴覚障害のためなのかという判断をせまられることがありうる．

● おわりに

この領域で最も注目し，注意すべきは自閉症と難聴の関係である．理由の第一は，自閉症は生まれつきの疾患であり障害であるが，症状が明らかになるのは出生時ではない．症状が重い場合は1歳前でも，何らかの対人関係の障害の存在を疑うことは可能であり，対人関係や社会性の問題が際立つ児では1歳半健診のときに疑診を置くことができる児も増加してきてはいる．しかし知的レベルの高い児やコミュニケーション障害の程度が軽い児での診断は年長，学齢期，人によっては成人期になることもある．

しかしながら自動聴性脳幹反応（automated auditory brainstem response：AABR）や耳音響放射の進歩に支えられた近年の新生児聴覚スクリーニングの発展とABRや綿密な聴力検査によって難聴の診断が行われるようになり，早期治療の効果が確立していることにより，人工内耳手術が低年齢化して1歳半前後で行われることが多くなっている．このため自閉症の診断がなされる前に，というよりは自閉症の症状が明らかになる前に聴覚障害に対しての治療が行われるようになった現実がある．これによって難聴のある多くの定型発達児が人工内耳の恩恵を受け，引き続き実施される聴能訓練の結果，言語力の発達，ひいては知的発達に素晴らしい効果を上げていることは周知である．

一方，人工内耳手術の結果，期待したほどの効果が上がらない子どもの存在が問題となってきている．その中に自閉症など広汎性発達障害の子どもが含まれている．自閉症児では関心をもつ対象が限定的であり，対人関係の困難，コミュニケーション能力の乏しさ，感覚過敏などの症状があり，新たに得られた音声のある世界に関心がなかったり，二次的な行動面の問題もあって，訓練にのらなかったりすることが往々にして生じる．

今後は人工内耳装着後に自閉症が判明した児に対する治療法の工夫を重ねることが必要と考える．児の全般的発達を支援する立場からは自閉症と分かっていたとしても，難聴に対して何らかの治療や療育を行わないという選択肢はないが，あらかじめ自閉症の可能性が高いかどうかについて判断しておくと，術後の対処法について考察やdiscussionを行えるのではないかと考えられる．

なお2006年にアメリカの小児科学会では，生後18か月～24か月の間に自閉症の早期スクリーニングを推奨し，自閉症の治療介入について確定診断を待つべきではないとした．全米の小児科医に自閉症らしい症状があるかどうかについて（診断ではない）母親への質問項目や自閉症の症状についてパンフレット（図1）を送るなどして啓蒙活動を行っている．指導や療育を伴わない診断は有害無益であるが，難聴の診断治療の緊急性を考えると待ったなしの判断をせざるをえないので今後も小児科・小児神経科医と耳鼻科医の緊密な連携が必要である．

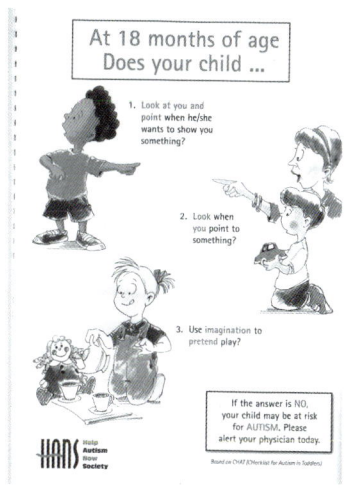

図1 自閉症児早期スクリーニングのためのプロモーション用ポスター
Autism Physician Handbook. Help Autism Now Society USA：3（http://www.helpautismnow.com）より

● 参考文献

・竹下研三：障害の概念と歴史．有馬正高（監），発達障害の基礎．日本文化科学社，1999；2-10
・加我牧子，他：医師のための発達障害児・者診断治療ガイド．診断と治療社，2006

X. 関連する課題

4. 難聴と盲の二重障害とリハビリテーション

[東京医療センター・感覚器センター]
新正由紀子，加我君孝

Key Points
- 先天性の重度盲ろう重複障害児は運動発達が著しく遅れる．
- 聴覚，視覚障害の程度によってコミュニケーション手段を適切に選択する必要がある．

はじめに

　視覚障害に聴覚障害が合併する二重障害は，頻度は非常に少ないものの，それぞれ単独の障害がある場合よりも，日常生活や社会生活を非常に困難なものにする．ましてや成長の途上にある子どもが難聴と盲という感覚器の二重障害をあわせもつ場合には，非常に大きな影響を及ぼすため，どのような対処をすべきかは大変深刻で困難な課題である．

難聴と盲の二重障害

1 原因疾患（先天性）

　先天的に難聴と盲の重複障害を生じ得る原因疾患としては，超低出生体重，先天性風疹症候群，CHARGE症候群などがある．日本では新生児医学の進歩により，2,500g未満の低出生体重児の新生児期死亡率がこの30年で大幅に低下し，近年では500～900gの超低出生体重児でも，8割近くが救命され生存退院できる時代になった[1]．未熟児網膜症は失明を引き起こす注意すべき合併症で，日本の超低出生体重児では，両眼失明の発生率は約2%前後で，聴力障害の発生頻度も同程度である[2]．新生児死亡率の大幅な低下に伴い，今後，先天性盲ろうの症例が増加する可能性がある．

　重度の先天性感音難聴児には，前庭三半規管の障害による平衡覚機能の低下も合併している割合が多いことは知られている[3]．定頸・独立歩行は著しく遅れる一方，起坐・つかまり立ちなどの支えのある機能の遅れは少ないのが特徴で，成長とともに末梢障害に対する中枢性前庭代償が働き，改善していくと考えられる．

　一方で，重度の先天性視覚障害児も，視空間認知が困難なため，独立歩行が遅れるとされている[4]．重度先天性視覚障害児では，小脳と視皮質による姿勢制御の発達に遅れが生じることと，視空間の認知が困難であるために，始歩が遅れるとされ，この場合も成長に伴い中枢性に運動機能の代償が働き，平均で2歳頃には独立歩行を獲得する．

　この二つの障害が重複すると，中枢性の代償がうまく機能せず，中枢レベルの統合機能の発達も遅れ，運動発達が著しく遅滞すると考えられる．われわれの経験した重度の難聴と盲の重複障害児4例の運動発達について，表1にまとめた．定頸，起坐や這い移動は，症例にもよるが，前庭機能の低下している難聴児程度の遅れであったが，独り立ち，独立歩行に関しては，難聴単独，盲単独の障害をもつ幼児より，大幅な遅れがみられた[5]．

2 原因疾患（後天性）

　後天性に難聴と盲の重複障害を生じる代表的な疾患には，Usher症候群，ミトコンドリア病などの遺伝性疾患，髄膜炎などがあげられる．このう

表1 先天性前庭機能低下難聴児，先天性重度視覚障害児，盲ろう児の運動発達の比較

	既往	定頸	起坐	這い移動	独り立ち	起立歩行
正常児		3.5	8	10	12	12
前庭機能低下難聴児		8	14	13	18	21
盲児（＊）						24
盲ろう児例1	先天性風疹症候群	6	44	42	>84	>84
盲ろう児例2	CHARGE，内耳奇形	7	12	13	>28	>28
盲ろう児例3	無眼球症	6		13	>28	>28
盲ろう児例4	超低出生体重	12			>60	>60

単位：月齢．（＊）：千田耕基：視覚障害に起因する行動の制限とその対応について．特別研究報告「心身障害児の運動障害にみられる課題とその指導に関する研究」国立特殊教育総合研究所．1995；118-125
盲ろう児の独り立ち，独立歩行は聴覚あるいは視覚障害単独の幼児より非常に発達が遅れていた．
（新正由紀子，他：先天性盲聾児の平衡と運動の発達―Visual vestibular interaction の喪失の影響．Equilibrium Res 2012；71：264-269 より）

ち最多の疾患は，感音難聴に網膜色素変性症を伴う Usher 症候群で，症状と症状の現れる時期により3つのタイプに分類される[6]．一般的に先に難聴が発症し，その後夜盲や視野狭窄などの視覚症状がみられる．常染色体劣性遺伝形式を取り，原因遺伝子が同定されている．

リハビリテーション

1 盲ろう重複障害児の療育施設

こうした盲ろう重複障害児のリハビリテーションは，症例の頻度が少ないこともあり，日本には専門の学校や施設，機関がないのが現状である．そのため重複障害児は，幼児の間は，盲幼児・難聴幼児通園施設や障害児療育センター，視覚特別支援学校・聴覚特別支援学校の幼稚部・教育相談部などで教育や指導を受けている．就学年齢の児童の多くは，視覚特別支援学校または聴覚特別支援学校に在籍しているが，他の各種特別支援学校（肢体不自由児特別支援学校など）にも在籍している．日常生活全般で介助が必要なため，全寮制の盲児・ろうあ児施設に入所している児童も見受けられる．このような児童は，成人後は，成人施設へ移行することとなる．

2 盲ろう重複障害児のコミュニケーション

視覚・聴覚重複障害児は，それぞれ聴覚および視覚障害の程度が異なるうえに，他の障害も合併していることが多い．そのため，個人個人の状態にあわせ，特別な配慮が必要となり，それぞれに適したコミュニケーション手段を見つけることが重要となる．例として，身振りサイン，オブジェクトキュー（具体物のサイン），指文字，指点字，触手話，キュードスピーチなどのコミュニケーション手段が用いられている．療育によりコミュニケーション方法が上達すると，点字メールなどの媒体も使用可能となり，児童を取り巻く周囲の世界からの情報をより多く取得し，社会と関わりをもつことが可能となる．

近年の画期的な難聴治療法である人工内耳については，先天性の難聴と盲の重複障害の場合には効果が限定され，音声の認知や発語の獲得は困難とされるが，周囲とのコミュニケーションがとりやすくなるという報告がある[7]．一方，後天性の難聴と盲の重複障害の場合には，良好な装用効果が得られるとされ，人工内耳による聴覚補償は極めて有効で，QOL を著しく向上させる[8]．

視覚と聴覚の障害が重度の場合にコミュニケーション方法を習得するには，非常に多くの時間と人的支援を要する．このような症例の頻度が少ないこともあり，国内外で確立された療育方法というものはないが，熱心に療育に取り組んでいる報告がある[9]．また，国立特別支援教育総合研究所では，希少障害として盲ろう児の教育相談を受付

けている[10]．個々の症例に必要な支援体制を受けられる環境が整えられることを望む．

おわりに

視覚と聴覚の重複障害は，それぞれの症例によって程度の幅が非常に異なり，また発症の時期も異なる．個々の症例にあわせて，リハビリや教育方法の特別な配慮が必要となる．他の合併症が多い場合には，他診療科と密に連携することも重要である．

文献

1) 厚生省児童家庭局母子保健課（監），母子保健の主なる統計．平成11年度刊行，母子保健事業団発行，1999
2) 中村 肇，他：1990年度出生の超低出生体重児9歳時予後の全国調査集計結果．分担研究報告書．厚生科学研究「周産期医療体制に関する研究」（主任研究者：中村 肇）1999；97-101
3) Kaga K, et al.：Influence of labyrinthine hypoactivity on gross motor development of infants. Ann N Y Acad Sci 1981；374：412-420
4) 千田耕基：視覚障害に起因する行動の制限とその対応について．特別研究報告「心身障害児の運動障害にみられる課題とその指導に関する研究」国立特殊教育総合研究所．1995；118-125
5) 新正由紀子，他：先天性盲聾児の平衡と運動の発達—Visual vestibular interactionの喪失の影響．Equilibrium Res 2012；71：264-269
6) Smith RJ, et al.：Clinical diagnosis of the Usher syndromes. Usher Syndrome Consortium. Am J Med Genet 1994；50：32-38
7) Dammeyer J：Congenitally deafblind children and cochlear implants：effects on communication. Journal of Deaf Studies & Deaf Education. 2009；14：278-288
8) Filipo R et al.：Cochlear implants in special cases：deafness in the presence of disabilities and/or associated problems. Acta Otolaryngol Suppl 2004；552：74-80
9) 中澤恵江：好きなこと，できること，人と交わることで生活を組み立てる．盲ろう教育研究紀要．2007；8：22-25
10) 独立行政法人国立特別支援教育総合研究所ホームページ　http://www.nise.go.jp/cms/6,5,12,92.html

索　引

和文索引

あ
アスペルガー症候群　153
アドボカシー　133
アナログ補聴器　76
アベロンの野生児　3, 77
アミノグリコシド系薬剤　42, 150
アミラーゼ高値　49
アリストテレス　2
アルキゲネス　2

い
イギリス　130
いじめ　109
イタール　3
一過性 ANSD（Auditory Neuropathy Spectrum Disorders）　26
一側性難聴　48
遺伝カウンセリング　24, 25
遺伝子検査　28
遺伝性難聴　19
イヤモールド　77
インクルーシブ　119
インクルーシブ教育　130, 132
インターネット　121
インテグレーション　8, 132
イントネーション　116
インプラント　81

う
ウイルス性内耳炎　41
ウイルス性難聴　41
ウェクスラー式知能検査　67, 70, 71
ヴェルボトナル法　121
埋め込み型骨導補聴器　78
ウルバンチッチ　4

え
英語教育　121
英語研修　122
遠隔英語教育　121

お
オージオロジー　4, 5
オージオロジスト　5, 131
岡山かなりや学園　107
オブジェクトキュー　157
親子プログラム　133
音楽知覚　116
音楽の三要素　117
音源対策　108
音源定位　78
音場検査　60
音色の識別　117
音振動刺激　35
音声言語療法士　131
音声知覚　98
音声知識　99

か
カーハート　5
外耳　10
外耳道　10
外側半規管奇形　37
回転椅子検査　147
外部入力端子　88
蓋膜　22
外有毛細胞　27
蝸牛　11, 22
蝸牛管　35
蝸牛骨化　44
蝸牛骨化のステージング　45
蝸牛神経　12, 27
蝸牛神経管狭小　36
蝸牛神経節細胞　12

蝸牛神経低形成　28
蝸牛マイクロホン電位　11
学習障害　114, 153
覚醒反射　64
学力の向上　129
加重効果　78
加重電位　11
ガスリー検査　40
家族指導　97
楽器音　118
学校教育　119
学校教育法　111
学校検診　138
カナル型気導補聴器　76
カルダーノ　3
カロリックテスト　150
感音難聴　30, 136
眼鏡型気導補聴器　78
眼鏡型骨導補聴器　78
環境調整　108
眼瞼反射　64
ガンシクロビル　41
完全外耳道挿入型気導補聴器　76

き
規準性喃語　99
規定選択法　5
気導 ABR　31
気導補聴器　76
キャリア教育　126
キュードスピーチ　112, 157
教育オージオロジー　6, 7
教育課題　114
驚愕反射　64
強化子　61
京都盲唖院　111

く
口の動き　64

クラーク聾学校　5
グラハム・ベル　5
クリック刺激　31

け

軽～中等度難聴　136
軽度・中等度難聴児の指導　113
軽度難聴　75，136
契約社員　127
血管条　23
言語運用　100
言語獲得　99，129
言語指導　129
言語習得後失聴者　81
言語習得前失聴児　81
言語性知能　68
言語聴覚士　6，80
言語認知機構の可塑性　82
言語能力　108
言語発達　138
言語発達検査　67
言語発達の系列性　100
言語モダリティ　102
言語理解　99
言語理解指標　71
言語力の獲得　113

こ

語彙の発達経過　101
誤飲　79
抗 CMV 抗体保有率　41
口蓋裂　38
口声摸倣　4
行動観察　60，96
高度先進医療　81
高度難聴児の指導　113
広汎性発達障害　153
高ビリルビン血症　39
構文発達　99
口話法　3，8，112
コード化法　81，82
ゴールドスタイン　5
語音を用いた評価　96
国際疾病分類　154

国際電気標準会議　79
国際保健機関　154
骨導 ABR　31
骨導 ASSR　32
骨導補聴器　77
ことばの発達　42
コミュニケーション（聴覚・理解）　64
コミュニケーション（表出）　64
コミュニケーション方法　112
コルチ器　11
混合性難聴　30

さ

細菌性髄膜炎　44
最小可聴閾値　4
臍帯　24
サイトメガロウィルス　39，143，150
ささやき声　138
サミュエル・ハイニッケろう学校　131
残響時間　87
残存聴力　4
残存聴力活用型人工内耳　84

し

耳音響放射　11，20，26，30，39，54，141，155
シカール　3
時間分解能　86
磁気（誘導）ループ　89，109
視空間認知　151
自己肯定感　110
自己有効性の獲得　103
支持細胞　23
次世代シークエンサー　25
視聴覚障害　153
実耳－カプラ利得差　95
実耳特性の修正値　95
自動 ABR　141
自動聴性脳幹反応（自動 ABR）　30，39，54，141
指導法　131
耳毒性薬剤　39，42
シナプス小胞　27

耳板　35
視皮質　151
自閉症　153
自閉症と難聴　155
自閉症の早期スクリーニング　155
耳胞　35
視放線　13
遮音　108
社会的常識　129
弱視児　152
ジャンブリング現象　149
集音効果　76
周産期医療　43
周産期仮死　16
重症感染症　39
重症呼吸障害　39
集団型補聴器　106
集団補聴システム　109
周波数弁別能　86
就労問題　128
受信コイル　82
手話　5
手話通訳　109
手話通訳者　7
手話・動作　68
手話法　3，112，132，143
障害者総合支援法　79
条件詮索反応聴力検査　57，61
条件づけ　61
症候群性 ANSD（Auditory Neuropathy Spectrum Disorders）　26
症候群性難聴　19
小耳症　137
情動・対人関係　64
小児人工内耳適応基準　83
上半規管裂隙症候群　37
情報保障　7，108，109
書記言語　101
書記言語コミュニケーション　7
職業教育　129
職業教育の方向性　126
職業的能力　129
触手話　157
触振動感覚　4
処理速度指標　71
ジョン F ケネディ　153

シルバーマン　5
視話法　5
人工中耳　78, 81
人工内耳　6, 26, 28, 48, 51, 75, 125
人工内耳埋込術　38, 44
人工内耳装用児　113
人工内耳装用児における言語発達　101
人工内耳装用者数　112
滲出性中耳炎　30
新生児仮死　39, 42
新生児高ビリルビン血症　42
新生児聴覚スクリーニング　6, 31, 40, 54, 107, 141
身体障害者福祉法　139
新版K式発達検査　69
信頼性・妥当性　68
心理学的尺度　67
進路指導　126, 129

す

髄膜炎　17, 44, 150
スカイプ　121
スピーチプロセッサー　81

せ

正規社員　127
正規分布　68
精神遅滞　153
精密聴力検査　54
赤外線　89
赤外線補聴システム　109
染色体異常　30
染色体数　30
前庭眼反射　147, 150
前庭水管拡大症　36, 37
前庭脊髄路　149
前庭誘発筋電位　147
先天性サイトメガロウイルス（CMV）感染症　39, 40
先天性サイトメガロウイルス（CMV）感染症の診断　40
先天性サイトメガロウイルス（CMV）感染　24
先天性サイトメガロウイルス（CMV）感染症　39
先天性風疹症候群　41, 156
先天性盲児　152
旋律の知覚　117

そ

騒音曝露　80
早期教育　112
早期人工内耳　131
早期補聴の有効性　99
総合的な判断力　63
粗大運動　64

た

タイループ　88
ダウン症候群　10, 30
高原滋夫　106
多チャンネル型人工内耳　81

ち

知覚推理指標　71
知的障害　74, 154
知能検査　67
注意欠陥（如）多動性障害　114, 145, 153
中央教育審議会答申　126
中耳　10
中耳カテーテル　4
中等度難聴　136
聴覚過敏　8
聴覚器官の形態的特徴　94
聴覚言語障害　102
聴覚口話法　6, 8, 112, 131, 132, 143
聴覚障害　40, 114, 154
聴覚障害教育　111, 112, 114
聴覚障害者　2
聴覚法　5, 8
聴覚補償　5, 7, 75
聴覚連合野　82
腸管出血性大腸菌　50

腸管出血性大腸菌O-111　51
腸管出血性大腸菌O-157　51
長時間平均会話スペクトラム　96
聴者の文化　8
聴性行動　96
聴性行動反応聴力検査　57, 59
聴性定常反応　57, 58
聴性脳幹反応　11, 20, 26, 30, 39, 54, 141, 155
聴性反応の発達　60
超低出生体重　156
聴能　5
聴能訓練　4, 5
聴能言語訓練　38
聴能評価法　4
聴皮質　12, 13
重複障害者数　112
重複障害生徒　127
聴放線　13
聴力程度　102
聴力の温存　85

つ

通級　105

て

低出生体重児　15, 26, 39, 42
低侵襲　84
ディスレキシア　153, 154
低年齢化　84
デイビス　5
ティンパノメトリー　11, 57
デジタル補聴器　6, 76
デジタル無線方式　89
手の操作・対物関係　64
伝音難聴　30, 137
てんかん　153
電気式補聴器　76
伝声管　5
電波干渉　89

と

ドイツ法　3

統合教育　132
動作性知能　68
同障者仲間　103
トータル・コミュニケーション　112, 132
トーンバースト刺激　31
特異的言語障害　74
読書力検査・国語学力検査　73
特別教育学校　130
特別支援教育　126
特別支援教育制度　111
特別支援教育体制の移行　114
特別な教育的ニーズ　130
特別な教育的ニーズ・障害法　130
独立歩行　156
読話　6, 7
トランペット型補聴器　76
ド・レペ　3

な
内頸動脈損傷　44
内耳奇形　28, 36
内耳の発生　35
内側膝状体　12
内有毛細胞　27
難聴遺伝子　22
難聴遺伝子変異　19
難聴学級　105
難聴児の療育　92
難聴と盲の重複障害　156
難聴幼児通園施設　92

に
日本工業規格（JIS）　79
日本手話　6
乳児の聴覚発達チェック項目　65
乳児の聴覚発達チェックリスト　64
乳幼児（0〜24か月）用の発達質問紙　64
乳幼児コミュニケーション発達質問紙　66
乳幼児精神発達質問紙　69
乳幼児聴力検査　59
乳幼児の聴性行動反応　59

乳幼児の認知・コミュニケーション行動の発達　64
認定補聴器技能者　6

の
脳幹聴覚伝導路　12
脳症　51
脳性麻痺　153
ノートテイク　109
のぞき窓　62

は
肺炎球菌　45
ハイニッケ　3
ハウリング　77
発声行動　96
発達障害　114, 153
発達障害者支援法　153
発達障害と難聴　154
発達輪郭表　69
ハノーファー人工内耳センター　131
バリアフリー　86
バリアフリー・コンフリクト　8, 9
パリ国立聾唖学校　3
半埋め込み型骨導補聴器　78
半規管　35
反響対策　108
半利得法　5

ひ
ピア・プログラム　132
ピープショウテスト　62
比較選択法　5
微細運動　149
非症候群性難聴　19
病原性大腸菌感染　44
標準化　68

ふ
フィッティング　95
福祉作業所　127
フランス法　3

プリーニ　2
分離現象　78

へ
ベツオルド　4
ヘッドセット　81

ほ
包括的教育　132
報酬　62
ホームステイ　123
ポケット型気導補聴器　76
保護者学習会　133
ボストン聾学校　5
補装具支給　79
補聴　108
補聴器　28, 75, 139
補聴器型の選択　93
補聴器相談医　6
補聴器適合時期　93
補聴器適合の手順　93
補聴器の常用指導　95
補聴器フィッティング　5
ボネー　3
ポンセ　3

み
ミエリンサイクル　12, 13, 14
ミトコンドリア遺伝　19, 21
ミトコンドリア脳筋症　26
ミトコンドリア病　156
身振りサイン　157
耳あな型気導補聴器　76
耳かけ型気導補聴器　76
脈絡膜欠損　38

む
無菌性髄膜炎　48
ムンプス　17, 48
ムンプス IgM 高値　49
ムンプス難聴　48

め

明晴学園　6
迷路性筋緊張　147
メインストリーム　105

ゆ

優性遺伝　19, 21
有毛細胞　22
指点字　157
指文字　3, 112, 157

よ

溶血性尿毒症症候群　50
要再検査　54
要約筆記者　7

ら

卵形嚢　35

り

リスクファクター　39
リズム弁別能力　117
リバースクール　133
療育　67
療育プログラム　74
両耳装用効果　78
両耳聴覚作用　75
両側人工内耳手術　145
両側補聴　78
両側迷路廃絶　149
臨界期　82

れ

劣性遺伝　19, 21

ろ

ろう学校　105, 112, 131
ろう学校高等部卒業生の就労形態　127
ろう学校卒業生の進路状況　127
聾中央研究所　132
ろう文化　5, 8

わ

ワーキングメモリー指標　71
和音の知覚　117

欧文索引

A

AABR（automated auditory brainstem response）　30, 39, 54, 141, 155
ABR（auditory brainstem response）　11, 20, 26, 30, 39, 54, 141, 155
ADHD　114, 145, 153
Alport 症候群　19
ANSD（Auditory Neuropathy Spectrum Disorders）　26, 75
ASSR（auditory steady-state response）　57
Auditory Nerve Disease　26
Auditory Neuropathy　20, 26, 57, 58

B

Baha®　78
BOA（behavioral observation audiometry）　57, 59
Body-type　76
Bone anchored hearing aid　78
BOR 症候群　19
British Report　5
BTE（Behind the ear）　76

C

Charcot-Marie-Tooth 病　26
CHARGE 症候群　156
CIC（Completely in the canal）　76
CID（Central Institute for the Deaf）　132
CID 中央ろう研究所　5
CM（cochlear microphonics）　11
CMV（*cytomegalovirus*）　39, 143, 150
COR（conditioned orientation response audiometry）　57, 61
CROS（contra lateral routing of signals）　77
CRS（congenital rubella syndrome）　41

D

developmental disability　153
developmental disorder　153

E

EABR（electrically evoked auditory brainstem response）　45
enterohemorrhagic Escherichia coli　50

F

floating mass transducer　85
FM　112
FM システム　86, 87
FM 電波　88
FM 補聴システム　6, 109
Friedrich 失調症　26

G

GJB2 遺伝子　21
gusher　38

H

Harvard Report　5
Hearing Therapist　6
HUS（hemolytic uremic syndrome）　50

I

IEC　79
IgM 抗体　24
ITC（In the canal）　76

ITE（In the ear） 76
ITPA 言語学習能力診断検査 73

J, L

Jackler の分類 37
JIS 79
LD 114, 153

M

measles 17
meningitis 17
mumps 17, 48

N, O

NHS（newborn hearing screening） 40
OAE（otoacoustic emission） 26, 56, 141
OTOF 遺伝子 20, 26

P

PCR 法 40
Peep show test 62
Pendred 症候群 19
PIP（Parent Infant Program） 133
PVT-R 絵画語い発達検査 73

R

Receiver in canal 77
RIC 型補聴器 77

S

SEN（special education needs） 130
SENDA（special educational needs and disability act） 130
shuffling 147
SLC26A4 遺伝子 21
SN 比 86, 106
SP（summating potential） 11
Stereocilia 22

T, U

Treacher Collins 症候群 19
Tullio 現象 37
Usher 症候群 19, 156, 157

V

VAS（vibro acoustic stimulation） 35
VEMP（vestibular evoked myogenic potential） 147
Volta 81

W, X

Waardenburg 症候群 19
WAIS-III 成人用知能検査 72
WISC-IV 67
WISC-IV 児童用知能検査 71
WPPSI 検査言語性 IQ 144
WPPSI 知能診断検査 71
X 連鎖遺伝 19, 21

数字索引

3 歳児健診 138
5p-症候群 33
13 トリソミー症候群 32
18 トリソミー症候群 32
21 トリソミー 30
21 トリソミー症候群 33

- **JCOPY** 〈(社)出版者著作権管理機構 委託出版物〉
  本書の無断複写は著作権法上での例外を除き禁じられています．複写される場合は，そのつど事前に，(社)出版者著作権管理機構（電話 03-3513-6969，FAX03-3513-6979，e-mail：info@jcopy.or.jp）の許諾を得てください．
- 本書を無断で複製（複写・スキャン・デジタルデータ化を含みます）する行為は，著作権法上での限られた例外（「私的使用のための複製」など）を除き禁じられています．大学・病院・企業などにおいて内部的に業務上使用する目的で上記行為を行うことも，私的使用には該当せず違法です．また，私的使用のためであっても，代行業者等の第三者に依頼して上記行為を行うことは違法です．

新生児・幼小児の難聴
―遺伝子診断から人工内耳手術，療育・教育まで―

2014 年 2 月 28 日　初版第 1 刷発行

ISBN978-4-7878-2082-2

編 集 者	加我君孝
発 行 者	藤実彰一
発 行 所	株式会社　診断と治療社

〒100-0014　東京都千代田区永田町 2-14-2　山王グランドビル 4 階
TEL：03-3580-2750（編集）　03-3580-2770（営業）
FAX：03-3580-2776
E-mail：hen@shindan.co.jp（編集）
　　　　eigyobu@shindan.co.jp（営業）
URL：http://www.shindan.co.jp/

装　　丁	保田　薫（hillbilly graphic）
印刷・製本	三報社印刷　株式会社

©Kimitaka KAGA, 2014. Printed in Japan.
乱丁・落丁の場合はお取り替えいたします．

[検印省略]

新生児・幼小児の耳音響放射とABR
―新生児聴覚スクリーニング，精密聴力検査，小児聴覚医学，小児神経学への応用―

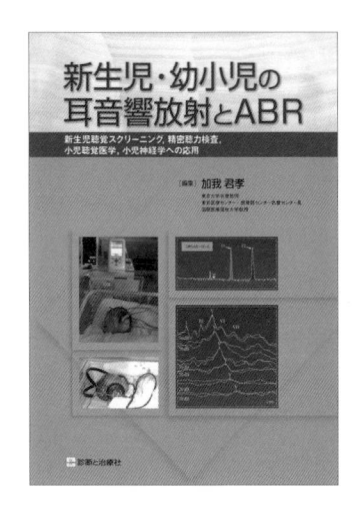

新生児聴覚スクリーニングでの聴性脳幹反応（ABR），耳音響放射（OAE），さらに様々な難聴の精密聴力検査についてわかりやすく解説．第I部「基本的事項」では各種の検査法の目的，原理と方法を示した．第II部「臨床応用」では疾患の病態生理の解説と，各種の検査法，症例を組み合わせて示した．聴覚障害の全体像をとらえられるように工夫した．難聴にかかわる耳鼻咽喉科医，産科医，新生児科医，小児科医に実践的な1冊．

東京大学名誉教授/東京医療センター・感覚器センター名誉センター長
国際医療福祉大学教授
加我君孝 編集

□B5判　184頁
定価（本体4,600円＋税）
ISBN978-4-7878-1968-0

■目次

第I部　基本的事項
1　先天性難聴児
　1）早期発見の歴史的発展
　2）どのようなときに疑うか
2　検査の目的と原理，検査の実際
　1）ティンパノメトリー
　2）耳音響放射（TEOAE, DPOAE, SOAE）
　3）アブミ骨筋反射
　4）蝸電図
　5）ABR　①気導ABR
　　　　　②骨導ABR
　　　　　③EABR（電気刺激聴性脳幹反応）
　6）チャープABR
　7）AABR（自動聴性脳幹反応）
　8）ASSR（聴性定常反応）
　9）VEMP（前庭誘発筋電位）
　10）事象関連電位（mismatch negativity, P300）
　11）乳幼児・小児の各種誘発電位を正確に記録するための注意点
　12）聴覚行動発達と聴性行動反応聴力検査

第II部　臨床応用
1　中耳疾患
2　内耳疾患（感音難聴）
　1）ABRとCORの関係
　2）ABR, ASSRとオージオグラム
　3）内耳奇形と人工内耳手術
　4）脳性麻痺
　5）染色体異常
　6）Usher症候群
　7）盲聾児と髄膜炎
3　蝸牛神経疾患
　1）Auditory NeuropathyとAuditory Neuropathy Spectrum Disorder
　2）蝸牛神経低形成
　3）聴神経腫瘍
　4）聴神経腫瘍の術中モニタリング
4　中枢神経系の障害
　1）脳幹障害
　2）先天性大脳白質形成不全症
　3）先天性代謝異常
　4）Landau-Kleffner症候群
　5）聴覚失認

診断と治療社
〒100-0014　東京都千代田区永田町2-14-2山王グランドビル4F
電話 03(3580)2770　FAX 03(3580)2776
http://www.shindan.co.jp/
E-mail:eigyobu@shindan.co.jp